U0295673

高等医药院校器官系统医学教材

生 殖 系 统

Reproductive System

主 编　狄　文　李　铮　张君慧

主 审　王一飞

上海交通大学出版社

内 容 提 要

高等医药院校器官系统医学教材是为"人体器官系统为基础"的医学教育新模式体系而编写的一套医学整合教材。

本书将与生殖系统有关的基础知识进行有机整合,结合该器官系统常见疾病作临床导论介绍。全书分为三篇:基础医学、临床医学导论、自我测评。书末还附有名词索引,以供对照参考。本书不仅适用于临床医学专业的本科生,也可作为临床住院医生的读本。多学科整合式的基础知识有助于对临床问题的认识和理解。

图书在版编目(CIP)数据

生殖系统/狄文,李铮,张君慧主编. 一上海:上海交通大学出版社,2013(2023重印)
高等医药院校器官系统医学教材
ISBN 978-7-313-08134-6

Ⅰ. ①生… Ⅱ. ①狄… ②李… ③张… Ⅲ. ①生殖系统-生殖系统疾病-医学院校-教材 Ⅳ. ①R69

中国版本图书馆 CIP 数据核字(2012)第 016611 号

生 殖 系 统
Reproductive System

狄 文 李 铮 张君慧 主编

上海交通大学出版社出版发行
(上海市番禺路 951 号 邮政编码 200030)
电话:64071208
江苏凤凰数码印务有限公司印刷 全国新华书店经销
开本:787 mm×960 mm 1/16 印张:15.25 字数:282 千字
2013 年 7 月第 1 版 2023 年 5 月第 5 次印刷
ISBN 978-7-313-08134-6 定价:32.00 元

序

进入 21 世纪，医学科学面临严峻的挑战，同时也呈现空前的机遇。一言以概之，21 世纪的医学将经历三个重要的战略转移：

目标上移：从以疾病为主导走向以健康为主导。

重心下移：从以医院为基地走向以社区及家庭为基地。

关口前移：从以疾病诊断与治疗为重点，前移到注重疾病的预防与健康促进。

毫无疑问，这三个重要的战略转移必将推动医学理念、医学模式、医疗卫生服务体系及医学科学和技术的巨大变革。"今天的医学生，就是明天的医生"，为适应这个重大的变革需求，医学教育改革已势在必行，迫在眉睫。

当前中国的医学教育基本上还是沿袭 20 世纪 30 年代的传统医学教育模式，其主要的弊病可归纳为以下三点：

（1）培养目标仍然是根据传统生物医学模式，培养立足医院、以疾病诊治为主要任务的医生。

（2）课程体系仍然是先基础，后临床，基础医学与临床医学基本隔绝；仍然是以几十门学科"各自为政"的课程体系。

（3）教学方式仍然是以教师为中心、课堂为基础、教材为蓝本的传统方法，学生缺乏主动参与的积极性与能动性。

有鉴于此，上海交通大学医学院经过多年的试点探索，借鉴国内外医学教育改革的宝贵经验，结合中国与上海交通大学医学院的实情，决定从 2008 年开始，试行全新的医学教育模式体系，以期探索一条既符合国际潮流又具有中国特色的医学教育改革的新途径。

这个新的医学教育模式体系有如下五个特点：

（1）培养目标是能适应 21 世纪需求，符合生物、心理、社会医学新模式的医生。

（2）重新构筑医学教育体系，使医学通识人文教育、基础医学教育与临床医学教育三者始终不断线，以期三者交叉互动，循序渐进，螺旋上升。

（3）在保留必要的课程体系完整性与系统性的前提下，开设三门医学整合课程：医学导论、以人体器官系统为基础的医学整合课程及临床医学整合课程。

（4）采用以学生为中心的参与式教学模式，根据不同的教学内容及学习阶段，采用 PBL（以问题为基础）、CBL（以病例为基础）、TBL（以小组为基础）、RBL（以探索研究为基础）及 CAL（计算机辅助）等学习方法，以期尽可能调动学生学习的主观能动性。

（5）建立新的教学评估体系，知识、能力与素质三者并重；改革考试方法，采用笔试、口试、综合讨论、OSCE（客观标准化临床技能考核）、文献综述、学术报告及论文撰写等多种方法对学生的水平进行客观的综合测评。

为配合这个全新的医学教育模式体系，我们组织了上海交通大学医学院的几十位专家，集思广益，耗时数年编写了这套以人体器官系统为基础的医学整合教材。我们的构思如下：

（1）以人体各器官系统为切入点，将与该器官系统有关的基础知识（解剖、组胚、生理、病理等）加以有机整合，在此基础上结合该器官系统常见疾病作临床导论介绍，为学习今后临床医学课程打好基础。

（2）整合是这套系列教材的灵魂与特色，所谓整合，是指与该器官系统相关的基础医学各学科间的整合，与该器官系统相关的基础医学与临床医学之间的整合，也包括人体十大器官系统相互之间的关联与整合。

（3）每册器官系统整合教材都精心撰写一篇绪论，绪论的目的是力求让读者对该器官系统有一个鸟瞰式的综合认知。绪论包括该器官系统的主要结构与功能，该器官系统与人体其他器官系统的相互关系，以及该器官系统主要疾病与健康问题的流行病学，常见疾病的诊治原则，尤其强调疾病的预防与健康促进的重要性。

（4）这是一套系列医学教材，既不是专著也不是实用手册。因此在编写上我们尽量符合教材编写的要求，即具有科学性、系统性与可读性。每册教材力求文字通顺，图文并茂，以便学生自学。每册教材后均附有自我测评的习题，包括选择题及问答题等，以使学生在学完以后能对自己的水平作一个客观的自我评价。每册教材均由2~3位在医学教育第一线的基础与临床医学教授担任主编，并请一位资深专家进行审阅，以保证全书的质量。

总之，这套以人体器官系统为基础的医学整合教材是几十位教授耗时数年共同努力的结晶。上海交通大学医学院的党政领导也给予了全力支持与鼎助，还有许多默默无闻的工作人员为之付出了大量的心血，对此一并表示衷心的感谢与崇高的敬意。

"实践是检验真理的唯一标准"，这套系列教材的问世只是我们万里长征中的一步。这一步是否正确，必须也只能在今后的实践中加以检验，在今后教学实践中不断调整，逐步完善，与时俱进。我们诚挚地期望使用这套教材的教师、学生及其他读者随时提出批评与建议。你们的反馈与评价是我们不断改进与完善的动力与支撑。但我坚信，只要目标明确，方向对头，每前进一步就会向着我们的既定目标靠近一步。

上海交通大学医学院顾问

王一飞　教授

前　言

　　《生殖系统》是上海交通大学医学院组织编写的"以人体器官为基础的医学整合系列教材"的一个组成部分。

　　本书的编写顺应21世纪医学教育教学改革,打破学科界限,围绕男女性生殖系统,整合基础医学与部分临床医学的相关课程内容,使其融会贯通。按照本套系列教材的统一格式,全书以绪论为开篇,下面共有三篇。第一篇为基础医学篇,包括生殖系统的发生、男女性生殖器官的结构与生理、生殖过程以及生殖系统和乳腺常见疾病的病理学。第二篇为临床医学导论篇,涉及生殖系统常见病的临床症状、男科和妇科病史及体格检查、生殖系统及乳腺影像学检查以及生殖系统疾病的诊疗原则。本篇充分体现从结构到功能、从正常到异常的学习过程,符合临床医学专业的学习规律。第三篇为自我评估篇,包含最佳选择题、多项选择题和问答题(含简答题和名词解释),供读者自我测试,有助于读者的复习和进一步理解。本书参照临床医学专业教学大纲的要求,并综合生殖系统基础理论与临床实践的进展,力求将该系统的经典内容与反映医学科学发展前沿的新知识、新技术有机结合以飨读者。本书可适用于临床医学专业的本科生,也可作为临床医师及研究生的参考用书。

　　本书是在"高等医药院校器官系统医学教材编审委员会"指导下,由狄文、李铮、张君慧担任主编,在参加编写的基础医学院和仁济医院、瑞金医院、上海市第六人民医院等临床医学院的专家、教师们积极支持和共同努力下完成的。全书由王一飞教授审阅。在此,对编者和主审表示由衷的感谢。

　　本书的内容整合是一次新的尝试,由于时间仓促,定会有许多疏漏、错误和不尽合理之处,恳请读者不吝赐教,以便不断修改、完善,从而进一步推进医学教育改革。

编　者
2012年12月

目　录

绪　论

第一篇　基 础 医 学

第二篇 临床医学导论

第三篇 自 我 测 评

绪　　论

第一节　生殖系统概述

一、与生殖和性相关的一些基本概念

有性生殖涉及男女两性,首先简述一些相关的基本概念。

1. 生殖

生物繁衍后代以保证种属绵延的现象称为**生殖**(**reproduction**)。人类通过性活动使女性产生的卵子与男性产生的精子相互结合,分化发育形成子代的新个体,这种经过男女两性配子的生殖方式称为**有性生殖**(**sexual reproduction**)。

2. 生殖系统

机体内与生殖功能相关的器官构成人体生殖系统,包括生殖腺、生殖管道及外生殖器等。生殖系统的功能是分泌性激素,产生生殖细胞,以维持两性性征、正常性生理活动并繁衍后代。从生物学角度,男女生殖系统的差异是两性之间最根本的区别。

3. 性

性(**sex**)是一个生物学的概念,当两性配子(精子与卵子)结合形成合子(受精卵)时,就已决定了新个体的性的归属。在绝大多数情况下,当含 X 性染色体的精子与卵子受精后,发育为女性;反之,当含 Y 性染色体的精子与卵子受精后,则发育为男性。

性也是一种自然现象和生理现象,是生命健康和幸福的基本要素。在不同的年龄和生理阶段,性的表现和需求是不同的。

4. 性别

性别(**gender**)是一个社会学概念。在后天社会与环境影响下,男女两性分别具有不同的性别特征。生物学的性与社会学的性别不一定相符。

5. 性征

男和女在不同的水平(分子、染色体、配子、生殖器官和躯体)上表现出两性特有的差异称为**性征(sex character)**。

分子性征是指决定性别的基因,**Y 染色体短臂上的性别决定区域(sex determination region of Y chromosome,SRY)** 基因以及定位于染色体 17q24.3 ~ 25.1 的 SOX9 基因、染色体 11p13 的 WT-1 基因、染色体 9q33 的甾体生成因子-1(SF-1)基因、染色体 Xp21 ~ 21.2 的 DAX-1 基因、染色体 19p13.3 ~ 13.2 的**抗中肾管激素(anti-Müllerian hormone,AMH)** 基因等参与了胚胎的性别决定。

染色体性征即指性染色体,女性的性染色体为 XX,男性的性染色体为 XY。

配子、生殖器官、躯体性征将在本书其他章节中详述。

6. 性欲

性欲(sexual desire,libido) 是指在性刺激的激发下,希望与性伴侣完成身心结合的一种欲望,为人类的本能之一。性刺激包括来自非条件的感官刺激如触觉、视觉、听觉、嗅觉和味觉以及建立于复杂思维活动基础上的条件刺激如性幻想、性意识、性知识和性经验等。

7. 性行为

性行为(sexual behavior) 是指旨在满足性欲和获得性快感而出现的动作和活动。性行为的功能是繁衍后代、维护健康和获得身心愉悦。

8. 体外受精与胚胎移植

体外受精与胚胎移植(in vitro fertilization and embryo transfer,IVE-ET) 是一种辅助生育技术,又称试管婴儿,即取出不孕症患者夫妇的卵子与精子,在体外培养系统中受精并发育成早期胚胎(8 ~ 16 个细胞),选择 1 ~ 2 个优质胚胎移植入妻子宫腔,使其着床发育成胎儿,实现妊娠。

9. 生殖健康

生殖健康(reproductive health) 是指与人类生殖活动有关的所有方面(包括所有的功能与过程),在躯体上、心理上和社会上的完好与和谐的状态,而不仅仅是身体强壮或没有疾病。生殖健康意味着人们都能过上满意和安全的性生活,都具备正常的生育能力,并拥有决定是否生育、何时生育以及生育期间隔长短的权利。(详见第二节)

10. 性健康

性健康(sexual health) 是一种与人类性相关的躯体、情感、精神和社会的安康,意味着以一种积极和庄重的方式对待性与两性关系,由此获得性愉悦和满足以及安全的性行为,并意味着摆脱和消除性疾病、性功能障碍以及与性有关的胁迫、歧视与暴力。

二、生殖系统的构成及其主要功能

男女两性的生殖系统均由生殖腺(又称性腺)、生殖管道和外生殖器组成。

(一)男性生殖系统的组成和主要功能

1. 生殖腺

男性的生殖腺是睾丸,位于阴囊内。阴囊悬于体外,其结构特点有利于睾丸温度的调节,使之维持在33℃左右,适合精子发生的特殊需要。青春期后的睾丸有着双重功能,即产生精子和分泌雄性激素。

2. 生殖管道

包括附睾、输精管和射精管。睾丸内产生的精子进入附睾,在附睾内经历一系列变化,获得受精能力和运动潜能,达到功能上的成熟。精子储存在附睾尾部,射精时,输精管壁平滑肌强力收缩,将精子快速排出。

3. 附属腺

包括精囊、前列腺和尿道球腺,附属腺的分泌物是精浆的主要成分,精浆与精子构成精液。

4. 外生殖器

包括阴阜、阴茎和阴囊。阴茎是性交器官,能将精子射入女性阴道,并兼有排尿功能。阴囊有保护睾丸的功能。

(二)女性生殖系统的组成和主要功能

1. 生殖腺

卵巢是女性生殖腺,青春期后和性成熟期的卵巢产生与排出卵子,并且分泌女性激素,包括雌激素和孕激素。

2. 生殖管道

输卵管、子宫、阴道为女性生殖管道。输卵管是受精的场所和运送受精卵到子宫的管道。子宫是胚胎生长发育的场所,性成熟期女性的子宫内膜在卵巢激素的作用下,发生增生、肥厚、剥脱的周期性变化。阴道为性交器官,也是月经排出及胎儿娩出的通道。

3. 外生殖器

包括阴阜、大阴唇、小阴唇、阴蒂和阴道前庭。

乳腺能分泌乳汁,是哺乳的器官,且乳腺的变化与生殖系统的功能状况直接相关,故也列入女性生殖系统一并讨论。

三、生殖系统的年龄性变化

两性生殖系统各器官的形态结构与生理功能呈明显的年龄性变化。中国早期的医学著作《黄帝内经》中的"素问·上古天真论"中就已认识到："丈夫八岁,肾气实,发长齿更;二八,肾气盛,天癸至,精气溢泻,阴阳和,故能有子;三八,肾气平均,筋骨劲强,故真牙生而长极;四八,筋骨隆盛,肌肉满壮;五八,肾气衰,发坠齿槁;六八,阳气衰竭于上,面焦发鬓斑白;七八,肝气衰,筋不能动;八八,天癸竭,精少,肾脏衰,形体皆极,则齿发去。"以及"女子七岁,肾气盛,齿更发长;二七而天癸至,任脉通,太冲脉盛,月事以时下,故有子;三七,肾气平均,故真牙生而长极;四七,筋骨坚,发长极,身体盛壮;五七,阳明脉衰,面始焦,发始堕;六七,三阳脉衰于上,面皆焦,发始白;七七,任脉虚,太冲脉衰少,天癸竭,地道不通,故形坏而无子也。"这形象地描述了男女两性生殖系统的结构和功能与机体其他器官系统一样,随年龄增长由盛而衰。

（一）男性生殖系统的年龄性变化

男性生殖系统各器官的年龄性变化与睾丸的结构、功能密切相关。

1. 青春期前

12岁以前,睾丸处于幼稚未成熟阶段,为青春期前阶段。胎儿期的睾丸有重要的内分泌功能,促使生殖管道和外生殖器向着男性方向发展;新生儿期和儿童期的睾丸不分泌雄激素,外生殖器处于幼稚阶段,无明显变化。

2. 青春期

青春期(puberty),下丘脑-垂体-睾丸轴逐渐成熟健全,睾丸发育,血清中雄激素浓度不断上升。青春期一般启动于12岁,持续5～6年,到17－18岁时完成。

在此期间,睾丸体积增大,阴囊皮肤色泽加深变红,阴茎增长变粗,出现阴毛和腋毛,汗腺和皮脂腺分泌增加,皮肤出现粉刺,声音变粗,长出胡须。前列腺及精囊进一步发育。14岁左右常有第一次遗精。身体明显增高,肌肉发达,青春期末发育为一个成人的体形。

3. 男性更年期

50岁以后,睾丸的结构和功能逐渐衰退。睾丸体积缓慢缩小,重量逐步减轻,睾丸分泌的雄性激素水平与活性下降,进入男性更年期。这是一个渐进性的漫长的演变过程。此期可能出现前列腺肥大,阴茎勃起减弱,性欲降低,乳房肥大,容易疲劳,体力下降及其一系列症状,称为男性更年期综合征,但男性更年期的个体差异相当大。随后进入老年期。

4. 老年期

虽然男子的生殖能力及性功能维持的时间比较长,有报告称个别百岁老人仍有生育能力,但大部分男子随着年龄的增长和睾丸的老年性变化,其附睾、附属腺和外生殖器均表现出结构萎缩、功能退化。

(二) 女子各阶段的生殖生理特点

女子一生的生殖生理变化主要受下丘脑-垂体-卵巢轴的调控,根据其特点可按年龄划分为以下各个阶段。

1. 新生儿期

出生后4周内称为**新生儿期(neonatal period)**。出生前胎儿卵巢内原始卵泡大量凋亡,胚胎第5月时卵巢内的原始卵泡数量最多,可达600万个,出生时下降至70万~200万个。由于在母体子宫内受胎盘及母体性腺所产生的女性激素影响,胎儿娩出时外阴较丰满,乳房隆起或少许泌乳。与母体及胎盘分离后,新生儿体内女性激素水平迅速下降,上述生理现象很快消退。

2. 儿童期

儿童期(childhood)是指出生后4周至12岁左右的阶段。此期下丘脑促性腺激素释放激素(GnRH)分泌处于抑制状态,垂体促性腺激素水平低下;卵巢内原始卵泡可持续自主发育,到初级卵泡阶段即凋亡,无分泌雌激素的功能。生殖器呈幼稚型。在儿童期后期(8岁以后),下丘脑GnRH抑制状态解除,垂体促性腺激素开始分泌,卵巢开始发育并分泌雌激素。卵巢内原始卵泡数量至青春期仅存4万余个。

3. 青春期

青春期是指自月经初潮至生殖器官发育成熟的一段生长发育期。女性青春期为10－19岁。此期的女性先后出现一系列的生理和心理变化。

(1) 第二性征发育 乳房发育;音调变高;出现阴毛和腋毛;脂肪堆积于胸部、髋部、肩部;骨盆横径发育大于前后径;逐渐形成并呈现女性特有体态。

(2) 第一性征(生殖器官)发育 由于下丘脑分泌GnRH及垂体远侧部分泌的卵泡刺激素(FSH)的作用,卵巢增大,部分原始卵泡开始发育;内、外生殖器在卵泡分泌的雌激素作用下从幼稚型发育为成人型:大小阴唇变肥厚,色素沉积,阴阜隆起,阴道长度和宽度增加,阴道黏膜变厚并出现皱襞,子宫增大,输卵管变粗。

(3) 生长发育加速 女孩身高以5~7 cm/年的速度增长,甚至可达11 cm/年;至月经来潮后,生长速度减缓。

(4) 月经来潮 **月经初潮(menarche)**是青春期的重要标志,提示卵巢产生的雌激素水平的变化对子宫内膜增殖、剥脱出血有调控作用。此期卵巢功能尚不健全,中枢对雌激素的正反馈机制尚未成熟,因而卵泡无法排卵。初潮后2~4年可建立规律性周期性排卵,呈规律的月经周期。青春期女孩虽已初步具有生殖能力,但整个生殖系统的功能尚未完善。

青春期女性开始具有性别意识,结识异性伙伴的兴趣增加。

4. 性成熟期

又称生育期,一般自18岁左右开始,历时约30年。此期已建立稳定的周期性排卵功能,整个生育期内卵巢共排出400~500个卵子。在卵巢分泌的性激素作用下,生殖器官及乳腺随月经周期经历规律的周期性变化。

性成熟期的女子具有生育能力,若卵巢排出的卵在输卵管壶腹部受精,即开始为期约38周的妊娠期。妊娠满28周及以后的胎儿及其附属物从母体排出的过程称为分娩。妊娠满28周不满37足周间的分娩称为早产;妊娠满37周不满42周间的分娩称为足月产。将妊娠满28周到分娩后1周称为**围生期(peri-natal period)**,即包括产前、产时和产后的这段时间。

5. 围绝经期

从卵巢功能开始衰退至绝经后1年内的一段时期称为**围绝经期(peri-menopause)**,即以往称为的"更年期"。

围绝经期的女子因卵巢功能开始衰退,出现相关的内分泌、生物学和临床特征,女性激素水平逐渐下降,可呈无排卵月经失调,伴有不同程度的潮热、心悸、情绪不稳定等。该期在起始年龄、症状表现等方面有较大的个体差异,一般始于40岁后,历时短的为1~2年,长至10余年。至卵巢功能完全衰竭,月经停止,称为绝经。中国妇女的平均绝经年龄为50岁左右,初潮年龄与绝经年龄似无相关性,婚姻、生育、身高、体重和长期使用口服避孕药对绝经年龄似无影响。但吸烟与过早绝经有关。

绝经后卵巢内卵泡发育停止,体内雌激素水平急剧下降,血管舒缩功能障碍症状加重,并可出现神经精神症状等。

6. 绝经后期

指绝经一年后的生命阶段。**绝经后期(postmenopause)**卵巢内卵泡耗竭,不能分泌雌激素;但此期初始阶段卵巢间质尚可分泌少量雄激素,经脂肪、肌肉、肝脏、骨髓、脑组织等雄激素外周芳香化形成雌酮,成为循环中的主要雌激素。由于体内雌激素明显下降,出现低雌激素相关症状及疾病,如心血管疾病、骨质疏松症等。60岁以后进入**老年期(senility)**,机体逐渐老化。卵巢内分泌功能衰退,生殖器官进一步萎缩。

四、生殖系统与机体其他系统的关系

生殖系统是人体的一个组成部分,与机体其他的系统关系密切。生殖系统各器官的生理活动,如性成熟期女子的月经周期、男子的精子发生、两性的性欲与性行为等,均受神经系统、内分泌系统的调控。甲状腺、肾上腺和胰岛等内分泌腺的功能状况必然影响生殖腺的功能,如甲状腺素可通过垂体促性腺激素调节卵巢功能,甲状腺素还可促使肝脏合成的**性激素结合球蛋白(sex hormone-binding globulin,SHBG)**增加,调节循环血液中的性激素活性。由于甲状腺素对卵巢的作用广泛,无论甲状腺功能亢进,还是功能减退,都可能对生殖构成影响,引发不育症或流产。过量的胰岛素可直接加强卵巢雄激素合成酶的活性,或通过增强垂体黄体生成素(LH)的分泌,使卵巢产生的雄激素增加,促使高雄激素血症形成。而两性生殖腺(睾丸、卵巢)分泌的雄激素、雌激素、孕激素不仅作用于生殖系统各器官和维持两性的第二性征,性激素对机体代谢、心血管、骨骼、皮肤等有明显影响。如雌激素可通过刺激肝脏胆固醇代谢酶的合成改善血脂成分,抑制动脉粥样硬化;并可促进钙在小肠内的吸收、在肾的重吸收以及在骨质中的沉积,以维持正常骨质;雌激素能抑制下丘脑体温调节中枢,降低基础体温;能促进乙酰胆碱神经递质的功能,改善记忆能力。雄激素对中枢神经系统、对生长代谢也有重要的作用。男性更年期或女性围绝经期由于性激素水平的改变而出现的许多症状与体征足以证明这一点。

妊娠期时,为适应胎儿在子宫内的生长发育,并为其营造良好的生活环境,母体各器官系统的生理、生化和解剖发生一系列改变,如心血管系统的心脏体积、心输出量、血压均有变化;血液系统的血容量增加、血液成分改变;呼吸系统的肺功能改变;泌尿系统中肾小球滤过率增加,可出现妊娠生理性糖尿,孕妇水钠潴留明显,易发生体位性水肿等;消化系统、内分泌系统、皮肤、骨骼、关节及韧带等也都呈现不同程度的结构和功能的改变。

另外,机体各器官系统的疾患可明显影响生殖系统的功能,如糖尿病患者可引起睾丸的结构和功能异常以及(阴茎)勃起功能障碍,消化道溃疡的男性患者的生育能力比正常者约低25%;影响女性排卵的因素除了下丘脑、垂体、卵巢的发育不全、创伤、肿瘤外,还与代谢性疾病,如甲状腺疾病、肝脏疾病、肾病、肥胖等有关。

第二节　性与生殖健康及健康促进

一、性健康与生殖健康

在第一节中已简单阐述了性健康和生殖健康的基本概念,简言之,健康不仅意味着没有疾病和消除赢弱,健康是指人在躯体上、心理与行为上以及与社会和环境之间完全和谐的状态。

（一）性健康

性健康应当包括以下一些内容：① 在安全和满意性生活的同时，不会罹患性传播疾病、生殖道感染及艾滋病；② 在安全和满意性生活的同时，不发生非意愿妊娠和不安全流产；③ 在享受安全和满意性生活的同时，可以有正常的生育能力，一旦发生不孕/不育能得到正确处置；④ 性幸福，包括性满意、性愉悦及两性性功能障碍的正确处置；⑤ 减少及避免性暴力；⑥ 减少及避免身体残疾和慢性病对性健康的影响。

（二）生殖健康

1994 年在埃及首都开罗召开的国际人口与发展大会提出了"生殖健康"的概念，并得到与会各国认可。1999 年在荷兰海牙召开的国际人口与发展大会 5 年回顾与展望会议上更提出了 2015 年人人享有生殖健康的宏伟目标。

生殖健康包括以下 6 个基石：① 正常与健全的性和生殖功能（含生理与心理及行为发育）；② 孕产妇及新生儿的健康和保健；③ 安全、有效的节育与避孕技术及优质的计划生育服务；④ 不孕/不育的预防、诊断和治疗；⑤ 性/生殖系统疾病（尤其是生殖道感染和生殖系统肿瘤）的预防、诊断和治疗；⑥ 减少环境对性与生殖的影响及危害。生殖健康的四大要素是妇幼保健、新生儿及保健、计划生育和防治性病，贯穿于人类生命历程的各个年龄段，与社会发展息息相关。毫无疑问，生殖健康是人类健康的核心，维护与促进生殖健康是人类社会进步与发展的永恒主题。

二、与生殖健康相悖的现状

然而，当前人类生殖健康的现状不容乐观，生殖系统的疾患包括不孕与不育、生殖器官疾病、性功能障碍、性传播疾病与生殖道感染、病理妊娠、避孕失败等严重威胁着不同年龄阶段的人们。

（一）全球状况

1. 不孕与不育

不孕症（sterility）是指育龄夫妇性生活正常，未避孕，在一定期限（WHO 主张以 1 年为标准，中国主张以 2 年为标准）内从未妊娠；**不育症（infertility）**是指女方有过妊娠，但均以流产、早产、死胎或死产结束，未得活婴者；据 WHO 调查，约 10%的育龄夫妇存在不育症问题，全世界约有 8 000 万对夫妇罹患不育症。

2. 性功能障碍

性功能障碍是指夫妇之间的性兴趣和(或)性反应持久异常而不能达到满意的性生活。

男子性功能包括性欲、阴茎勃起、性欲高潮和射精等过程,由一系列条件与非条件反射所构成。男子性功能障碍是指性生活各有关环节的功能发生改变,主要表现在**勃起功能障碍(erectile dysfunction,ED)**、射精障碍以及性欲异常等方面。最近的流行病学资料表明在中老年男子中 ED 发病率高,美国波士顿地区 40－70 岁男子中 52% 存在不同程度的 ED,轻度、中度和重度的患病率分别为 17.2%、25.2% 和 9.6%。中国上海对 1 582 名 40 岁以上的中老年男子调查结果:ED 发生率为 73.1%。

女性性功能障碍是指由于某些心理因素、缺乏正确的性知识或局部或全身器质性病变引起的一组疾病,包括性欲低下、性厌恶、性欲亢进、性唤起障碍、性高潮障碍和阴道痉挛等。20 世纪末美国在 1 749 名妇女的性调查中,发现 43% 的女性患性功能障碍。

3. 非意愿妊娠和不安全流产

由于全球有 1.23 亿人得不到避孕服务,造成每年有 40% 的妊娠是非意愿的或不合时宜的;全球每年有 2 700 万人由于避孕失败而怀孕,每年约有 4 500 万意外妊娠被终止,其中约有一半为不安全流产。每年约有 58.5 万孕产妇死亡,其中 13% 是由于不安全流产造成的。

4. 性传播疾病与生殖道感染

性传播疾病(sexually transmitted diseases,STD)是指通过性行为或类似性行为的一组传染病。20 世纪 70 年代以来,STD 的病种和发病率迅速增加。目前,STD 的病原几乎包含医学微生物的全部范围,如病毒、衣原体、支原体、细菌、真菌、梅毒螺旋体、原虫和寄生虫。全球每年有 3.4 亿新的性传播细菌性感染病例,有 500 万人感染人类免疫缺陷病毒(HIV),其中 60 万例为母婴垂直感染病例。STD 与生殖道感染是造成不孕与不育的重要原因。每年约 23 万妇女死于由人乳头状病毒(HPV)感染诱发的子宫颈癌。不安全性行为是影响全球健康的第 2 位重要危险因素。

5. 新生儿的出生缺陷

胎儿娩出前在母体子宫内发生的发育异常称为**出生缺陷(birth defects)**。中国每年新出生人口的缺陷发生率达 4%~6%,先天残疾儿高达(80 万~120 万)/年,智力残疾儿达(20 万~30 万)/年。人类出生缺陷的原因,遗传因素约占 25%,环境因素约占 10%,两种因素相互作用及原因不明者占 65%。

6. 青少年的性健康问题

全球每年约有 1 500 万 20 岁以下的少女怀孕,有 200 万~400 万少女进行人工流产,约有 2 万人死于不安全流产;1 亿以上青少年患上性病,250 万左右 24 岁以下青少年感染 HIV。

7. 围绝经期综合征及中老年男性部分性激素缺乏症

妇女在绝经前后由于卵巢功能衰退,下丘脑-垂体功能退化,造成内分泌变化所引起的一系列躯体和精神心理的症状称为围绝经期综合征,包括潮热、出汗,抑郁、易怒,血压升高或波动、心律不齐,骨质疏松,尿路感染等。

老年男性中,睾丸功能明显退化,睾酮水平降低,常表现为性功能障碍、骨质疏松、肌肉无力、精力减退,甚至发生抑郁症。这些症状已成为影响中老年人健康和生活质量的重要问题。

8. 生殖系肿瘤

近年来,生殖系肿瘤的发生有迅速上升的趋势,以男性的前列腺癌为例,20 世纪 60 年代,中国发病率为每年 0.48/10 万,而 1995 年已高达 3.7/10 万。居女性肿瘤首位的乳腺癌 1982 年为 23.6/10 万,1997 年则为 46/10 万,而且呈不断上升的势头。

(二) 中国的现状

中国是一个发展中国家,又是一个人口大国,除了存在上述问题外,还面临着以下 6 方面的严峻挑战:① 人口总量继续增长,在相当长时间内人口过多仍是我国面临的严重问题,2033 年中国人口将达到 15 亿;② 出生人口中性别比持续偏高,男女性别比为 117.84∶100,严重偏离正常范围(103 ~ 107∶100),而且还逐年升高。长此以往将直接影响社会稳定与经济发展,造成严重的社会问题;③ 出生人口素质不高,出生缺陷率高,目前中国的残疾人超过 6 000 万,其中先天性残疾占 50%;④ 人口老龄化进程加快,预计到 2050 年时 60 岁以上的老年人总数将达到 4.4 亿,占总人口 1/4 以上,这个人群有特殊的性与生殖健康的要求;⑤ 艾滋病蔓延,艾滋病传播正处于从高危人群向一般人群转移阶段,感染者的数量将呈几何级数增长;⑥ 资源、环境与人口不断增多的矛盾日益加剧,生态破坏、环境污染对人类健康(包括生殖健康)构成严重威胁。

三、维护和促进人类生殖健康

21 世纪医学的目标是维护和促进人类健康,包括体格健康、心理健康以及人与社会、人与环境和谐协调。21 世纪的医学可归纳为 4P 医学,即:① **个体化医学**(personalized medicine):根据不同人群与不同个体的特殊健康需求提供最合适的更具针对性的医疗保健服务;② **预测医学**(predictive medicine):根据不同人群与不同个体的遗传背景与生活方式,预测其可能出现的健康问题,进而提出相应的保健措施;③ **预防医学**(preventive medicine):在未出现严重健康问题和未出现疾病前,提出预防疾病的相关策略与处置方案,防病于未然;④ **公众参与式医学**(participatory medicine):通过健康教育与健康管理,充分调动公众自主参与意识,以期用最少的投资取得最大的收益。生殖医学领域亦然。个体化医学表现在人类的整个生命周期的各个阶段都有不同的生殖健康问题与不同的生殖健康需求,以及不同的个体应予以个性化的生殖保健服务。预测医学则可通过检测患者的基因/染色体,根据其特殊的遗传背景预测生殖健康涉及的疾病、出生缺陷、不孕不育及生殖道肿瘤等,在婚前或孕前就作出科学判断并采取有效措施,达到事半功倍的效果。面对令人不堪其忧的现状,人们认识到维护和促进人类生殖健康的关键是预防,是全社会对生殖健康知识的宣教和普及,养成有益于健康的生活习惯和生活方式,当然这些必须依靠公众的正确认知与自觉参与。

有史以来,人类就锲而不舍地探索着性与生殖规律。随着现代科学技术的迅猛发展,生殖和生殖医学领域的研究涉及越来越多的学科,如生殖生物学、生殖生理学、生殖病理学、生殖内分泌学、生殖免疫学、人体胚胎学、生殖毒理学、生殖流行病学、生殖健康学、妇产科学和男科学等,并深入到细胞、亚细胞和分子微观领域。生殖的无穷奥秘终将被一一揭示。人们致力于与生殖健康相关的研究与实践,旨在:① 研制和开发理想的节育技术,避免非意愿性妊娠;② 预防不育,用辅助生殖技术处理难治性不育症;③ 减少母婴死亡率;④ 减少出生缺陷,提高人口素质;⑤ 维护与促进青少年生殖健康,注意青少年精神、行为与心理的发育;⑥ 提高中老年人的生活质量,改善或减轻性激素下降对骨骼、肌肉、心血管系统、神经系统和人的心理、行为和情绪的影响;⑦ 治疗性功能障碍,提高生存质量;⑧ 阻止生殖道感染疾病和艾滋病的蔓延;⑨ 预防与干预生殖道肿瘤的发生;⑩ 减少与预防环境对生殖健康的影响等。

保障母婴安全、减少出生缺陷是维护和促进生殖健康的重要环节。在近代围生医学发展的基础上建立的**围生期保健**(perinatal health care)为孕母和胎婴儿提供了一系列保健措施,在孕前期、早孕期、中孕期、晚孕期、产时、产褥期等不同阶段分别予以特殊的保健,以降低孕产妇和新生儿死亡率。我国目前母婴死亡率还高于发达国家,在医疗专业技术和健康服务体系方面有待进一步完善。

遗传咨询(genetic counselling)、**遗传筛查**(genetic screen)与**产前诊断**(prenatal diagnosis)或称**宫内诊断**(intrauterine diagnosis)是减少出生缺陷的有力措施,已取得重大进展,有效防止出生缺陷的发生,避免出生缺陷儿的出生。然而出生缺陷的原因尚不清楚,50%以上属原因未明,因此环境因素与出生缺陷关系的研究、宫内发育环境对出生质量的影响及其对生存质量远期效应的研究将成为目前研究的重点。

　　辅助生殖技术（assisted reproductive techologies，ARTs）是一门正在迅速发展的新生学科，是指将配子在体外受精，并将培养的胚胎移至患者的子宫，以帮助不育夫妇妊娠的一组技术。20 世纪 70 年代末世界第 1 例经体外受精和胚胎移植技术的"试管婴儿"路易斯·布朗在英国诞生。30 多年来在此基础上又衍生了一系列助孕技术和方法。迄今全世界约有数百万人源自"试管婴儿"。ARTs 对人类生殖的研究开辟了重要的途径。但是 ARTs 在技术层面上还有大量问题有待深入研究：包括如何选择配子，如何提高成功率，对多胎妊娠的处理和防止出生缺陷等。

　　性和生殖是每个人的基本人权，应当得到尊重和保护。生殖问题涉及个人某些敏感的和隐私的关系，触及思想、感情和情绪，但在维护性与生殖基本人权时必须承担相应的社会责任，不能违背伦理、道德和法律法规。每一项与性和生殖健康相关的新技术的应用都会带来伦理问题，尤其是辅助生殖技术。20 世纪 80 年代起，世界各国根据本国的国情、宗教、伦理道德观念等情况针对辅助生殖技术制定了相关法规，如 1984 年美国生育学会提出《体外受精程序的最低标准》和《关于体外受精的道德声明》，1996 年欧洲人类生殖与胚胎学研究学会通过了《欧洲联盟关于配子捐献的准则》，中国于 2001 年制定第一部《人类辅助生殖技术规范》和《人类精子库的管理规范》等，严格规定监督机构和实施辅助生殖技术的医疗单位的行为准则，保证患者和生殖医学工作者的合法权益，防止违反伦理、法规的现象存在。

（张君慧）

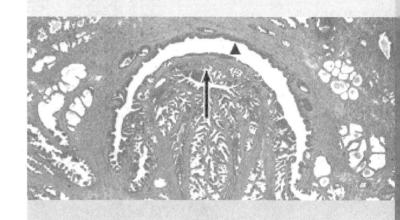

第一篇

基础医学

第一章 生殖系统的发生

生殖系统的主要器官起源于早期胚胎的间介中胚层。性发育起始于性腺的发生,即睾丸或卵巢的发生,生殖管道的发生晚于性腺的发生,根据性腺产生的特殊物质,可判断生殖管道的性别。

一、生殖腺的发生

受精时与卵子结合的精子的性染色体(23,X 或 23,Y)已经决定了胚胎的遗传学性别,但是直至人胚胎 7 周龄时才开始发生男性或女性的形态特征。因此,性别发育的最初阶段被称作**未分化性发育阶段(indifferent stage of sexual development)**。

(一)未分化阶段的性腺

人胚性腺发育的最初阶段发生在第 5 周,当时在中肾的中间部位的表面上皮增生,这部分的上皮以及与其相连的间充质不断增殖,在中肾的中间位置形成一个隆起,即**生殖腺嵴(gonadal ridge)**。生殖腺嵴表面上皮向下方间充质内增生,形成许多指状上皮细胞索,称为**初级性索(primitive sex cord)**。此时未分化性腺由外部的皮质和内部的髓质组成(图 1-1)。第 6 周以后,XX 胚胎的未分化性腺将分化为卵巢,未分化性腺的髓质退化。XY 胚胎的未分化性腺将分化为睾丸,未分化性腺的皮质保留一些遗迹,其他均退化。人胚第 6 周末,尽管此时两套生殖系统的细胞已经开始发生微妙的变化,但是男性生殖系统在外观上与女性生殖系统没有明显的区别。人胚第 7 周起,男女生殖系统分别向不同的方向发育。

1. 原始生殖细胞

人胚第 3~4 周,靠近尿囊基部的卵黄囊内胚层内,出现许多原始生殖细胞。以后由于胚胎的纵向折转,卵黄囊的这部分成为胚胎的后肠。原始生殖细胞以变形运动,经背侧系膜向生殖腺嵴迁移(图 1-1)。第 6 周时,原始生殖细胞进入间

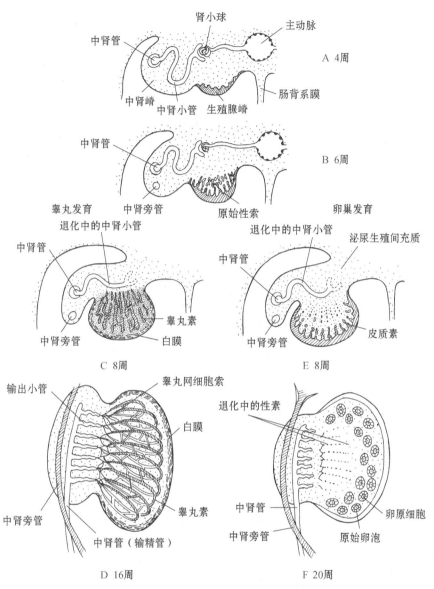

图 1-1　人类性腺的分化（横切面观）

A. 4 周龄胚胎的生殖腺嵴　B. 6 周龄胚胎的生殖腺嵴,显示未分化性腺中的初级性索
C. 8 周龄胚胎的睾丸发育。性索与皮质上皮不再相连,睾丸网发育　D. 16 周时睾丸索与睾
丸网相连,并与中肾管相连　E. 8 周龄胚胎的卵巢发育。初级性索退化　F. 20 周时卵巢不
和中肾管相连,新形成的皮质性索包在生殖细胞外

充质中,逐渐进入生殖腺嵴内增厚的上皮内。生殖腺嵴表面上皮受原始生殖细胞
的刺激,日益增厚,并向上皮下方的间充质内呈条索状的增殖,从而形成初级性索,

又称为**髓质索**(medullar cords)。到第 6 周末,初级性索与表面上皮脱离。这时的生殖腺嵴是尚未分化的生殖腺;分为皮质和髓质。皮质是增厚的表面上皮部分,髓质内有初级性索。皮质和髓质内均有原始生殖细胞。在人胚第 6 周末以前,无论该胚胎的性染色体是 XX 型还是 XY 型,生殖腺的结构是一样的。此阶段的生殖腺为未分化性腺。

生殖腺生长增大,逐渐成为卵圆形。它和相邻的中肾一起凸出于腹腔内。

2. 性别决定

在人胚第 7 周前,两个不同性别的性腺在形态上没有区别,成为**未分化性腺**(indifferent gonads)。Y 染色体短臂上有男性表型发生所必需的基因,称为 **Y 性别决定区**(sex determining region of the Y, SRY)。SRY 翻译的蛋白质称为**睾丸决定因子**(testis determining factor, TDF),当未分化阶段的性腺合成 TDF 时,男性生殖系统的发育开始启动。缺少这个基因和蛋白质将发生女性表型。

Y 染色体的性别决定作用主要体现在对未分化性腺髓质的作用上。Y 染色体调节 TDF 的表达,TDF 则决定了睾丸的分化。在 TDF 的作用下,初级性索分化为生精小管。缺少 Y 染色体是形成卵巢的先决条件。受精后性染色体的类型决定了未分化性腺的分化方向。分化的性腺继而决定生殖管道和外生殖器的性别分化。胎儿睾丸产生的睾酮决定了男性特征。但女性胎儿最初的性别分化并不依赖激素。

(二)睾丸的发育

1. 睾丸的发生

人胚第 7 ~ 8 周,胚胎细胞的性染色体为 XY 时,初级性索髓质在 TDF 的作用下不断增厚。与此同时,皮质逐渐变薄,最终成为一薄层间皮,此时皮质消失。第 8 周间皮和髓质之间的间充质分化为一层较厚的致密结缔组织——**白膜**(tunica albuginea)。白膜的出现是胎儿睾丸发生的一个重要特征。随着睾丸的增大,睾丸逐渐与开始退化的中肾分离,并由睾丸系膜悬系。初级性索发育为**睾丸索**(testicular cords),睾丸索以后发育为生精小管。它们在近门部相互吻合,形成**睾丸网**(rete testis),睾丸网是一些中空的小管,管壁很薄,睾丸网的起源不完全清楚。睾丸网的作用是把生精小管和输出小管连接起来。有证据显示胚胎期间的睾丸网能够分泌引发减数分裂的因子。睾丸索发育为生精小管、直精小管和睾丸网(图 1 - 1)。

可能是由于 TDF 的作用,生精小管之间的间充质细胞发育为**间质细胞**(interstitial cell)。第 8 周时,间质细胞开始分泌雄激素——睾酮和雄烯二酮,维持中肾管的存活,最终导致男性表型和外生殖器的发育。在睾丸发育的早期阶段,睾酮的合成受到胎盘分泌的人绒毛促性腺激素的调节,人绒毛促性腺激素在第 8 ~ 12

周时出现高峰,刺激睾丸产生睾酮。睾丸发育的晚期阶段,垂体分泌的促性腺激素逐渐替代了胎盘的作用。此外,睾丸的**支持细胞(Sertoli cell)**产生抗中肾旁管激素(AMH),该激素抑制中肾旁管的发育。直到青春期,AMH的水平才慢慢下降。青春期之前的生精小管是实心小管,青春期之后才出现管腔。青春期之前生精小管的管壁由两种细胞组成:精原细胞(由原始生殖细胞发育而来)和支持细胞(由睾丸的表面上皮发育而来)。在胎儿睾丸中,支持细胞占据了生精上皮的大部分。在随后的发育过程中,睾丸的表面上皮变得扁平,形成成人睾丸外表面的间皮。睾丸网和15～20根残余的中肾小管相连,后者将发育为输出小管,中肾管前段将发育为附睾管。

早期睾丸支持细胞和原始生殖细胞之间的相互联系在精子的产生过程中起着重要作用。一旦原始生殖细胞进入生殖腺嵴,马上发生这两种细胞之间的相互作用,直接抑制了原始生殖细胞的有丝分裂,同时阻止生殖细胞进入减数分裂。直到青春期时,才开始完成精子形成的所有过程,包括生殖细胞的有丝分裂、精原细胞的分化以及精子发生。

2. 睾丸的下降

生殖腺在发生初期位于腹腔上部,由系膜悬于后腹壁,在胎儿发育过程中逐渐下降。男性胚胎第8周时,在睾丸下端与阴唇阴囊隆起之间,后腹壁的间充质形成条索,称为**睾丸引带(gubernaculum testis)**。以后随着胚体的迅速增长,胎儿腰部直立,引带相对缩短,导致生殖腺下降。第12周时,睾丸和卵巢降至骨盆边缘,以后卵巢下降到盆腔内的正常位置。睾丸继续下降,睾丸下降时,腹壁腹膜的下端一部分形成突起称为鞘突,包在睾丸的周围。在第7个月时,睾丸下降至耻骨缘前方,至第8个月时,鞘突随同睾丸一起降入阴囊中,随着睾丸的下降,与之相连的输精管、血管、神经一起下降。鞘突进入阴囊后,与腹壁腹膜离断,成为包在睾丸外表的鞘膜(图1-2)。

(三)卵巢的发育

1. 卵巢的发生

XX胚胎由于没有Y染色体,不能合成TDF蛋白,同时也没有睾丸支持细胞、AMH、睾丸间质细胞和睾酮,因此无法诱导男性生殖道和生殖腺的发育,胚胎向女性方向发育。

X染色体携带的基因对卵巢的发育具有一定的作用。女性胚胎的性腺发育比较缓慢。直到第10周才能形成组织学意义上的卵巢。初级性索退化、消失。生殖腺嵴的表面上皮又向深部的间充质内形成许多较短的细胞索,称为**次级性索(secondary sex cords)**或**皮质索(cortical cords)**,逐渐代替初级性索。随着皮质索

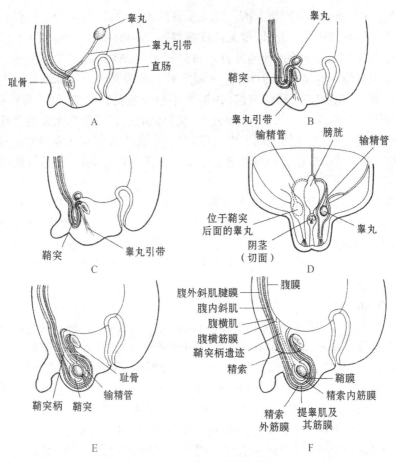

图 1 - 2　睾丸下降过程模式图

(引自王一飞. 人类生殖生物学 [M]. 上海：上海科学技术文献出版社,2005.)

的体积增加,原始生殖细胞进入皮质索。在第 16 周时,这些细胞索与上皮脱离并分为一个个细胞团,即**原始卵泡(primordial follicle)**(图 1 - 1)。每个原始卵泡中间是由原始生殖细胞分化而来的**卵原细胞(oogonium)**,卵原细胞周围则是一层扁平的由性索分化而来的卵泡细胞。自人胚第 1 个月起,卵原细胞不断进行有丝分裂,形成大量的原始卵泡,到第 5 个月其数量达到高峰,此时胎儿卵巢内的卵原细胞达到 600 万个。卵原细胞不再进行有丝分裂,而且大量的卵原细胞急剧退化消失。直到人胎第 6 个月,随着减数分裂的进行,卵巢才真正意义上脱离了未分化性腺的结构,此时女性的内外生殖器官均已基本发育完成。胎儿出生时卵巢内已无卵原细胞,而是开始第 1 次减数分裂的初级卵母细胞,为 70 万～200 万个。初级卵母细胞进入减数分裂的网线期后,并不立即向减数分裂的中期继续发展,这个现象称为**减**

数分裂的停滞(meiotic arrest)。出生时卵巢内所有的卵细胞都是处于网线期的初级卵母细胞;直至青春期卵泡即将排卵之前,第 1 次减数分裂才继续进行,由网线期进入减数分裂的中期。之后很快完成第 1 次减数分裂。因此,初级卵母细胞的网线期停滞的时间是从胎儿 6 个月起,至青春发动期后该卵的即将排出时止,长达 13 ~ 55 年。这种减数分裂的停滞现象是初级卵母细胞所特有的。其他细胞,包括初级精母细胞都没有减数分裂前期末的停滞现象。

卵巢的表面上皮与皮质的卵泡之间有白膜相隔。当卵巢与退化的中肾分离时,形成自己的卵巢系膜。

卵巢中各种细胞的相互作用对卵巢的正常发育很重要。生殖嵴间充质细胞、体腔上皮细胞以及迁移进来的原始生殖细胞之间的相互关系决定了生长中卵巢的形态,以及卵泡的发育。卵巢或卵泡的形成可能直接受到下列因素的影响:细胞之间的联系(如缝隙连接)、细胞膜上感应器引发的一系列信号转导活动和细胞分泌的某个信号分子。

2. 卵巢的下降

在女性胚胎,卵巢下端与阴唇阴囊隆起之间的间充质形成条索,称为**卵巢引带**(gubernaculum ovarium)。由于中肾旁管的存留与发育分化为输卵管和子宫,使引带中部与子宫角相连接,将引带分为两部分:引带的自卵巢至子宫角的一部分,以后成为**卵巢固有韧带**(ligament of ovary proper);引带的自子宫角至阴唇阴囊隆起的一部分,以后则成为子**宫圆韧带**(round ligament of uterus),其所经腹前壁肌间的间隙,成为女性腹股沟管。腹壁腹膜的下端一部分形成突起,进入腹股沟管,成为女性鞘突,又称为 Nuck 管,一般在出生前退化消失。卵巢由腹腔上部下降至盆腔内。由于受卵巢固有韧带的牵连,卵巢不能进入大阴唇内。

二、生殖管道的发生

生殖系统的发育是一个复杂的过程,涉及不同发育阶段不同的分化机制。首先主要的生殖器官都要经过一个形态学上的未分化期,该阶段的生殖器官没有男性和女性之分。其次如果缺少特有的男性影响因素,则生殖器官具有向女性生殖器官发育的趋势。

(一)未分化期的生殖管道的发生

人胚第 5 ~ 6 周,性腺尚未分化,男性和女性胚胎均具有两套生殖管道:一对中肾管和一对中肾旁管。中肾管又称 Wolffian 管,在男性生殖系统的发育过程中起很重要的作用;**中肾旁管**(paramesonephric duct)又称 Müllerian 管,则在女性生殖系统的发育中发挥至关重要的作用。

中肾管发生于人胚第 4 周末,是在肾发生过程中的中肾阶段形成的,有短暂的排尿功能,至第 2 个月末,中肾管演变为男性生殖管道。女性胎儿的中肾管几乎完全消失,可能会存留少量的无功能遗迹。

人胚第 6 周时,中肾旁管分别发生于左右两侧性腺和中肾管的外侧,它对于女性生殖系统的发育是必需的。在胸部第 3 体节位置,中肾管外侧的上皮内陷形成纵沟,并向尾部纵向延伸,沟的边缘靠拢融合形成中肾旁管。中肾旁管的头端呈漏斗形,并开口于腹腔。中肾旁管向尾部生长的过程中始终与中肾管平行,生长到胎儿未来的盆腔部位时,中肾旁管越过中肾管的腹面,并绕到中肾管的内侧,左、右中肾旁管在中线合并成一个 Y 形的**子宫阴道原基**(uterovaginal primordium)。这个管状结构突入尿生殖窦的背侧壁,窦壁内胚层受其诱导增厚形成一个隆起,称为**窦结节**(sinus tubercle),又称**米勒结节**(Müllerian tubercle)(图 1−3)。

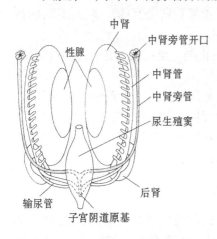

图 1−3　未分化生殖管道示意图

(二)男性生殖管道和附性腺的发生

1. 男性生殖管道的发育

胎儿睾丸的支持细胞在第 6~7 周分泌抗中肾旁管激素(AMH),AMH 是一种糖蛋白激素。由于 AMH 的存在,XY 胚胎中的中肾旁管在第 8~10 周时迅速退化。

AMH 不直接作用在中肾旁管上,而是通过与中肾旁管周围的间充质上的 AMH 受体相互作用,从而诱导中肾旁管的退化。中肾旁管上皮和间充质之间的关系维持着 AMH 受体在间充质上的表达。

间质细胞则在第 8 周分泌睾酮。睾酮的合成受人绒毛膜促性腺激素(hCG)调节,刺激中肾管形成男性生殖管道。尽管中肾逐渐退化,但是靠近睾丸的一些中肾小管发育为输出小管,作用是把精子运送至附睾管。附睾管发育自中肾管的头端。与附睾远端相接的中肾管管壁逐渐形成发达的平滑肌,形成输精管和射精管。中肾管或中肾小管向男性生殖管道发育的过程都受到睾丸产生的睾酮的影响(图 1−4)。

2. 男性附性腺的发生

3 个附性腺的发生位置在中肾管和尿道之间(图 1−4)。主要的附属性腺(如前列腺和精囊腺)的发生也取决于睾酮或其衍生物二氢睾酮。第 10 周时,中肾管的尾端向外侧生长形成**精囊腺（seminal vesicle）**，精囊腺产生的分泌物具有营养精子的作用。与精囊腺相连的中肾管末端将发育为射精管。

人胚第 10 周时，尿道前列腺部的内胚层细胞生长，开始突入周边的间充质。内胚层细胞分化为腺上皮，而间充质分化为致密结缔组织和平滑肌，最终形成前列腺。最初的前列腺由至少 5 组相互独

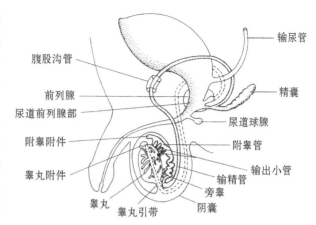

图 1-4 男性生殖管道的演变示意图

立的实心前列腺索组成，11 周时，前列腺索出现内腔和腺泡，到第 13～15 周时，睾酮水平达到最高，前列腺开始具备分泌功能。

前列腺发生的同时，尿道球腺在前列腺下方的尿道下方萌芽。成对出现的豌豆大小的尿道球腺来自尿道的海绵体部，周边的间充质形成平滑肌纤维和结缔组织。二氢睾酮在前列腺和尿道球腺的发育过程中起作用。尿生殖窦周围的组织能够在局部合成 5α-还原酶，该酶将睾酮还原为二氢睾酮。

（三）女性生殖管道的发生

XX 胚胎中没有睾丸，所以既无睾酮也无抗中肾旁管激素。中肾管由于没有睾酮的刺激而退化。女性胚胎的雌激素由卵巢分泌，诱导中肾旁管分化为子宫、子宫颈和输卵管。同时由于缺少抗中肾旁管激素，中肾旁管发育。中肾旁管发育为大部分的女性生殖管道。输卵管发育自中肾旁管头侧未融合部位。尾侧中肾旁管融合，发育为子宫阴道原基，子宫阴道原基将发育为子宫和阴道。与子宫阴道原基相邻的间充质发育为内膜基质和肌膜。两侧中肾旁管在末端的融合把两个腹膜褶连接到一起，以后形成左、右子宫阔韧带，并形成直肠子宫凹陷和膀胱子宫凹陷。在子宫周边和子宫阔韧带层次之间的间充质增殖并分化为子宫旁组织，子宫旁组织由疏松结缔组织和平滑肌组成（图 1-5）。

1. 阴道的发生

中肾旁管和尿生殖窦相连的内胚层表面形成阴道。中肾旁管和尿生殖窦的接触刺激了内胚层细胞不断增殖，内胚层增厚，形成**阴道板（vaginal plate）**。随着细胞不断的增殖，阴道板在子宫和尿生殖窦之间伸长，形成一个实心的活塞状结构，最后该结构中央逐渐退化，出现空腔，至第 5 个月时成为阴道腔。阴道板上端在子

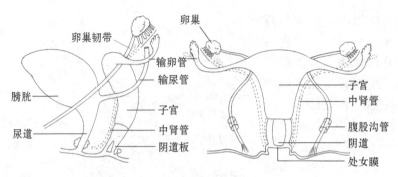

图 1-5 女性生殖管道的演变示意图

宫颈下端,形成阴道穹隆。阴道的上皮由尿生殖窦的上皮演化而来,而肌肉来自间充质。一些学者认为上 1/3 阴道的上皮来自子宫阴道原基,下 2/3 阴道的上皮来自尿生殖窦。阴道腔与尿生殖窦腔之间有一薄层隔膜,第 5 月时,该层薄膜发生部分退化,未退化部分为处女膜。但大部分学者认为阴道上皮来自阴道板。

2. 子宫的发生

人类两侧中肾旁管的末端完全融合,因此人类的子宫呈梨形,只有一个子宫腔。所有高等哺乳动物中肾旁管尾侧左右合并部分分化为子宫,并开口于阴道,因此只有一个子宫颈。

3. 输卵管的发生

子宫和卵巢之间的中肾旁管始终比较纤细,左右中肾旁管分别分化为两侧输卵管。输卵管的头端有一个喇叭状的开口,不同种类的哺乳动物输卵管的喇叭口形状不同。尽管喇叭口的形态不同,但是都具有收集排卵产生的卵母细胞的功能。

三、外生殖器的发育

睾酮对外生殖器的作用和对内生殖器官的作用一样。睾酮存在时,外生殖器向男性方向发展;反之,向女性方向发展(图 1-6)。Turner 综合征是一个典型的病例,患者缺少一个性染色体(XO)。尽管患者性腺未分化,但是由于体内无睾酮的分泌,内外生殖器均表现为女性表型。

(一) 未分化期

人胚第 9 周前,外生殖器尚分辨不出男女性别。第 5 周初,在尿生殖膜的头侧发生一个隆起,称为**生殖结节(genital tubercle)**,尿生殖膜的两侧各有两条隆起,内侧较小,为尿生殖褶;外侧较大,为阴唇阴囊隆起。尿生殖褶之间的凹陷为尿道沟,沟底表面覆有尿生殖膜,此膜在胚胎第 7 周时破裂。

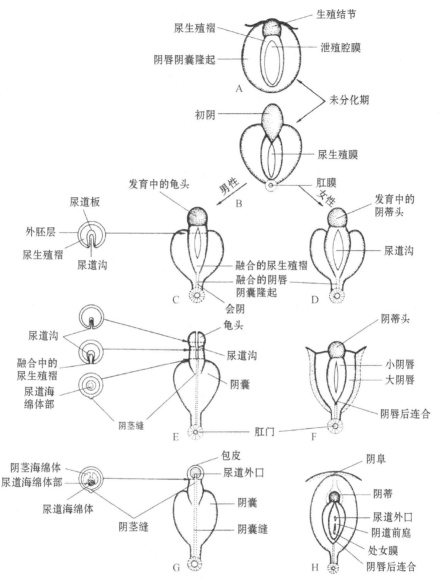

图1-6 外生殖器的演变示意图

(引自王一飞.人类生殖生物学[M].上海：上海科学技术文献出版社,2005.)

(二) 男性外生殖器的发生

睾丸分泌的雄激素,促使外生殖器向男性发育。生殖结节伸长形成阴茎。两侧的尿生殖褶沿阴茎的腹侧面,从后向前合并成管,形成尿道海绵体部。左、右阴唇阴囊隆起移向尾侧并互相靠拢,在中线处愈合,形成阴囊。

(三)女性外生殖器的发生

当没有雄激素存在时,外生殖器自然向女性分化。生殖结节略增大,形成阴蒂。两侧的尿生殖褶不合并,形成小阴唇。左、右阴唇阴囊隆起大部分不愈合,形成大阴唇但上端愈合成阴阜,下端愈合成阴唇后连合。尿道沟扩展,并与尿生殖窦下段共同形成阴道前庭。

四、生殖系统的先天性与遗传性疾病

(一)先天性畸形

1. 两性畸形

两性畸形又称半阴阳,是因性分化异常而导致程度不同的性别畸形,患者的外生殖器常男女分辨不清。

(1)真两性畸形 患者体内兼有睾丸和卵巢,染色体组型为嵌合型,即兼有46,XY 和 46,XX,第二性征似男性或女性,此种畸形极为罕见。

(2)男性假两性畸形 **男性假两性畸形**(**male pseudohermaphroditism**)是指患者虽然具有睾丸,但外生殖器似女性,染色体组型为 46,XY,主要由于雄激素分泌不足所致。

(3)女性假两性畸形 **女性假两性畸形**(**female pseudohermaphroditism**)可分为进行性和非进行性两种。进行性女性假两性畸形可由胎儿体内分泌过多雄激素引起,常同时伴有先天性肾上腺皮质增生,非进行性女性假两性畸形可由母亲雄激素过多、外源性合成激素的作用以及自发性因素造成。

2. 睾丸女性化综合征

睾丸女性化综合征(**testicular feminization syndrome**)又称雄激素不敏感综合征。患者染色体组型为 46,XY,体内有睾丸,能分泌雄激素。由于患者 X 染色体长臂 q11~12 部位的雄激素受体基因发生突变,使雄激素受体合成异常,造成雄激素受体缺失、减少或结构异常,从而导致中肾管未能发育成男性生殖管道,外生殖器也未能向男性方向分化,自然地呈女性表型。然而睾丸支持细胞产生的抗中肾旁管激素仍能抑制中肾旁管的发育,故输卵管和子宫也未能发育。根据雄激素缺陷程度及临床症状,将睾丸女性化综合征分成完全型和不完全型两大类:完全型患者的体态和外生殖器呈女性,盲端阴道,青春期乳房发育,睾丸位于腹股沟管内、大小正常,没有精子发生;不完全型患者女性化体态不完全,有部分男性化表型,如阴唇部分融合,阴蒂肥大,乳房在青春期亦有一定程度的发育等。

3. 隐睾

隐睾（cryptorchidism）指的是单侧或双侧睾丸不能下降到阴囊的现象。新生男婴隐睾比较常见，发生率约为3%，早产婴儿隐睾发生率高达30%。大部分婴儿的睾丸在出生后一年内自行降至阴囊，少数可延迟至青春期性激素分泌增加时才下降。患者的睾丸或位于腹腔内，或位于睾丸下降途中的任何部位，多见于腹股沟管内。正常情况下，胎儿睾丸分泌的睾酮经 5α-还原酶转换成双氢睾酮，后者与睾丸引带、精索及阴囊上的雄激素受体结合，促使睾丸下降。多数隐睾患儿都有程度不同的睾酮合成和分泌障碍，此类患者在出生后应用促性腺激素类药物治疗，仍能使睾丸降入阴囊内。此外，解剖学结构异常，如睾丸引带过长或引带上缺乏雄激素受体、腹股沟管狭窄、提睾肌缺损等亦可引起隐睾症。腹腔内温度通常比阴囊高约1℃，睾丸长期受到较高温度的影响，可影响精子发生，导致不育。

4. 先天性腹股沟疝

鞘突为胎儿期通过腹股沟管连通鞘膜腔和腹腔的腹膜管。如果鞘突未闭合，出生后当腹压增高时，肠管可进入阴囊或大阴唇内。男性患者常伴有隐睾或异位睾丸现象。

5. 尿道下裂

尿道异位开口于尿道腹侧，称为**尿道下裂（hypospadias）**。男女均可发生，主要见于男性。因左右尿生殖褶未能在中间闭合，尿道阴茎发育不全。尿道开口于阴茎的腹侧面。尿道下裂常伴有睾丸未降和不同程度的阴茎下弯。女性尿道下裂极罕见，发生原因尚不十分明确。女性尿道下裂分为 3 种：① 尿道和阴道之间的隔膜完全缺损；② 处女膜位置比正常者深，尿道开口于处女膜外侧；③ 处女膜位置正常，但尿道开口于处女膜内侧。

6. 子宫畸形

（1）**双子宫与双角子宫（uterus duplex and uterus bicornis）**　中肾旁管尾侧合并欠缺，由于欠缺的程度不同，有以下诸畸形：① 双子宫，为完全分开的两个子宫，每个连一输卵管，这是由于中肾旁管尾侧完全未接触合并。双子宫常伴有双阴道；② **双角双颈子宫（uterus bicornis bicollis）**，两个子宫的颈部相接，但并未合并。可有一共同的阴道，也可有两个阴道；③ **双角单颈子宫（uterus bicornis unicollis）**，一个子宫颈，子宫体有两个角，每个角连一输卵管。

（2）**子宫缺如（agenesis of uterus）**　由于中肾旁管发育障碍，导致无子宫。

7. 阴道闭锁

两侧中肾旁管会合后的尾端与生殖窦相接后，窦结节未形成阴道板，或者阴道板未能形成管腔。

（二）遗传性疾病

1. Klinefelter 综合征（Klinefelter syndrome）

Klinefelter 综合征又名先天性睾丸发育不全症,其特征为睾丸小,睾丸内生精小管呈玻璃样变,故不育。第二性征发育差,性情、体态趋向女性化。患者儿童期无任何症状,男性表型。青春期后逐渐出现症状,表型为体型较高,下肢过长,肩窄而骨盆宽,皮肤细嫩,乳房过度发育,胡须、腋毛和阴毛稀少或缺如,无喉结。性格和行为都有异常表现,约1/4患者智力发育迟缓或智力低下。大部分的患者是由于母亲的卵母细胞减数分裂时,染色体不分离造成的,小部分的患者是由于父亲的精母细胞减数分裂时,染色体不分离造成的。其发生率随双亲年龄的增加而增加。Klinefelter 综合征往往与 X 染色体有关,80%的患者染色体核型为47,XXY,染色质检查可找到 Barr 小体。其他的染色体核型有 47,XXY/46,XY（为嵌合体）;47,XXY/46,XX;47,XXY/46,XY/45,X;47,XXY/48,XXYY;48,XXXY。X 染色体数目越多,智力低下和身体畸形越严重。49,XXXXY 综合征称为变异型 Klinefelter 综合征。

2. Kallman 综合征（Kallman syndrome）

Kallman 综合征是一种最常见的家族性促性腺激素缺乏症,继发性腺功能低下。男女均可发病,男性呈类无睾体征,女性症状较轻,有原发闭经。患者除性腺功能减退,无性征发育,嗅觉缺失、隐睾外,可有先天性聋,唇裂或腭裂,肾畸形等不同表现度。该病存在 3 种遗传方式:一些家系显示为 X 连锁隐性遗传;另一些家系显示为常染色体隐性遗传;还有一些呈常染色体显性遗传。

3. Y 染色体微缺失

Y 性别决定区基因决定睾丸生长发育进而影响精子的产生,然而,正常精子的产生直接受 Y 染色体上 SRY 以外的其他基因影响,其中主要包括的是位于 Y 染色体长臂近端的无精症基因 AZF。该区域的缺失,主要导致男性不育症,又称 Y 染色体微缺失综合征。

（1）无精子症因子基因缺失　Y 染色体长臂上（Yq11）有控制精子发生的基因,由于该基因缺失或突变多数表现为无精子症,故称为**无精子症因子**（**azoospermia factor,AZF**）基因。AZF 基因可分成 AZFa、AZFb 和 AZFc 3 个亚区,当微缺失发生在 AZF 的不同亚区,精子发生阻滞在减数分裂的不同时相。AZFa 位点缺失时精子发生阻滞在青春期前阶段,导致**唯支持细胞综合征**（**Sertoli cell only syndrome**）;AZFb 位点缺失使精子发生阻滞在减数分裂期前或减数分裂期生精细胞;AZFc 位点缺失使生精小管内仅有单个精母细胞或单个精子。因此,AZF 基因的缺陷或突变可引起唯支持细胞综合征、无精症或严重少精症,其发生率在非梗阻性无精症中占 10% ~ 15% 。

（2）SRY 基因缺失　SRY 基因位于 Y 染色体短臂上,该基因对性别决定起关键作用。SRY 基因缺失可导致性分化异常,甚至出现性逆转。当生殖细胞减数分裂时,若 X 染色体和 Y 染色体配对发生不等位互换,可产生 XX 男性和 XY 女性两种罕见异常。如患者的染色体核型为 46,XY,但由于 SRY 基因的缺失,仍然可表现为女性特征;相反若患者的核型为 46,XX,却由于 SRY 基因易位至 X 染色体上,患者体内可出现睾丸。

（陈苏红）

第二章　男性生殖系统结构与生理

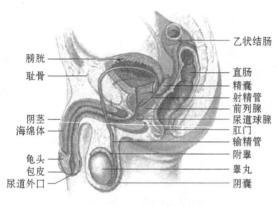

男性生殖系统由生殖腺（睾丸）、生殖管道、附属腺及外生殖器组成（图2-1）。睾丸能产生精子，分泌雄激素。附睾、输精管、射精管和尿道是运输精子的生殖管道，附睾还有暂时储存精子、营养精子和促进精子成熟的作用。附属腺包括前列腺、精囊和尿道球腺。附属腺和生殖管道的分泌物共同构成精浆，精浆与精子构成精液。外生殖器为阴囊和阴茎。阴

图中标注：
膀胱　耻骨　阴茎海绵体　龟头　包皮　尿道外口　乙状结肠　直肠　精囊　射精管　前列腺　尿道球腺　肛门　输精管　附睾　睾丸　阴囊

图2-1　男性生殖系统解剖图

囊的血液供应丰富，除提供营养外，还可调控睾丸的温度。阴茎有勃起功能，是性交器官。

第一节　男性生殖系统解剖学

一、睾　丸

睾丸是产生精子和分泌雄激素的重要男性生殖腺。对有性生殖物种而言，精子发生是极其重要的生物学过程。如果在青春期前去除睾丸（如封建时代的太监），青春期后将丧失性功能和生育能力。睾丸从出生后到青春期前发育较慢，青春期后迅速发育增大，老年人睾丸随年龄增长而略萎缩，变软变小。

睾丸为椭圆体,表面光滑,前端游离,后面附有系膜,分别悬垂于两侧阴囊内,左侧睾丸较右侧略低(图2-2)。成年人的睾丸一般长 4.3～5.1 cm,宽 2.6～3.1 cm,前后直径 2～3 cm,其容积为 15～25 ml,每侧重 10～20 g。人睾丸容积与种族有关,与非洲黑种人相比,黄种人睾丸相对较小。睾丸表面有两层鞘膜,脏层鞘膜被盖睾丸表面,壁层鞘膜贴附于阴囊内侧壁。两层

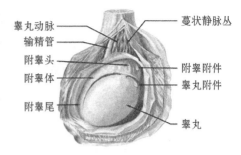

图2-2　睾丸解剖特点

之间有一腔隙,称为鞘膜腔,内含少量液体,可以减少睾丸在阴囊内移动时的阻力。

二、输 精 管 道

(一)附睾

附睾(图2-3)位于睾丸的后上外方,长 4～6 cm。附睾可分为 3 部分:上端膨大而钝圆的部分称为附睾头;中间称为附睾体,附睾体的外侧面与睾丸间的纵形浆膜腔隙,称为附睾窦;下端细圆的部分称为附睾尾。附睾尾反折向上延续为输精管。附睾被膜分为 3 层,外面除后缘外均被睾丸固有鞘膜覆盖,中层为厚而坚韧的白膜,内层是血管膜。

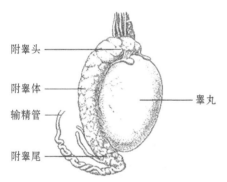

图2-3　附睾的头、体、尾

附睾在男性生殖中有重要作用。睾丸生成的精子在附睾内成熟和储存。附睾管有节律性收缩功能,可以输送精子到输精管。

(二)输精管和射精管

输精管(vas deferens) 是附睾管的直接延续。全长约 32 cm,直径 0.2～0.3 cm,管壁厚而坚韧,管腔细小。其行程长而复杂,可分为睾丸部、精索部和盆部 3 个部分。① 睾丸部:为输精管的起始部,从附睾尾到输精管的上端,此段最短,于附睾头的高度进入精索移行为精索段;② 精索部:输精管从睾丸上端至腹股沟管内环的一段。输精管在此构成精索的主要成分。在外环以外部分,位置最浅,处于精索的内侧,通过阴囊壁易于触及。输精管结扎术即在此段进行;③ 盆部:从腹股沟管的内环到输精管末端的一段,为输精管最长的一段。经腹股沟管内环进入腹

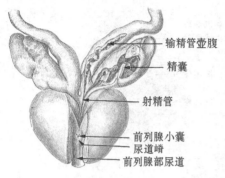

输精管壶腹

精囊

射精管

前列腺小囊
尿道嵴
前列腺部尿道

图2-4 射精管、精囊与输精管壶腹部

腔,再转向内下后方入进骨盆腔,再向内跨过输尿管的前上方,至膀胱底的后方,输精管略膨大,形成输精管壶腹(图2-4)。其末端与精囊腺的排泄管合并成射精管,穿过前列腺实质,开口于尿道的前列腺部。

射精时,交感神经末梢释放大量类肾上腺素物质,使输精管发生互相协调而有力的收缩,将精子迅速输往精囊排泄管、射精管和尿道中。输精管炎症或堵塞时,精子不能排出造成男性不育症。

射精管壁肌肉较丰富,具有较强的收缩力,左右各一。起始于输精管,汇合精囊管后从斜后方穿过前列腺,开口于精阜附近的尿道嵴。由于泌尿生殖道的炎症或先天性射精管囊肿的形成可导致射精管梗阻,或由于先天性输精管、射精管缺如的患者,在射精时,只有前列腺液射出,而无精囊液和睾丸附睾液射出,其手淫取出精液稀薄、透明。

三、睾丸、附睾的血管、淋巴管和神经

营养睾丸及附睾的动脉有精索内动脉(睾丸动脉)、精索外动脉(提睾肌动脉)及输精管动脉。精索内动脉(睾丸动脉)为睾丸的主要营养动脉,其在肾动脉下方起自腹主动脉,偶有起自附近的其他动脉如肾动脉、肠系膜上动脉等。此动脉穿出腹股沟管内环(深环)后,伴随精索进入阴囊。首先发出一分支至附睾头,然后穿过睾丸纵隔,分成许多小支进入睾丸。精索外动脉(提睾肌动脉)来自腹壁下动脉,是髂外动脉的分支,主要营养提睾肌及其筋膜,在外环水平与输精管动脉吻合,共同供应睾丸下部及附睾尾。输精管动脉起于髂内动脉前干,也可与膀胱上动脉或膀胱下动脉共干发出。该动脉发出后走向内下方至膀胱底,分升降两支,沿输精管走行而分布。升支随输精管经腹股沟管到睾丸上端有分支与睾丸动脉吻合,其主干到睾丸下端进入附睾而分布至该处,下支下行至输精管壶腹及精囊而分布于该处。有时膀胱下动脉和附近的动脉也有分支到输精管。

睾丸静脉和附睾静脉分别离开睾丸和附睾,在精索合成蔓状静脉丛,包绕睾丸动脉和输精管。蔓状静脉丛可分为3群:① 前群由精索内静脉组成,在腹股沟管内逐渐形成一条主干达后腹壁。左侧精索内静脉绝大多数注入左肾静脉,常与肾静脉形成直角;右侧则注入下腔静脉,因此临床上精索静脉曲张多见于左侧;② 中群为输精管静脉,回流至膀胱静脉丛;③ 后群为精索外静脉,在腹股沟管外环处离开精索回流到腹壁下静脉。上述静脉与动脉不同,相互之间有广泛的吻合支,甚至

与对侧静脉也有吻合。因此往往一侧精索静脉曲张,而两侧的睾丸同时受损。

　　睾丸和附睾的淋巴管形成深、浅两丛。浅淋巴管丛位于睾丸鞘膜脏层的内面,深丛位于睾丸和附睾的实质内,集合成 4~6 条淋巴管,在精索与血管伴行,通过腹股沟管进入腹膜后间隙,上升进入肾动脉平面的主动脉旁淋巴结和主动脉前淋巴结。两侧淋巴管间吻合丰富,并与胸腔内的纵隔淋巴结、颈部的淋巴结也有吻合。

　　睾丸、附睾和输精管的神经,由精索内神经丛支配。此丛由 3 组神经组成,即精索上神经、精索中神经和精索下神经,这些神经又来源于肾神经丛、肠系膜神经丛、上腹下神经丛和下腹下神经丛。其传入神经经交感神经进入脊髓第 10~12 胸节。此外,生殖股神经的生殖支支配提睾肌及睾丸的被膜。

四、附　属　腺

(一)精囊

　　精囊在膀胱底的后面(图 2-1),前列腺的后上方,输精管壶腹的外侧,其末端排泄管与同侧的输精管末端汇合成射精管。在男性盆腔正中矢状切面上,可见到射精管斜穿前列腺,开口于尿道前列腺部精阜。

　　精囊位于腹膜外侧,左右各一,为椭圆形的肌性囊,长 3~5 cm。主要由迂曲的小管构成,表面凹凸不平,呈钩回状,切面内袋形或憩室样管状结构,黏膜皱襞高而细,多分支并连接成网。精囊与直肠之间有 Denovilliers 筋膜分隔,Denovilliers 筋膜前层与精囊及前列腺附着处极易分离,而后层与直肠前壁附着较紧。在直肠手术分离直肠前面时,可利用这一解剖特点,将其自精囊、前列腺分离或在 Denovilliers 筋膜 2 层之间分离,将可避免撕破直肠肠壁。

　　精囊的解剖位置与前列腺、输精管、输尿管、膀胱及直肠接近,所以精囊炎的发生,常常继发于泌尿生殖系统其他器官的炎症,且常与前列腺炎同时发生。精囊炎可分为急性与慢性两种。多发于中老年,偶尔也发生于青年。

　　精囊的血供来自膀胱下动脉、输精管动脉、直肠下动脉等的分支,它们之间在精囊壁内互相吻合。静脉形成精囊静脉丛,再至膀胱静脉丛,然后汇入髂内静脉。精囊的淋巴管也很丰富,汇成数条集合淋巴管,沿输精管动脉及膀胱下动脉走行,注入髂内或髂外淋巴结。

(二)前列腺

　　前列腺是一个实质性器官,为男性最大的附属腺,由腺组织和肌组织构成。表面包有筋膜鞘,称为前列腺囊,对腺体有保持和支持作用,使穿过前列腺腺体中间的尿道保持通畅。在男性盆腔正中矢状切面(图 2-5),可见前列腺位于膀胱颈与

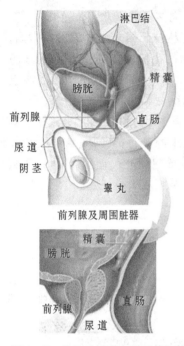

前列腺
尿道
阴茎

淋巴结
膀胱
精囊
直肠
睾丸

前列腺及周围脏器

精囊
膀胱
前列腺
直肠
尿道

图 2-5 前列腺膀胱尿道示意图

尿生殖膈之间,尿道穿过前列腺,形成尿道的前列腺部。前列腺底部向上与膀胱颈相接,尖向下与尿生殖膈上筋膜接触。前面与耻骨联合相对,其间为耻骨后间隙,有阴部静脉丛和脂肪垫。后接直肠前壁,在腺体与直肠之间有直肠膀胱筋膜相隔,两外侧面靠在肛提肌筋膜上,其间有前列腺静脉丛。在离体的青年男性生殖标本上,前列腺像栗子样大小,质地坚实,其上端宽大为前列腺底,下端细小为前列腺尖,底与尖之间为前列腺体。体的后面正中有一纵行的浅沟,为前列腺沟,将前列腺分为左右两侧。直肠指检时易触及此沟。当患良性前列腺肥大时,此沟变浅或消失。同时增生的腺组织可压迫尿道,引起排尿困难。

前列腺由膀胱下动脉、直肠下动脉、膀胱中动脉以及阴部内动脉的一些分支供应。主要的供血动脉为膀胱下动脉。该动脉来自髂内动脉的前支,在膀胱的两侧面,经膀胱与前列腺的交界处,分为前列腺被膜动脉和尿道前列腺动脉。前列腺被膜动脉供应前列腺被膜和腺体外侧部的大部分;尿道前列腺动脉则供应深部前列腺和尿道周围的腺组织。前列腺静脉在前列腺的前面和两侧的固有囊与筋膜鞘之间形成前列腺丛。此丛接受阴茎背深静脉的汇合,并与阴部静脉丛和膀胱静脉丛有交通,最后经膀胱下静脉汇入髂内静脉或髂内静脉的其他属支。前列腺静脉丛无静脉瓣膜。

前列腺的自主神经由盆丛的下部发出,形成前列腺丛,随前列腺的动脉进入前列腺。

前列腺过去分为5叶,即前叶、中叶、后叶和两个侧叶。现在一般将其分为中央带、周围带。良性前列腺肥大通常发生在中央带。而前列腺癌好发于外周带。前列腺的发育与性激素有密切关系。幼年时前列腺不发育,随性成熟而迅速生长,平均到24岁左右达高峰,一般认为50岁以后前列腺的腺组织开始退化、萎缩,分泌减少。但部分男性腺体和间质结缔组织增生,则发生良性前列腺肥大。

(三)尿道球腺

尿道球腺是一对豌豆大小、黄褐色的球形器官,左右各一,由有分泌功能的腺泡构成。直径0.5~0.8 cm,位于尿道球的后上方,尿道膜部的后外侧,包埋在尿生殖膈和尿道膜部括约肌肌束之中。腺体有一细长的排泄管,长约3cm,开口于尿道球部。它是3个附性腺中最小的腺体。尿道球除非有病变,一般不能摸到。尿道球腺分泌一种碱性黏蛋白,排入尿道球部,可润滑尿道,中和尿道内残存的酸性尿液,有利于精子的生存。

五、外　生　殖　器

（一）阴茎

阴茎(penis) 为重要的男性性征器官,主要由两个阴茎海绵体和一个尿道海绵体构成。前方有尿道外口,排尿和射精时尿液或精液由此排出体外。阴茎海绵体充血后,可坚硬勃起完成性生活。阴茎的长度在不同的种族和不同的个体之间有较大的差异。常态下阴茎长度平均为80.8mm(40~145mm),周径为81.1mm(45~120mm),勃起时阴茎的长度可增加1倍以上。

阴茎可分为阴茎根部、体部和头部。阴茎根部附着于骨盆,由两侧的海绵体脚和尿道球部组成(图2-6)。左右海绵体脚为圆柱形结构,附着于耻骨联合与耻骨支,逐渐在中线汇合形成阴茎海绵体。阴茎体部分别为两侧的阴茎海绵体和下方的尿道海绵体。尿道海绵体向前延伸逐渐变为膨大的阴茎头部。阴茎皮肤在阴茎头部向内反折,形成一个筒状的双层皮肤皱襞,包在阴茎头上,称为包皮。内外层皮肤

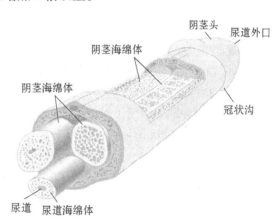

图2-6　阴茎海绵体与尿道海绵体示意图

游离缘围成的外口称为包皮口。包皮内层与阴茎头之间的腔隙,称为包皮腔。包皮内层薄而光滑,形似黏膜,具有高度分化的小皮脂腺即包皮腺。其分泌物与脱落的上皮细胞的混合物为包皮垢。包皮的长度个体差异很大,幼儿的包皮较长,包裹整个阴茎头,包皮口亦较小。随着年龄的增大,包皮逐渐向后退缩,包皮口扩大,阴茎头即露出于外。成年人阴茎头完全被包皮包裹时称为包皮过长,包皮过长且不能向上翻转时则称为包茎。包皮过长,尤其是包茎可因包皮垢不易排出而形成长期刺激,易引起包皮炎、湿疣等,甚至可诱发包皮结石或阴茎癌。近年有研究发现,包皮切除术后可降低性传播疾病的发生,故应尽早行包皮环切术。

阴茎背侧为阴茎的神经血管束,中间为阴茎背深静脉,两侧为阴茎背动脉和阴

茎背神经。阴茎海绵体为勃起的主体,为典型的血管结构。海绵体平滑肌围成海绵窦,窦状隙内面衬以内皮,当勃起时血液充盈于海绵窦内。海绵体由白膜所包绕,两侧的白膜在阴茎的中线相汇合,为梳状的阴茎纵隔。中远端的两海绵体互相贯通,使两侧海绵体成为一个功能性的主体。

阴茎的动脉源自髂内动脉。髂内动脉的分支阴部内动脉从盆腔发出,到达会阴部,分别分出球动脉、海绵体动脉和阴茎背动脉。海绵体动脉或称深动脉为阴茎海绵体的主要供血动脉。其终末支有两类:第一类为阴茎的螺旋动脉,直接向阴茎海绵窦供血;第二类为穿行于海绵体小梁的小动脉。螺旋动脉为主要的阻力血管,可控制进出海绵窦的血流量与速度。当阴茎松弛萎软时,螺旋动脉盘绕弯曲,处于关闭状态。少量血流通过小梁间的动脉为海绵体供血,为其营养血管。阴茎背动脉与深动脉之间有大量的交通支。

阴茎的静脉系统尤其独特。来自海绵窦的静脉血流在白膜下汇合成静脉丛,形成穿通支穿过白膜,分别流入阴茎白膜表面的环静脉或背侧的背深静脉。勃起越坚硬,则白膜对静脉丛的压力越大,静脉的回流越少,有助于海绵体的充盈。螺旋动脉直接供血至海绵体窦状隙,海绵窦血液充盈后,压力增加,压迫静脉丛至坚硬的白膜下,限制血液的回流,又增加了阴茎勃起的硬度,这构成了阴茎血流的重要特点。根部的血流经阴茎脚静脉回流。阴茎的静脉回流经阴茎门汇入前列腺静脉丛,由髂内静脉回流至下腔静脉。

阴茎的神经支配由体神经和自主神经所组成。其副交感神经为主要的勃起神经,其起源于骶髓的灰质侧脚(S2～S4),经神经根至盆丛,汇合成海绵体神经到达阴茎海绵体。在海绵体内,神经走行于海绵窦小梁之间,既直接支配海绵体平滑肌,又直接作用于内皮组织,以诱导勃起。阴茎的交感神经来源于胸腰干的神经支(T11～L2),经交感干至下腹下神经丛,形成下腹下神经至盆丛,其交感支参与海绵体神经的组成。由于海绵体神经走行于前列腺的侧后方,前列腺的开放手术或腔内手术有可能对其造成损伤,从而导致勃起障碍的产生。

(二)阴囊

阴囊为一皮肤囊袋(图2-7),位于阴茎的后下方。在切开阴囊壁

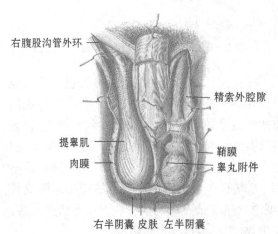

右腹股沟管外环

精索外腔隙

提睾肌

肉膜

鞘膜

睾丸附件

右半阴囊 皮肤 左半阴囊

图2-7　阴囊结构示意图

的标本上观察,可见阴囊的皮肤很薄,呈暗褐色,成人生有少量阴毛。由于尸体标本收缩,出现较多的皱折。皮肤的深面为肉膜,是阴囊的浅筋膜。其缺乏脂肪,含有平滑肌纤维,故在活体时,能随外界温度的变化而舒缩。生精细胞对温度比较敏感,所以当体温升高时,阴囊舒张,便于降低阴囊内的温度;当体温降低时,阴囊收缩,以保存阴囊内的温度。阴囊内温度低于体温,对精子发育和生存有重要意义。皮肤与肉膜紧密相连,肉膜在正中线向深部发出阴囊中隔,将阴囊腔分隔为左右两部,分别容纳两侧的睾丸与附睾。

六、男 性 尿 道

男性尿道兼有排尿和排精功能,起于膀胱的尿道口,止于尿道外口。成人男性尿道长度为 16～22 cm,管径平均为 5～7 mm。全长可分为前列腺部、膜部和海绵体部。临床上把前列腺部和膜部称为后尿道,海绵体部称为前尿道。

前列腺部为尿道穿过前列腺的部分,长约 2.5 cm。后壁上有一纵行隆起,称为尿道嵴,嵴中部隆起的部分称为精阜。精阜中央有一小凹陷,称为前列腺小囊。其两侧有一对细小的射精管开口。精阜附近的尿道黏膜上有许多前列腺排泄管的开口。膜部为尿道穿过尿生殖膈的部分,周围有尿道膜部括约肌环绕,管腔狭窄,是 3 部中最短的一段,长约 1.2 cm。海绵体部为尿道穿过尿道海绵体的部分。尿道球内的尿道为尿道球部,有尿道球腺开口于此。在阴茎头处的尿道扩大成尿道舟状窝。尿道黏膜下层有许多黏液腺称为尿道腺,其排泄管开口于黏膜。

男性尿道在行程中粗细不一,有 3 个狭窄、3 个扩大和两个弯曲。3 个狭窄分别在尿道内口、膜部和尿道外口。3 个扩大在前列腺部、尿道球部和尿道舟状窝。一个弯曲为耻骨下弯,在耻骨联合下方 2 cm 处,凹向上,包括前列腺部、膜部和海绵体部的起始段。另一弯曲为耻骨前弯,在耻骨联合前下方,凹向下,在阴茎根与体之间。如将阴茎向上提起,此弯曲即可变直。

(李 铮 夏 磊)

第二节　精子发生和成熟

睾丸是男性生殖腺,主要功能是产生精子和分泌雄激素。睾丸产生的精子进入附睾,在附睾内经历一系列变化,获得运动能力和受精能力,达到功能上的成熟,并储存在附睾尾部直至射精。

一、睾丸的组织结构与精子发生

睾丸(testis)位于阴囊中,表面覆以睾丸被膜,睾丸被膜包括鞘膜脏层、白膜和血管膜3层。白膜为致密结缔组织,在睾丸后缘增厚形成**睾丸纵隔(mediastinum testis)**。纵隔的结缔组织呈放射状伸入睾丸实质,形成**小叶隔(septum)**,将睾丸实质分成200～250个锥体形小叶,每个小叶内有1～4条弯曲细长的**生精小管(seminiferous tubule)**,生精小管在近睾丸纵隔处变为短而直的**直精小管(tubule rectus)**。直精小管进入睾丸纵隔相互吻合形成睾丸网。血管膜位于睾丸白膜内侧,薄而疏松,富含血管。生精小管之间的组织称睾丸间质(图2－8),间质细胞能够分泌雄激素。

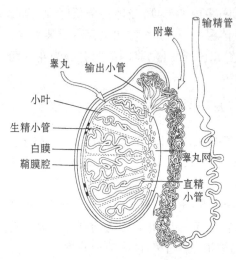

图2-8　睾丸与附睾模式图

(引自徐晨,周作民.生殖生物学理论与实践[M].上海:上海科学技术文献出版社,2005.)

(一)生精小管

成人的生精小管长30～70 cm,直径150～250 μm,中央为管腔,壁厚60～80 μm,主要由**生精上皮(spermatogenic epithelium)**构成。生精上皮由支持细胞和5～8层**生精细胞(spermatogenic cell)**组成,上皮下的基膜明显,基膜外侧有胶原纤维和一些梭形的**肌样细胞(myoid cell)**。肌样细胞收缩时有助于精子的排出。

1. 生精细胞

包括精原细胞、初级精母细胞、次级精母细胞、精子细胞和精子。在青春期前,生精小管管腔很小或缺如,管壁中只有支持细胞和精原细胞。自青春期开始,在垂体促性腺激素的作用下,生精细胞不断增殖分化,形成精子,生精小管壁内可见不同发育阶段的生精细胞(图2－9)。从精原细胞至形成精子的过程称为**精子发生(spermatogenesis)**。

(1)精原细胞　**精原细胞(spermatogonium)**紧贴生精上皮基膜,圆形或椭圆形,直径约12 μm,胞质内除核糖体外,细胞器不发达。人的精原细胞分A、B两型,A型精原细胞又分为暗型精原细胞(Ad)和亮型精原细胞(Ap)。Ad型精原细胞的核呈椭圆形,核染色质深染,核中央常见淡染的小泡;Ap型精原细胞核染色质细密,有1～2个核仁附在核膜上。Ad型精原细胞是生精细胞中的干细胞。经过不断地

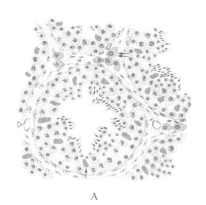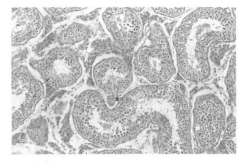

A　　　　　　　　　　　　　　　　　B

图 2-9　生精小管与睾丸间质

A. 生精小管与睾丸间质模式图　B. 生精小管与睾丸间质光镜像　HE 染色　低倍

↑: 支持细胞　↑↑: 间质细胞　◁: 毛细血管

分裂增殖,一部分 Ad 型精原细胞继续作为干细胞,另一部分分化为 Ap 型精原细胞,再分化为 B 型精原细胞。B 型精原细胞核圆形,核膜上附有较粗的染色质颗粒,核仁位于中央,B 型精原细胞分裂为初级精母细胞。

(2) 初级精母细胞　**初级精母细胞(primary spermatocyte)**位于精原细胞近腔侧,体积较大,直径约 18 μm,核大而圆,染色体为 46,XY。细胞经过 DNA 复制后(4nDNA),进行第一次成熟分裂,形成 2 个次级精母细胞。由于第一次成熟分裂的分裂前期历时较长,大约持续 22 天,所以在生精小管的切面中常可见到处于不同增殖阶段的初级精母细胞。

(3) 次级精母细胞　**次级精母细胞(secondary spermatocyte)**位置靠近管腔,直径约 12 μm,核圆形,染色较深,染色体为 23,X 或 23,Y(2nDNA)。每条染色体由 2 条染色单体组成,通过着丝粒相连。次级精母细胞不进行 DNA 复制,即进入第二次成熟分裂,染色体的着丝粒分开,染色单体分离,移向细胞两极,形成两个精子细胞,精子细胞的染色体为 23,X 或 23,Y(1nDNA)。由于次级精母细胞存在时间短,持续 6~8 h,故在生精小管切面中不易见到。

成熟分裂又称**减数分裂(meiosis)**,只发生在生殖细胞。成熟分裂的重点是:① 成熟分裂后的生殖细胞,染色体数目减半,由二倍体的细胞变成了单倍体细胞,受精(两性生殖细胞结合)后,合子(受精卵)又重新获得与亲代细胞相同的染色体数,保证了物种染色体数的恒定;② 在第一次成熟分裂的前期,同源染色体发生联会和交叉,进行遗传基因的交换,从而使配子(精子或卵子)具有不同的基因组合(图 2-10)。在成熟分裂过程中,若同源染色体不分裂或基因交换发生差错,将导致配子染色体数目及遗传构成异常,异常的配子受精后,将导致子代畸形。

(4) 精子细胞　**精子细胞(spermatid)**位近管腔,直径约 8 μm,核圆,染色质致

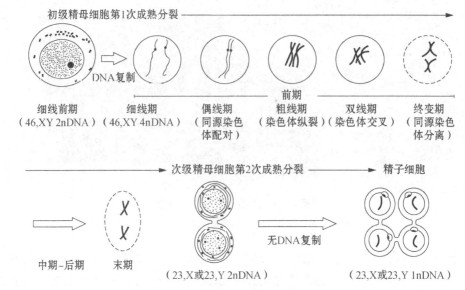

图2-10 生殖细胞成熟分裂示意图

(引自徐晨,周作民.生殖生物学理论与实践[M].上海:上海科学技术文献出版社,2005.)

密。精子细胞是单倍体,细胞不再分裂,它经过复杂的变化,由圆形逐渐分化转变为蝌蚪状的精子,这个过程称为**精子形成(spermiogenesis)**(图2-11)。精子形成的主要变化是:① 细胞核染色质极度浓缩,核变长并移向细胞的一侧,构成精子的头部;② 高尔基复合体形成顶体泡,逐渐增大,凹陷为双层帽状覆盖在核的头端,成为**顶体(acrosome)**;③ 中心粒迁移到细胞核的尾侧(顶体的相对侧),发出轴丝,随着轴丝逐渐增长,精子细胞变长,形成尾部(或称鞭毛);④ 线粒体从细胞周边汇聚于轴丝近段的周围,盘绕成螺旋形的线粒体鞘;⑤ 在细胞核、顶体和轴丝的表面仅覆有细胞膜和薄层细胞质,多余的细胞质逐渐汇集于尾侧,形成残余胞质,最后脱落。

(5) 精子 **精子(spermatozoon)**形似蝌蚪,长约60 μm,分头、尾两部。头部正面观呈卵圆形,侧面观呈梨形。头内主要有一个染色质高度浓缩的细胞核,核的前2/3有顶体覆盖。顶体内含多种水解酶,如顶体蛋白酶、透明质酸酶、酸性磷酸酶等。在受精时,精子释放顶体酶,分解卵子外周的放射冠与透明带,进入卵内。尾部是精子的运动装置,可分为颈段、中段、主段和末段4部分。颈段短,其内主要是中心粒,由中心粒发出9+2排列的微管,构成鞭毛中心的轴丝。在中段,轴丝外侧有9根纵行外周致密纤维,外侧再包有一圈线粒体鞘,为鞭毛摆动提供能量,使精子得以快速向前运动。主段最长,轴丝外周无线粒体鞘,代之以纤维鞘。末段短,仅有轴丝。

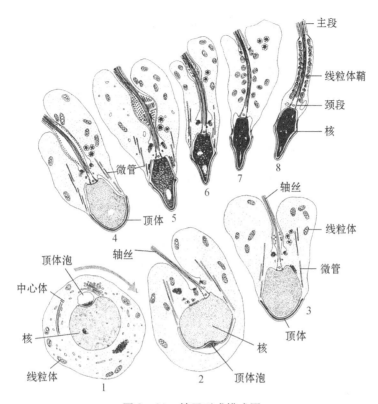

图 2‑11　精子形成模式图

（引自徐晨,周作民.生殖生物学理论与实践[M].上海:上海科学技术文献出版社,2005.）

（6）生精细胞与精子发生　精子发生是指由精原细胞到精子形成的连续增殖分化发育过程,经历精原细胞的增殖阶段、精母细胞的成熟分裂阶段和精子形成阶段。精子发生中,除早期的几次精原细胞分裂是完全的外,以后的多次细胞分裂都是胞质分裂不完全,由同一精原细胞来源的一代生精细胞之间有 2~3 μm 宽的胞质桥相连;精子细胞变态后,胞质桥断裂,使细胞群释放于管腔中成为游离精子。胞质桥有利于信息传递,保证同源生精细胞严格的同步发育。精子发生的这种以胞质桥相连的同源细胞同步发育、同时成熟和释放的现象,称为**同源群(isogeneous group)** 现象(图 2‑12)。

生精细胞在生精上皮中的排列并非随机,而是严格有序。处于不同发生阶段的生精细胞形成特定的**细胞组合(cell association)**,从生精小管某一局部来看,隔一定时间又会再现相同的细胞组合。将这种从某一特定的细胞组合开始,到下一次出现同一细胞组合所经历的时程,称为一个周期。从空间上看,相邻的同一细胞组合沿生精小管的空间距离称为生精波。一个周期经历的不同细胞组合称为期。

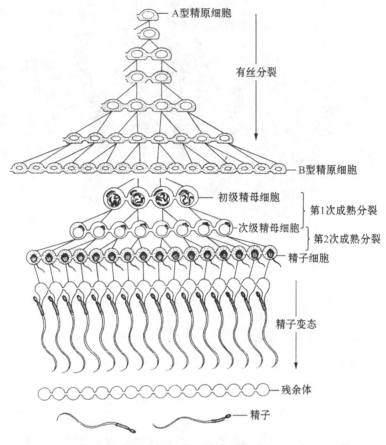

图 2-12　精子发生示意图

(引自徐晨,周作民.生殖生物学理论与实践[M].上海:上海科学技术文献出版社,2005.)

根据不同的细胞组合,人的一个生精周期可分为 6 期。人生精小管 6 个期(图 2-13)的细胞组合特点为:各期均可见 Ad 和 Ap 型精原细胞;第Ⅰ期还可见 B 型精原细胞、粗线期初级精母细胞、圆形精子细胞和接近成熟的长形精子细胞,历时 4.8 d;第Ⅱ期可见成熟精子和残余体,其余细胞组合与第Ⅰ期相同,历时 3.1 d;第 Ⅲ期没有 B 型精原细胞,可见到细线前期和粗线期初级精母细胞以及椭圆形精子细胞,历时 1 d;第Ⅳ期可见细线期和粗线期初级精母细胞以及椭圆形精子细胞,历时 1.2 d;第Ⅴ期可见细线期、偶线期、粗线期和双线期初级精母细胞和长形精子细胞,历时 5 d;第Ⅵ期可见 B 型精原细胞、偶线期和粗线期初级精母细胞、次级精母细胞和长形精子细胞,历时 0.8 d。人的一个生精周期历时 16 d,哺乳动物精子发生一般需要 4~4.5 个生精周期,故人的精子发生需 64~70 d。生精小管产生的精子进入附睾约需 14 d。因此,应用抗精子发生药物后进行起效观察,至少需时 80 d。

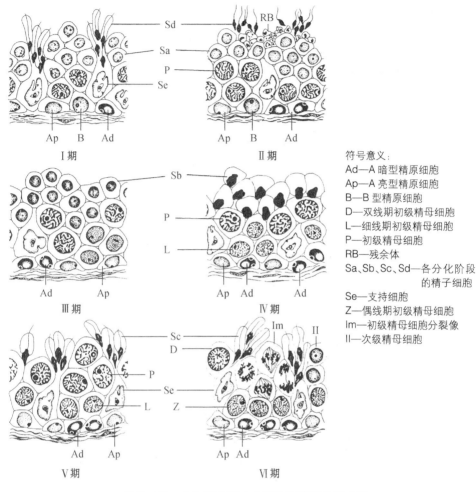

符号意义:
Ad—A暗型精原细胞
Ap—A亮型精原细胞
B—B型精原细胞
D—双线期初级精母细胞
L—细线期初级精母细胞
P—初级精母细胞
RB—残余体
Sa、Sb、Sc、Sd—各分化阶段
　　　的精子细胞
Se—支持细胞
Z—偶线期初级精母细胞
Im—初级精母细胞分裂像
II—次级精母细胞

图2-13　人生精小管6个期的细胞组合模式图

(引自徐晨,周作民.生殖生物学理论与实践[M].上海:上海科学技术文献出版社,2005.)

2. 支持细胞(sustentacular cell)

又称 Sertoli 细胞。在光镜下,支持细胞轮廓不清,核常呈不规则形,核染色质稀疏,染色浅,核仁明显。电镜观察下,支持细胞呈不规则锥体形,基部紧贴基膜,顶部伸达管腔,侧面和腔面有许多不规则凹陷,其内镶嵌着各级生精细胞。胞质内高尔基复合体较发达,有丰富的粗面内质网、滑面内质网、线粒体、溶酶体和糖原颗粒,并有许多微丝和微管。相邻支持细胞侧面近基部的胞膜形成紧密连接,将生精上皮分成**基底室**(basal compartment)和**近腔室**(adluminal compartment)两部分。基底室位于生精上皮基膜和支持细胞紧密连接之间,内有精原细胞;近腔室位于紧密连接上方,与生精小管管腔相通,内有精母细胞、精子细胞和精子(图2-14)。生精小管与血液之间,存在着**血-睾屏障(blood-testis barrier)**,其组成包括间质的毛细血管内皮及其基膜、结缔组织、生精上皮基膜和支持细胞紧密连接。紧密连接是构成血-睾屏障的主要结构。

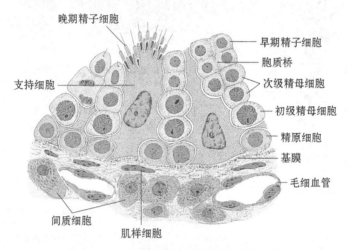

晚期精子细胞

早期精子细胞

胞质桥

次级精母细胞

初级精母细胞

支持细胞

精原细胞

基膜

毛细血管

间质细胞

肌样细胞

图2-14　生精细胞与支持细胞关系示意图

支持细胞有多方面的功能。它对生精细胞起支持和营养作用,其微丝和微管的收缩可使不断成熟的生精细胞向腔面移动,并促使精子释放入管腔。精子形成过程中脱落下来的残余胞质,可被支持细胞吞噬和消化。支持细胞可分泌**抑制素(inhibin)**和**激活素(activin)**,调节腺垂体远侧部合成和分泌卵泡刺激素(FSH)。抑制素作用于腺垂体细胞,抑制 FSH 的分泌,但对黄体生成素(LH)的分泌无影响。激活素与抑制素的作用相拮抗。已知睾丸、卵巢和垂体能合成激活素和抑制素,它们同属多肽超家族成员,该家族还包括**转移生长因子 β(transforming growth factor - β, TGF - β)**和**中肾旁管抑制物质(Müllerian inhibiting substance, MIS)**。支持细胞在 FSH 和雄激素的作用下,还能合成**雄激素结合蛋白(androgen binding protein, ABP)**,ABP 可与雄激素结合,以保持生精小管内雄激素的水平,促进精子发生。支持细胞分泌的少量液体称为睾网液,利于精子向着附睾方向运送,而高浓度的 ABP 随着睾网液流向附睾,对附睾的结构和功能具有重要意义。支持细胞之间的紧密连接参与构成的血-睾屏障,可阻止某些物质进出生精上皮,形成并维持有利于精子发生的微环境,还能防止精子抗原物质逸出到生精小管外而发生自体免疫反应。支持细胞能将孕烯醇酮及黄体酮转化为睾酮,并将睾酮转化为雌二醇。支持细胞分泌雌二醇的量与年龄有关,幼年和老年者分泌的雌二醇较多,青春期和性成熟期分泌的雌二醇较少。在胚胎早期,支持细胞分泌的 MIS 可抑制中肾旁管的生长发育,使其退化消失。

(二)睾丸间质

生精小管之间的睾丸间质为疏松结缔组织,富含血管和淋巴管。间质内除有通常的结缔组织细胞外,还有一种间质细胞,又称 Leydig 细胞,细胞成群分布,体积较大,圆形或多边形,核圆居中,胞质嗜酸性较强,组织化学显示胞质中有 3β-羟胆固醇脱氢酶、葡萄糖-6-磷酸脱氢酶、乳酸脱氢酶和酸性磷酸酶等。电镜观察具有分泌类固醇激素细胞的超微结构特点(图2-15)。

间质细胞的主要功能是合成、分泌**雄激素(androgen)**,包括**睾酮(testosterone)**、雄烯二酮和双氢睾酮等。其中90%以上的睾酮是由间质细胞分泌的,其余的由肾上腺皮质网状带细胞分泌的去氢异雄酮、雄烯二酮转化而成。间质细胞合成和分泌雄激素,主要受腺垂体远侧部分泌的间质细胞刺激素和催乳素的调节。

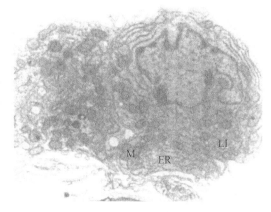

图2-15　睾丸间质细胞电镜像×10 800

(引自徐晨,周作民.生殖生物学理论与实践[M].上海:上海科学技术文献出版社,2005.)

间质细胞膜上存在间质细胞刺激素受体,而该受体基因的表达受催乳素的诱导。间质细胞滑面内质网上有丰富的胆固醇酯酶,由血中摄取的脂肪酸和胆固醇在胆固醇酯酶的作用下形成酯化胆固醇并储存在间质细胞质内的脂滴中。在酶的作用下,脂滴中的胆固醇酯可释放出游离的胆固醇。间质细胞内含有一种特殊蛋白称为**类固醇生成快速调节蛋白(steroidogenic acute regulatory protein,StAR)**,在间质细胞刺激素的作用下,StAR 使胆固醇快速转运至线粒体内膜,经线粒体酶的作用转化为**孕烯醇酮(pregnenolone)**,孕烯醇酮在滑面内质网酶的作用下再转化为睾酮,继而进入血液和淋巴循环(图2-16)。

间质细胞产生的睾酮,在不同的发育阶段有不同作用。在人胚胎期,睾酮能刺激男性生殖道的分化,促进中肾管发育分化为附睾管、输精管和精囊腺。第13周,外生殖器原基细胞中的 5α-还原酶使睾酮转变为双氢睾酮,双氢睾酮决定胚胎外生殖器发育分化为阴茎、阴囊。出生前,睾酮使垂体向男性方向发展,完成垂体的功能性分化。在青春期,间质细胞功能活跃,分泌睾酮启动和维持精子发生,促进外生殖器和性腺的发育和成熟,激发男性第二性征的发育,维持性功能。成年期,睾酮分泌稳定,以维持精子发生、男性第二性征和性功能。睾酮还能促进蛋白质合成、骨骺融合,并刺激骨髓造血。此外,雄激素对机体免疫功能有调节作用。间质细胞能分泌少量的雌激素,近期发现间质细胞能合成和分泌多种生长因子和生物活性物质,参与睾丸功能的局部调节。

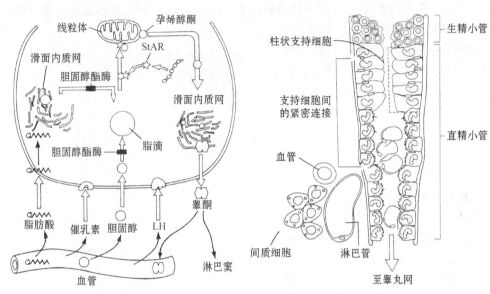

图2-16 间质细胞合成、分泌雄激素过程示意图

(引自徐晨,周作民.生殖生物学理论与实践[M].上海:上海科学技术文献出版社,2005.)

图2-17 生精小管、直精小管和睾丸网关系模式图

(引自徐晨,周作民.生殖生物学理论与实践[M].上海:上海科学技术文献出版社,2005.)

(三)直精小管和睾丸网

生精小管近睾丸纵隔处变成短而直的管道,管径较细,为直精小管,管壁上皮由单层支持细胞构成,无生精细胞。支持细胞由柱状逐渐变为立方形,细胞之间的紧密连接由细胞基部移至细胞顶部。直精小管进入睾丸纵隔内分支吻合成网状的管道,为睾丸网,管腔大而不规则,衬有单层立方上皮,细胞之间也有紧密连接。生精小管产生的精子经直精小管和睾丸网出睾丸进入附睾(图2-17)。

二、生殖管道的组织结构与精子成熟和运送

附睾与输精管同属生殖管道。但附睾不仅是精子的通道,更是精子成熟和储存的场所。

（一）附睾

解剖学将**附睾（epididymis）**分为**头（caput）、体（corpus）**和**尾（cauda）**3部分。组织学观察显示附睾由输出小管和附睾管组成，输出小管位于附睾头部，附睾体部和尾部由附睾管组成（图2–18、图2–19）。

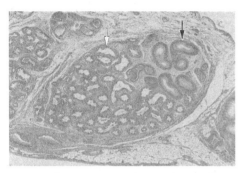

⇧ 输出小管　↑ 附睾管

图2–18　附睾头部光镜像　HE染色　低倍

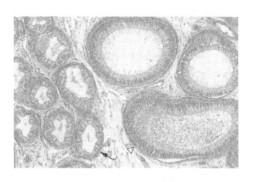

图2–19　输出小管（↑）和附睾管（◁）
　　　　 HE染色　低倍

1. 输出小管（efferent duct）

输出小管是与睾丸网连接的8～12根弯曲小管，构成附睾头的大部，其远端与附睾管相连。管壁内衬纤毛柱状上皮，由柱状无纤毛细胞和纤毛细胞相间排列构成，故管腔不规则。管周由薄层环行平滑肌围绕。

无纤毛细胞较多，游离面有少量微绒毛，核近基底部，胞质内有丰富的小泡，还可见较多的溶酶体样致密颗粒和多泡体。粗面内质网和线粒体较丰富，相邻细胞近腔面有紧密连接。纤毛细胞游离面有大量纤毛及少量微绒毛，胞质及核染色较浅，胞质中细胞器不如无纤毛细胞发达。输出小管可对管腔中液态的和固态的物质进行重吸收。纤毛摆动还有助于管腔内液体及精子向附睾管方向移动。

2. 附睾管（epididymal duct）

附睾管为一条长4～6m并极度蟠曲的管道，近端与输出小管相连，远端与输精管相连。管腔规则，腔内充满精子和分泌物。内衬假复层柱状上皮，哺乳动物包括人的附睾管上皮由主细胞、基细胞、顶细胞、窄细胞、亮细胞和晕细胞6种细胞组成。

（1）**主细胞（principal cell）**　分布于附睾管各段，其形态结构有较明显的区域性差异。起始段主细胞形态高而窄，附睾体部至尾部主细胞逐渐变矮，管腔渐大，细胞游离面有长微绒毛（静纤毛），胞质中有线粒体、溶酶体、糖原、微丝、微管以及顶部小管，有衣小凹和有衣小泡。细胞核呈长圆形，常见凹陷。核上区高尔基体较发达,核下区有丰富的粗面内质网、多聚核糖体。基底部足突与基膜相接触。体部主细胞胞质内见丰富脂滴。主细胞有很强的吞饮功能,重吸收功能和分泌功能,头部及尾部主细胞内脂滴少见。相邻主细胞近腔面有紧密连接。

（2）**基细胞（basal cell）** 分布于附睾管各段,位于相邻主细胞基部之间。基细胞与主细胞之间有许多桥粒,基底部与基膜有较大接触面。

（3）**顶细胞（apical cell）** 细胞狭长,顶部稍宽,游离面有少量微绒毛。顶部胞质内含有大量线粒体。

（4）**窄细胞（narrow cell）** 细胞呈高柱状,较其他细胞窄。核长而致密,近细胞游离缘。游离面有少量短的微绒毛,顶部胞质有丰富的小泡和多泡体,线粒体丰富。基部窄,贴于基膜上。

（5）**亮细胞（clear cell）** 细胞顶部胞质内充满大小不等的囊泡和空泡、顶部小管、溶酶体和致密颗粒。核圆形,浅染,核仁明显。游离面有少量微绒毛。亮细胞有很强的吞饮功能。

（6）**晕细胞（halo cell）** 细胞位于上皮基部,光镜下见该细胞胞质有一圈透亮的环状区域,故称晕细胞。目前认为晕细胞是附睾上皮内的 T 辅助细胞、T 细胞毒细胞和巨噬细胞。晕细胞可能参与附睾局部的免疫屏障,能阻止精子抗原与循环血的接触。

附睾管的上皮基膜外侧有薄层平滑肌围绕,并从管道的头端至尾端逐渐增厚,肌层的收缩有助于管腔内的精子向输精管方向缓慢移动。管壁外为富含血管的疏松结缔组织。

输出小管和附睾起始段是附睾重吸收的主要区域,大约95%的水分在此被重吸收。附睾管上皮细胞(主要是主细胞)有旺盛的分泌功能,可分泌离子、甘油磷酸胆碱和唾液酸等有机小分子,其含量从头部至尾部逐渐升高。附睾上皮还可分泌数十种与精子成熟有关的蛋白质和多肽。附睾头部远端和体部上皮细胞能摄取血液中的肉毒碱并转运至腔内,使附睾液内的肉毒碱浓度由头部至尾部逐渐增高。相邻细胞近腔面的紧密连接,是构成血-附睾屏障的结构基础。

3. 精子在附睾中的成熟

生精小管产生的精子经直精小管、睾丸网进入附睾。精子在附睾内停留 8 ~ 17 d,并经历一系列成熟变化,才能获得运动能力,达到功能上的成熟。这不仅依赖于雄激素的存在,而且与附睾上皮细胞分泌的肉毒碱、甘油磷酸胆碱和唾液酸等密切相关。附睾的功能异常会影响精子的成熟,导致不育。

（1）精子形态结构的变化 附睾精子成熟过程中,精子的形态结构发生进一步的变化;附睾头部精子线粒体常常大小不一,基质电子密度较低;至附睾尾部,精子线粒体大小渐趋一致,基质电子密度高。精子在附睾移行过程中,顶体内含物致密度也逐渐升高。精子在附睾头部向尾部移行过程中,残余的胞质小滴由精子鞭毛中段逐渐向末端转移,最后可能脱落。在胞质小滴的移行过程中,可见精子鞭毛中段弯曲,这种移行与精子的运动密切有关。仓鼠精子的胞质小滴从鞭毛中段的近端向末端移行是从睾丸或输出小管就开始,到附睾尾部完成。如果精子的胞质小滴未能移行,则将影响其受精能力。当射出精液中有大量含胞质小滴的精子,通常会造成该男子的不育。如能阐明附睾内精子胞质小滴移行的原因,从而阻止胞质小滴的移行,就能在不影响精子发生、性欲和射精过程的前提下达到抗生育目的。

(2)精子核的成熟变化　随着精子在附睾中运行和储存,精子核**鱼精蛋白**(**protamine**)分子内和分子间的巯基逐渐被氧化成二硫键,使鱼精蛋白与 DNA 结合更为紧密,精子核更趋浓集和稳定,这对精子核结构及基因的稳定起保护作用。精子核染色质的凝聚程度与精子的受精能力有一定关系。

(3)精子膜的变化　精子膜是实现精子功能的物质基础。在附睾移行过程中,精子最主要的成熟变化是精子膜修饰,包括膜脂、膜蛋白和膜上糖基成分的更新调整以及膜的转运能力、膜的流动性、膜电荷和受体性质的改变。

1)精子膜转运能力的改变:附睾精子成熟时,精子膜的转运能力发生较大变化,主动转运机制增强。随着在附睾移行,精子膜逐步具有排 Na^+ 功能,并可逆浓度梯度摄入 K^+,形成精子内的高 K^+ 低 Na^+。在成熟精子能测到 $Ca^{2+} - ATP$ 酶,而在未成熟精子则不能测到。成熟精子细胞膜摄取某些化合物的能力更强,如利用更多的 6 -磷酸果糖产生乳酸盐,其三磷酸尿核苷能较快地并合为 RNA;均提示物质进入细胞较快。

精子膜转运能力的成熟变化,影响了精子内酶的活性以及精子的代谢,同时也可引起精子内离子浓度如钙离子的变化。这对于精子在附睾成熟过程中精子运动的启动和发育有着重要意义。

2)精子膜表面糖基和精子表面负电荷的改变:研究精子膜糖基的组成,一般可用**植物凝集素**(**lectin**)作为细胞膜的特异性分子探针。如刀豆凝集素(ConA)可与葡萄糖和甘露糖结合,麦芽凝集素(WGA)可与 N -乙酰葡萄糖胺结合,蓖麻凝集素(RCA)可与半乳糖或 N -乙酰半乳糖胺结合。研究结果表明,不同种动物精子膜糖基种类、分子变化均有差异,而同一种动物精子膜糖基在附睾成熟过程中都发生规律性变化。

(二)输精管

输精管(**vas deferens**)是壁厚腔小的肌性管道,管壁由黏膜、肌层和外膜 3 层组成。黏膜表面为较薄的假复层柱状上皮,固有层结缔组织中弹性纤维丰富。肌层厚,由内纵、中环、外纵行排列的平滑肌纤维组成。在射精时,肌层作强力收缩,将精子快速排出。

第三节　附属腺的组织结构与精浆

精液(semen)由精子与**精浆**(seminal plasm)组成,乳白色,pH 为 7.2 ~ 8.9,有特殊气味。正常男性平均每次射精量为 3 ~ 5 ml,每毫升精液含 1 亿 ~ 2 亿个精子。若精液量少于 1 ml 或精子密度低于 4×10^6 个/ml,常可导致不育症。精浆为各段生殖管道和附属腺的分泌物。精浆体积占射出精液的 95% ,其中精囊液约占精液量的 60% ,前列腺液约占 20% ,尿道球腺液约占 3% 。

一、前列腺的组织结构和前列腺液

前列腺(prostate)呈栗形,环绕于尿道起始段(图 2 - 20)。腺的被膜与支架组织均由富含弹性纤维和平滑肌的结缔组织组成。腺实质主要由 30 ~ 50 个复管泡腺组成,有 15 ~ 30 条导管开口于尿道精阜的两侧。腺实质可分 3 个带:尿道周带(又称黏膜腺),最小,位于尿道黏膜内;内带(又称黏膜下腺),位于黏膜下层;外带(又称主腺),构成前列腺的大部。腺分泌部由单层立方、单层柱状及假复层柱状上皮构成,故腺腔很不规则。腔内可见分泌物浓缩形成的圆形嗜酸性板层状小体,称为**前列腺凝固体**(prostatic concretion),随年龄的增长而增多,甚至钙化形成前列腺

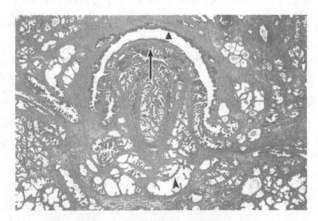

图 2 - 20　前列腺光镜像 HE 染色 高倍

↑精阜　▲尿道　▲前列腺腺泡腔

结石。至青春期,前列腺在雄激素的刺激下分泌增强,分泌物为稀薄的乳白色液体,富含酸性磷酸酶和纤维蛋白溶酶,还有柠檬酸和锌等物质。

自 45 岁始,前列腺开始增生肥大。至 70 岁时,绝大部分男性均有良性前列腺肥大。前列腺肥大是最常见的前列腺疾病。由于前列腺的尿道周带和内带小结状增生,压迫尿道,造成排尿困难。此时分泌物中的锌含量增多。其原因是雄激素和雌激素分泌不平衡,一般不会发展为前列腺癌。慢性前列腺炎易出现纤维蛋白溶酶异常继而引起精液不液化,影响精子的运动及受精能力。前列腺癌主要发生在腺的外带,此时分泌物中的酸性磷酸酶含量增多,而锌的含量下降。

二、精囊的组织结构和精囊液

精囊(seminal vesicle)是一对蟠曲的囊状器官。黏膜向腔内突起形成高大的皱襞,皱襞又彼此融合,将囊腔分隔为许多彼此通连的小腔,大大增加了黏膜的分泌表面积。黏膜表面是假复层柱状上皮,胞质内含有许多分泌颗粒和黄色的脂色素。黏膜外有薄的平滑肌层和结缔组织外膜。

在雄激素刺激下,精囊分泌弱碱性的淡黄色液体,内含果糖、前列腺素等成分。果糖为精子的运动提供能量。

三、尿道球腺的组织结构和尿道球腺液

尿道球腺(bulbo-urethral gland)是一对豌豆状的复管泡状腺。上皮为单层立方或单层柱状,上皮细胞内富含黏原颗粒。腺体分泌的黏液于射精前排出,以润滑尿道。腺的间质中有平滑肌和骨骼肌纤维。

第四节　睾丸内分泌功能与调控

下丘脑的神经内分泌细胞分泌促性腺激素释放激素(GnRH),可促进腺垂体远侧部的促性腺激素细胞分泌卵泡刺激素(FSH)和黄体生成素(LH)。在男性,FSH促进支持细胞合成 ABP,参与维持睾丸内的精子发生,对保持睾丸内精子发生的数量和质量尤其重要。LH 又称间质细胞刺激素(ICSH),促进睾丸间质细胞的成熟,间质细胞可分为不成熟型和成熟型,在 LH 的作用下,首先由间充质细胞增殖分化为不成熟型间质细胞,然后再分化为成熟型间质细胞;LH 刺激睾丸间质细胞合成和分泌雄激素。在胚胎期,睾丸内主要是不成熟型间质细胞,分泌雄激素的能力较

强,且主要产生 5－还原型雄激素,如双氢睾酮,青春期后,睾丸内主要是成熟型间质细胞,主要分泌睾酮。雄激素和靶细胞受体结合,调节靶细胞的功能活动。LH与间质细胞表面的 G 蛋白相关受体结合,从而激活了环磷酰腺苷(cAMP)通路,进而启动睾酮基因的表达。此外,间质细胞合成睾酮还受到**胰岛素样生长因子－1** (**insulin-like growth factor－1**)、**转 化 生 长 因 子－α**(**transforming growth factor－α,TGF－α**)、**转化生长因子－β、白介素－1**(**interleukin－1**)**和碱性成纤维细胞生长因子**(**basic fibroblast growth factor**)等的调节作用。ABP 可与雄激素结合,从而保持生精小管含有高浓度的雄激素,促进精子发生。支持细胞分泌的抑制素和间质细胞分泌的雄激素,又可反馈抑制下丘脑 GnRH 和腺垂体 FSH 及 LH 的分泌,而支持细胞分泌的激活素的作用与抑制素相反(图 2－21)。在正常情况下,各种激素的分泌量是相对恒定的,其中某一种激素分泌量升高或下降,或某一种激素的相应受体改变,将影响精子发生,并致第二性征改变及性功能障碍。

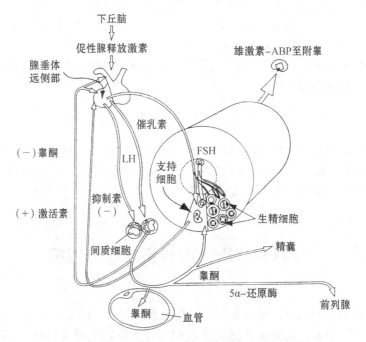

图 2－21 睾丸功能内分泌调节示意图

(引自徐晨,周作民.生殖生物学理论与实践[M].上海:上海科学技术文献出版社,2005.)

(陈苏红 冯京生)

第五节　男性性功能与性生理

男子性功能是人类最基本和最重要的生殖生物学功能之一,是人类繁衍和生殖活动的基石。若男子丧失性功能,人类生殖活动则无法进行。男子性功能的发展与建立是男性性心理与性生理相互作用的结果,包括性欲、阴茎勃起、性欲高潮和射精等过程,由一系列条件与非条件反射所构成。阴茎勃起和射精的高级中枢、低级中枢和阴茎勃起的血流动力学的分子机制相互影响、相互作用。勃起虽然发生在阴茎海绵体内,但从大脑的勃起中枢相关细胞,至骶髓的低级中枢神经细胞,或阴茎海绵体内皮与海绵体平滑肌细胞之间发生了许多序贯反应,许多重要的分子(如 NO、Ca^{2+})发生了系列反应,诱导阴茎勃起的发生。

一、男子性反应周期

人类性反应可分为 4 个阶段(图 2 - 22),分别称为兴奋期、平台期、高潮期和消退期。男女性反应有相似的反应阶段,又有各自的特点。在整个性反应周期中,不仅仅是阴茎与睾丸经历了不同的变化,而且从大脑到心脏、呼吸系统、消化系统、泌尿系统和皮肤等组织器官均经历了不同的周期反应。

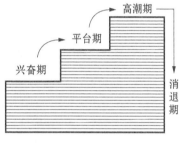

图 2 - 22　男子性反应周期

(一)兴奋期

兴奋期(excitement phase)是性唤起的开始,在男性表现为阴茎勃起。阴茎勃起可作为对有效性刺激的第一个生理反应,与女性的阴道润滑反应相对应。男性可以延长阴茎勃起的维持时间,勃起可以部分消失,又可以再次发生。

阴囊与睾丸在兴奋期也发生明显变化。随着性兴奋的增强,阴囊和睾丸组织充血增加,阴囊肉膜收缩,使睾丸上抬接近阴茎根部。双侧睾丸特异性的升高在兴奋期尤为明显,这与精索提睾肌的兴奋收缩有关。

(二)平台期

平台期(plateau phase)是阴茎在阴道内抽动加快,性快感体验明显增强,是使性兴奋持续增强的时期。早泄男子的平台期极短,这一时期,阴茎完全勃起,睾丸充血肿大,阴囊和睾丸进一步升高,尿道球腺分泌液可从尿道口处排出,这些液体中含有活动精子。男性平台期也可出现呼吸、心率加速,血压增高。

(三)高潮期

高潮期(orgasm phase) 可分为两个阶段。第 1 阶段:精囊、前列腺、尿道球腺的分泌液进入前列腺部后尿道,男子产生欲罢不能(一种射精不可避免)的感觉;第 2 阶段:出现骨盆部肌肉一系节列律性收缩,膀胱颈部关闭,精液自后尿道射出体外,伴有强烈的欣快感。初始阶段每次肌肉收缩的周期为 0.8 s,经历 3～4 次强力收缩后,收缩周期逐渐延长,终末收缩的周期可达数秒钟。

(四)消退期

射精后骨盆肌肉放松,性器官充血消退,阴茎逐步疲软。男性的消退过程较快,并出现不应期。射精后一段时间,阴茎对性刺激不发生勃起反应。年轻人不应期只需几分钟就能重新勃起,多数需数小时。老年人不应期时间长,可达数天或数周。**消退期(resolution phase)**,呼吸、心率和血压逐渐恢复正常。

二、勃起中枢与勃起反应

(一)阴茎勃起的血流动力学

阴茎勃起是典型的神经血管现象。勃起的程度取决于阴茎动脉血流流入和静脉流出之间的平衡,决定于海绵体动脉与海绵窦之间的压力变化。当动脉血流流入增加,而静脉流出减少,阴茎海绵窦逐渐充血,**阴茎海绵体内压(intracavernosal pressure,ICP)** 增加,阴茎勃起逐渐出现;当阴茎动脉血流减少,静脉流出增加,阴茎疲软。在阴茎萎软状态,主要由于支配勃起的交感中枢处于优势地位,使阴茎动脉与海绵体处于收缩状态,局部海绵窦阻力较大;而当副交感中枢兴奋时,阴茎海绵体内许多舒张因子可诱导阴茎动脉和海绵体平滑肌松弛,海绵窦阻力减小。根据血流状况,可将阴茎勃起分为 8 个阶段:阴茎萎软阶段、充血阶段、勃起阶段、充分勃起阶段、坚硬勃起阶段、开始去勃起阶段、缓慢去勃起阶段和快速去勃起阶段。

(二)勃起的神经生理学

近年的勃起神经生理学研究表明,勃起的产生可分为**反射性(reflex)、心理性(psychogenic)** 和**夜间性(nocturnal)**,3 种勃起的神经机制各不相同。反射性勃起可通过对阴茎的触摸刺激而诱导产生,主要是由副交感神经系统所调控,其勃起的低位中枢位于骶髓。夜间勃起为正常成年男子所发生的生理行为,其伴有快速眼睛运动,一般与有梦睡眠相伴随,发生 4～6 次。但至今仍然不清楚夜间勃起主要由交感还是副交感神经系统所控制。一般认为,阴茎夜间勃起正常表示勃起系统无器质性病变。心理性勃起,可由**视听性刺激**(visual sexual stimulation,VSS)或想象等诱导。

(三)勃起的中枢调控

人类勃起中枢的确切部位尚有争议,但在动物研究中,勃起的中枢在下丘脑,尤其是在下丘脑的**视前内侧核**(medial preoptic nucleus,MPON)和**室旁核**(paraventricular nucleus,PVN)。有证据表明,从这些核团发出神经分布至腰骶部勃起中枢,并进一步支配神经勃起。参与中枢勃起的神经递质包括儿茶酚胺、5-羟色胺、γ-赖氨酸、催乳素、多巴胺和**促黑激素**(melanocyte-stimulating hormone,MSH)等。研究表明,多巴胺系统参与调节男性性行为,无论皮下、静脉注射或口服**阿朴吗啡**(apomorphine,APO),均能诱导阴茎勃起、打呵欠和全身伸展等反应。

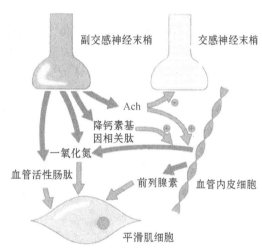

(四)勃起的外周调控

勃起过程的外周机制主要在于阴茎海绵体平滑肌的松弛(图2-23),动脉的扩张使海绵窦供血增加,白膜下静脉受压迫回流减少,血液充盈于海绵窦内而诱导阴茎勃起,这些改变主要由自主神经系统所调控。对人类与大鼠而言,勃起的发生主要由副交感神经通路所完成。对大鼠的研究发现,来自骶髓副交感中枢的盆神经与

图2-23　阴茎海绵体平滑肌细胞作用示意图

属于交感系统的腹下神经,在前列腺外侧后方形成盆大神经节,由此发出海绵体神经,至阴茎海绵体。已证实,在海绵体神经末梢中存在神经性一氧化氮合酶(nNOS),当来自神经的动作电位使nNOS激活后,其与内皮性一氧化氮合酶(eNOS)、诱导性一氧化氮合酶(iNOS)协同催化产生一氧化氮(NO),刺激激活鸟苷酸环化酶,使三磷酸鸟苷转化成环磷酸鸟苷(cGMP)。cGMP增加导致海绵体平滑肌细胞内Ca^{2+}浓度下降,导致阴茎海绵体平滑肌细胞松弛,诱导勃起的发生。

海绵体内cGMP的降解由磷酸二酯酶(PDEs)完成。现已经发现PDEs家族有7种亚型,在阴茎海绵体内主要是PDE2/3/4/5,而最主要的是PDE5。抑制PDE5的作用即可延长阴茎勃起的时间,可用于治疗勃起功能障碍,目前有3种PDE5抑

制剂用于临床,分别是**西地那非**(**sildenafil**)、**伐地那非**(**vadenafil**)和**他达拉那非**(**tadalafil**)。

三、射精生理学

射精是重要的男子性行为,一般与阴茎勃起和性高潮相伴行,分为**泄精**(**emission**)和**射精**(**ejaculation**)过程。射精时精液由睾丸产生的精子和附性腺分泌的精浆混合而成。在射精中枢调控下,睾丸和附属性腺所分泌的精液按照一定的时空规律排出体外。精液在生殖道内运行的过程,既需要射精中枢的调控,也需要从生殖管道至后尿道、前尿道的解剖结构完整,需要内外尿道括约肌的协调开放与关闭。

(一)泄精

在性兴奋期,阴茎海绵体逐渐充血勃起,随睾丸血供明显增加,附睾、前列腺和精囊腺等附性腺分泌不断增加,为射精到来提供物质基础。随着性兴奋的高涨,附睾、输精管和射精管开始有规律的收缩,前列腺周围的盆部肌肉也开始收缩,来自附睾尾部的精子与前列腺、附睾和精囊腺的分泌液逐渐泄入前列腺部尿道,产生射精前的饱胀感与紧迫感。此时,尿道内外括约肌处于收缩状态,后尿道压力不断增加,性兴奋感不断增强。

(二)射精

随着性兴奋的不断增强,性反应周期逐渐进入高潮期,男子的交感神经系统张力逐步增强,精液在后尿道逐渐集聚,**后尿道压力腔**(**pressure chamber**)效应愈发明显,终于外尿道括约肌松弛,而尿道内括约肌仍保持紧张收缩状态,膀胱颈部仍处于关闭状态,以防止精液回流入膀胱内。同时,阴茎处于勃起状态,前尿道弯曲消失,后尿道平直,前列腺与会阴部肌肉规律性收缩,尤其是球海绵体肌和坐骨海绵体肌收缩,尿道内压逐步增加,使精液经尿道外口射出体外,有实验表明,精液的射程可达30~60 cm。每次射精的量2~6 ml,含有40×10^6~300×10^6条精子。每次射精量可因男女双方年龄、性交方式、调情时间、性心理与身体状况不同而有所改变。若年龄增加、性心理压力重或雄激素减少,射精量可明显减少。老年男子也可出现干性射精,即伴有强烈性高潮,但无精液流出。若精液未射出体外,也可能逆流入膀胱,而发生逆行射精。也有男子射精潜伏期过短,导致过快射精,即称为早泄。性高潮时,射精同时出现的强烈的欣快感,发生机制还不明了。可能由于会阴部肌肉的有规律收缩,伴随精液射出,传入神经在大脑中枢或快乐中枢区域产生强烈兴奋感。

（三）射精的神经调控

泄精和射精是在自主神经调控下的神经反射,交感神经处于兴奋状态,而副交感神经系统受到抑制。射精中枢分为大脑高级中枢和腰骶部低级中枢。高级中枢可能存在于下丘脑视前核、丘脑前核等部位,其活动与多巴胺、5-羟色胺代谢有关。低级中枢主要位于脊髓腰骶部灰质侧脚的中间带外侧核,泄精中枢位于 T12-L2,射精中枢位于 S2-S4,低级中枢活动受到高级中枢调控。实验证明,若切断脊髓射精中枢以上部位,保存完整低级中枢反射通路,仍可产生泄精与射精反射,而破坏低级中枢则射精活动受到损害。

射精过程的反射通路可经反射性通路与视听刺激所诱导。局部刺激信号经阴茎背神经、阴部神经传入到脊髓射精中枢;射精信号也可经视听刺激,直接传递到大脑射精中枢,再达到腰骶部低级中枢而诱导射精。传出神经刺激信号先经节前纤维到达交感神经链,交换神经元,经肠系膜下神经或盆神经到达泌尿生殖道,支配效应器官的活动。

四、性　　欲

性欲包括接触欲和胀满缓解欲(又称排泄欲)。接触欲从出生到老年都存在,而胀满缓解欲受年龄的影响。青春期性成熟时期性欲最强,新婚后每晚有一次甚至有 2~3 次性行为并不少见;到 40-50 岁以后性功能生理波动较大,主要是由于性腺功能逐步减退,男性激素分泌失调所致,一般表现为性交次数减少,勃起能力下降,若夫妇间配合协调性交持续时间仍可保持不变。据统计,60-64 岁丧失性交能力者占 12%,65-69 岁为 18%,70-79 岁为 30%,80-84 岁可高达 67%,但世界上曾报道百岁长寿男性中还有能力使女方怀孕者。

（李　铮　平　萍）

第三章　女性生殖系统结构与生理

女性生殖系统包括内外生殖器官。内生殖器官位于骨盆内,生殖腺卵巢产生卵子,分泌女性激素;输卵管是受精的场所并能运送受精卵到子宫;子宫是孕育胎儿的器官。乳腺能分泌乳汁,是哺乳器官,故也列入女性生殖系统。

第一节　女性生殖系统解剖学

一、骨　盆

骨盆(pelvis)是躯干和下肢之间的骨性连接,有着支持躯干和保护盆腔脏器的作用,女性骨盆通常要比男性骨盆宽而浅,是胎儿娩出的骨产道。女性骨盆的结构、形态、大小以及其组成骨间径与阴道分娩密切相关。多数的分娩异常均会伴有骨盆形态异常。

(一)骨盆的组成

1. 骨盆的骨骼

骨盆(图 3 - 1)由**骶骨(sacrum)**、**尾骨(coccyx)**以及左右两块**髋骨(coxae)**组成。每块髋骨又由**髂骨(ilium)**、**坐骨(ischium)**及**耻骨(pubis)**融合而成。骶骨由 5～6 块骶椎融合而成,其前面呈凹形,上缘向前方突出,形成**骶岬(promontory)**,骶岬为骨盆内测量对角径的重要据点,尾骨由 4～5 块尾椎合成。

2. 骨盆的关节

包括**耻骨联合(pubic symphysis)**、**骶髂关节(sacroiliac joint)**和**骶尾关节(sacrococcygeal joint)**。在骨盆的前方两耻骨之间由纤维软骨连接,称为耻骨联

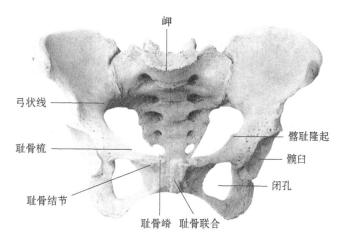

图 3-1　正常女性骨盆前上观

合。骶髂关节位于骶骨和髂骨之间,在骨盆后方。骶尾关节为骶骨与尾骨的联合
处,有一定活动度。

3. 骨盆韧带

连接骨盆各部分之间的韧带(图 3-2)中有两对重要的韧带,**骶结节韧带**
(**sacrotuberous ligament**)与**骶棘韧带**(**sacrospinous ligament**)。骶结节韧带为骶、
尾骨和坐骨结节之间的韧带。骶棘韧带则为骶、尾骨与坐骨棘之间的韧带。骶棘
韧带宽度即为坐骨切迹宽度,是判断中骨盆是否狭窄的重要指标。妊娠期间在激
素的作用下,各韧带会稍有松弛,有利于胎儿通过骨产道

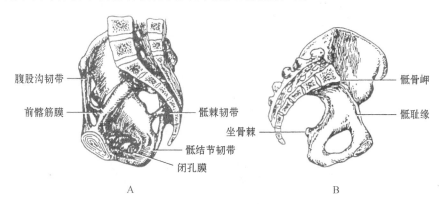

图 3-2　骨盆的韧带及其分界

A. 骨盆的韧带　B. 骨盆的分界(侧面观)

4. 骨盆分界

以耻骨联合上缘、髂耻缘及骶岬上缘的连线为界,将骨盆分为假骨盆和真

骨盆。

假骨盆又称大骨盆,位于骨盆分界线之上,为腹腔的一部分,其前壁为腹壁下部,两侧为髂骨翼,其后正对第5腰椎。假骨盆与产道没有直接的联系,但是利用假骨盆的一些径线长短能够间接地判断真骨盆的大小,可以作为了解真骨盆情况的参考。

真骨盆又称小骨盆,位于骨盆分界线之下,有上、下两口,分别为**骨盆入口**(**pelvic inlet**)和**骨盆出口**(**pelvic outlet**)。是胎儿娩出的**骨产道**(**bony birth canal**)。

真骨盆两口之间为**骨盆腔**(**pelvic cavity**),呈前浅后深的形态。骨盆腔的后壁是骶骨与尾骨,两侧为坐骨、坐骨棘、骶棘韧带,前壁为耻骨联合。耻骨两降支的前部相连构成耻骨弓(图3-2)。骨盆腔的中轴为骨盆轴,分娩时胎儿通过这条轴线娩出。

(二)骨盆类型

根据骨盆形状(按 Callwell 与 Moloy 分类)分为4种类型(图3-3)。

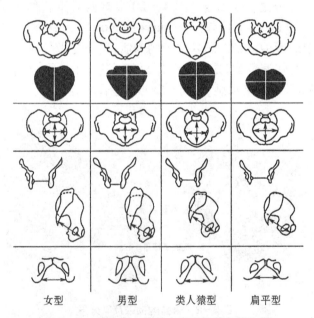

女型　　　　男型　　　　类人猿型　　　扁平型

图3-3　骨盆的4种基本类型及其各部比较

1. 女型(gynecoid type)

骨盆入口呈横椭圆形,髂骨翼宽而浅,入口横径较前后径稍长,耻骨弓较宽,两侧坐骨棘间径≥10 cm，最常见，为女性正常骨盆。在我国妇女骨盆类型中占 52%～58.9%。

2. 扁平型(platypelloid type)

骨盆入口前后径短而横径长，呈扁椭圆形。耻骨弓宽，骶骨失去正常弯度，变直向后翘或深弧形，故骨盆浅，为女性较常见骨盆类型。在我国妇女中占 23.2%～29%。

3. 类人猿型(anthropoid type)

骨盆入口呈长椭圆形，骨盆入口、中骨盆和骨盆出口横径均较短，前后径长。坐骨切迹较宽，两侧壁稍内聚，坐骨棘较突出，耻骨弓较窄，骶骨向后倾斜，故骨盆前部较窄而后部较宽。骶骨较直，故较其他型骨盆深。在我国妇女中占 14.2%～18%。

4. 男型(android type)

骨盆入口略呈三角形，两侧壁内聚，坐骨棘突出，耻骨弓较窄，坐骨切迹窄呈高弓形，骶骨较直而前倾，致出口后矢状径较短。因男型骨盆呈漏斗形，常造成难产，较少见。此类骨盆在我国妇女中占 1%～3.7%。

临床上所见多是混合型骨盆。骨盆形态大小的差异与种族、遗传、营养和性激素有关。

二、骨　盆　底

骨盆底(pelvic floor)是覆盖骨盆出口的软组织，由多层肌肉和筋膜组成，起到封闭骨盆出口，承托并保持盆腔脏器的功能。若骨盆底结构和功能发生异常，可影响盆腔脏器位置与功能，如盆腔脏器的膨出、脱垂，甚至引起分娩障碍；分娩处理不当，也可损伤骨盆底。

(一)骨盆底的位置

骨盆底的前方为耻骨联合下缘，后方为尾骨尖，两侧为耻骨降支、坐骨升支及坐骨结节。两侧坐骨结节前缘的连线将骨盆底分为前、后两部：前部为尿生殖三角，有尿道和阴道通过。后部为肛门三角，有肛管通过。

(二)骨盆底的结构

骨盆底由内向外分为3层。

1. 内层

内层即**盆膈(pelvic diaphragm)**。为骨盆底最内层的坚韧层，由肛提肌及其内、外面各覆一层筋膜组成，由前向后有尿道、阴道及直肠穿过。

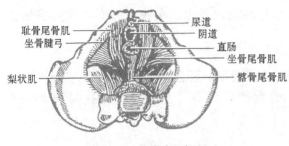

耻骨尾骨肌 — 尿道
坐骨腱弓 — 阴道
梨状肌 — 直肠
坐骨尾骨肌
髂骨尾骨肌

图3-4 盆底内层解剖

肛提肌（levator ani muscle）是位于骨盆底的成对扁肌,斜向内下方成漏斗形。每侧肛提肌从前内向后外由3部分组成（图3-4）。

（1）耻尾肌 为肛提肌的主要部分,位于最内侧,肌纤维从耻骨降支内面沿阴道、直肠向后,终止于尾骨,其中有小部分肌纤维终止于阴道和直肠周围,此层组织受损伤可导致膀胱、直肠膨出,分娩时会阴切开术会涉及此肌肉。

（2）髂尾肌 为居中部分,从腱弓(即闭孔内肌表面筋膜的增厚部分)后部开始,向中间及向后走行,与耻尾肌汇合,再经肛门两侧至尾骨。

（3）坐尾肌 为靠外后方的肌束,自两侧坐骨棘至尾骨与骶骨。肛提肌有加强盆底托力的作用。又因部分肌纤维在阴道及直肠周围密切交织,还有加强肛门与阴道括约肌的作用。

2. 中层

中层即泌尿生殖膈(图3-5)。由上下两层坚韧筋膜及一层薄肌肉组成,覆盖于由耻骨弓与两坐骨结节所形成的骨盆出口前部三角形平面上,又称三角韧带。其中有尿道与阴道穿过。在两层筋膜间有一对由两侧坐骨结节至中心腱的会阴深横肌及位于尿道周围的尿道括约肌。

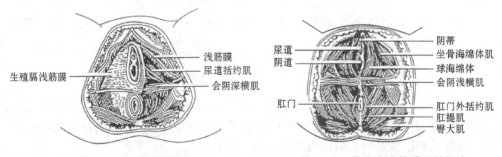

生殖膈浅筋膜

浅筋膜
尿道括约肌
会阴深横肌

图3-5 盆底中层解剖

尿道
阴道
肛门

阴蒂
坐骨海绵体肌
球海绵体
会阴浅横肌
肛门外括约肌
肛提肌
臀大肌

图3-6 骨盆底浅筋膜及其肌肉

3. 外层

外层即浅层筋膜与肌肉(图3-6)。在外生殖器、会阴皮肤及皮下组织的下面有会阴浅筋膜,其深面由3对肌肉及一括约肌组成浅肌肉层。此层肌肉的肌腱汇合于阴道外口与肛门之间,形成中心腱。

（1）球海绵体肌 位于阴道两侧,覆盖前庭球及前庭大腺,向后与肛门外括约肌互相交叉混合。此肌收缩时能紧缩阴道又称阴道括约肌。分娩时会阴切开术会涉及此肌肉。

（2）坐骨海绵体肌 从坐骨结节内侧沿坐骨升支内侧与耻骨降支向上,最终集合于阴蒂海绵体(阴蒂脚处)。

（3）会阴浅横肌 自两侧坐骨结节内侧面中线会合于中心腱。分娩时会阴切开术会涉及此肌肉。

（4）肛门外括约肌 为围绕肛门的环形肌束,前端会合于中心腱。

（5）会阴 广义的**会阴（perineum）**是指封闭骨盆出口的所有软组织,前为耻骨联合下缘,后为尾骨尖,两侧为耻骨降支、坐骨支、坐骨结节和骶结节韧带。狭义的会阴是指阴道口与肛门之间的软组织,厚3～4 cm,由外向内逐渐变窄呈楔形,表面为皮肤及皮下脂肪,内层为会阴中心腱,又称**会阴体（perineal body）**。妊娠期会阴组织变软变薄有利于分娩。分娩时要保护会阴,以免造成会阴撕裂伤。

三、女性内生殖器

女性内生殖器（female internal genitalia）包括卵巢、输卵管、子宫、阴道(图3-7),其中卵巢和输卵管合称为**子宫附件（uterine adnexa）**。

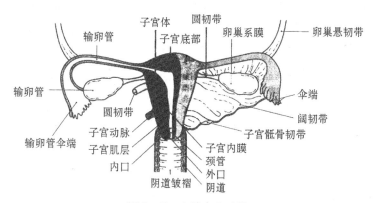

图3-7 女性内生殖器

（一）卵巢

卵巢（ovary）为一对扁椭圆体。它是产生卵子及性激素的器官,使女子具备正常的生理特征和生育能力。卵巢的大小因各人的年龄而有不同。青春期前,卵巢表面光滑;青春期开始排卵后,表面逐渐凹凸不平,成年女子的卵巢体积约4 cm ×3 cm×1 cm,重5～6 g,呈灰白色;绝经期后卵巢萎缩变小、变硬。

卵巢位于输卵管的后下方,通过卵巢系膜连接于阔韧带后叶,此处有卵巢的神经血管出入,称为卵巢门。外侧以骨盆漏斗韧带连接于骨盆壁,内侧通过卵巢固有韧带与子宫相连,该韧带内有卵巢动静脉穿行。

卵巢表面无腹膜,覆盖着单层扁平或立方形上皮。在它的下面有一层致密纤维组织,称为卵巢白膜;再往内为卵巢的实质部分,分为皮质和髓质(或内质)。皮质又称为实质层,是卵巢的主要部分,居外层。皮质内有许多发育不同阶段的卵泡。卵巢的中心部称为髓质,髓质与卵巢门连接,由疏松结缔组织构成,并含有较多血管、淋巴管和神经及少量与卵巢悬韧带相连续的平滑肌纤维,平滑肌纤维对卵巢的运动具有作用。髓质内无卵泡。

(二)输卵管

输卵管(fallopian tube)全长 8 ~ 14 cm,为卵子与精子相遇及受精卵发育的场所,受精卵由输卵管向宫腔运行。

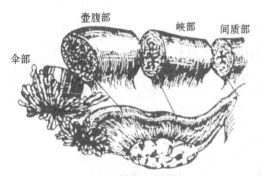

图 3 - 8　输卵管各部及其横断面

根据输卵管的形态可分为 4 部分(图 3 - 8):① 间质部(interstitial portion)为通入子宫壁内的部分,狭窄而短,长 1 cm;② 峡部(isthmic portion)为间质部外侧的一段,管腔较窄,长 2 ~ 3 cm;③ 壶腹部(ampulla)在峡部外侧,管腔较宽大,长 5 ~ 8 cm;卵多在此处受精,然后经输卵管入子宫而着床。若受精卵停留在输卵管内发育,即成输卵管妊娠;④ 伞部(fimbria)为输卵管的末端,开口于腹腔,游离端呈伞状,有"拾卵"作用。

输卵管由浆膜层、肌层及黏膜层组成。浆膜层为阔韧带上缘腹膜延伸包绕输卵管而形成。肌层为平滑肌,分内中外 3 层。外纵、中环与环绕输卵管的血管平行,内层又称固有层,从间质部向外伸展 1 cm 后,内层便呈螺旋状。肌层有节奏的收缩可引起输卵管由远端向近端的蠕动。黏膜层由单层高柱状上皮组成。黏膜上皮可分为纤毛细胞、无纤毛细胞、楔状细胞及未分化细胞。纤毛细胞的纤毛摆动有助于输送卵子,无纤毛细胞为分泌细胞,楔形细胞可能为无纤毛细胞的前身。未分化细胞又称游走细胞,为上皮的储备细胞。输卵管肌肉的收缩和黏膜上皮细胞的形态、分泌及纤毛摆动均受卵巢激素影响,有周期性变化。

(三)子宫

子宫(uterus)呈倒置扁梨形,为空腔器官,是孕育胎儿的场所。子宫长 7 ~

8 cm,宽 4~5 cm,厚 2~3 cm,宫腔容量约 5 ml。子宫分为宫体及宫颈两部分。子宫体顶部称为宫体部,宫底两侧为宫角,与输卵管相通。宫体与宫颈相连部分较为狭小,称为**子宫峡部(isthmus uteri)**,在非孕期长约 1 cm。宫体与宫颈的比例在女性整个发育过程中有所不同,婴儿期为 1:2,青春期为 1:1,成年期为 2:1,老年期为 1:1。

1. 子宫的解剖

子宫可分为底、体、峡及颈 4 部分。

(1)子宫底　是宫底上端隆突的部分。子宫腔的两侧上端与输卵管相通处,称为子宫角。

(2)子宫体　介于子宫底与峡部之间,前后略扁,又分为前后两面、左右两缘,前与膀胱、后与直肠相邻。

(3)子宫峡部　是子宫体与宫颈之间的狭窄部,长约 1 cm,在妊娠期间子宫峡部逐渐扩展,拉长,临产后,可以扩张达 10 cm 左右,形成子宫下段。子宫峡部上端因解剖上较为狭窄因此成为解剖学内口;其下端因为黏膜组织在此处由宫腔内膜转变为宫颈黏膜,称为组织学内口。

(4)子宫颈　占子宫的下 1/3,成年妇女长 2~4 cm,呈圆柱状,内腔呈梭形称为**宫颈管(cervical canal)**,其下端称为宫颈外口。宫颈下端伸入阴道内的部分称为宫颈阴道部,在阴道以上的部分称为宫颈阴道上部。未生育过的妇女宫颈外口多呈圆形,经阴道分娩后的妇女宫颈外口一般有大小不等的横裂而分为前唇和后唇。

2. 组织结构

子宫的宫体和宫颈的结构不同。

(1)宫体　宫体壁分 3 层,外层为浆膜层即脏层腹膜,中间为肌层,内层为黏膜层即子宫内膜。浆膜层与肌层紧贴,于宫体前面近子宫峡部处向前返折覆盖膀胱,形成膀胱子宫陷凹;向后沿子宫壁,经宫颈后方及阴道后穹隆再折向直肠形成**直肠子宫陷凹(rectouterine pouch)**,亦称**道格拉斯陷凹(pouch of Douglas)**,覆盖子宫前后壁的腹膜向宫旁两侧延伸至盆壁会合成阔韧带。肌层是最厚一层,约 0.8 cm,由大量平滑肌组织及少量弹力纤维和胶原纤维组成,分为 3 层:外纵行、内环行和中交织。子宫血管贯穿于各肌层,子宫收缩时,血管受压迫可有效制止出血。子宫内膜与肌层直接相贴。内膜层可分为致密层、海绵层及基底层。致密层和海绵层对激素敏感,在卵巢激素影响下有周期性变化,故又称功能层,基底层紧贴肌层,青春期后无周期性变化。

(2)宫颈　主要由结缔组织构成,含少量弹力纤维及平滑肌。宫颈上端与子宫峡部相连,因解剖上狭窄,又称为解剖学内口。在解剖学内口稍下方处,宫腔内膜开始转变为宫颈黏膜,称为组织学内口。宫颈腔宫颈管黏膜为单层高柱状上皮,受卵巢激素的影响发生周期性变化。黏膜内腺体可分泌少量碱性黏液形成黏液栓堵塞宫颈管。宫颈阴道部上皮与阴道上皮相同,为复层鳞状上皮。宫颈外口柱状上皮与鳞状上皮交界处,为子宫颈癌的好发部位。

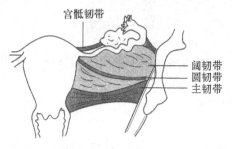

图3-9　子宫各韧带

3. 子宫韧带

共有4对韧带(图3-9)。主要由结缔组织增厚形成,含有平滑肌,具有维持子宫位置的功能。

(1) 圆韧带(round ligament)　起自双侧子宫角的前面,穿行于阔韧带与腹股沟内,止于大阴唇前端。为圆形条索状韧带,有维持子宫呈前倾位置的作用。

(2) 阔韧带(broad ligament)　由前后两叶腹膜及其间的结缔组织构成,其上缘游离,外1/3部包绕卵巢血管,形成**骨盆漏斗韧带(infundibulo pelvic ligament)**,又称**卵巢悬韧带(suspensory ligament)**。卵巢内侧与宫角之间的阔韧带称为卵巢固有韧带或卵巢韧带。在输卵管以下、卵巢附着处以上的阔韧带称为输卵管系膜。在宫体两侧的阔韧带中有丰富的血管、神经、淋巴管称为宫旁组织。子宫动静脉和输尿管均从阔韧带基底部穿过。

(3) **主韧带(cardinal ligament)**　在阔韧带的下部,横行于宫颈两侧和骨盆侧壁之间。为一对坚韧的平滑肌和结缔组织纤维束,是固定宫颈位置、防止子宫下垂的主要结构;又称宫颈横韧带,子宫血管及输尿管下端穿越此韧带。

(4) **宫骶韧带(utero-sacral ligament)**　从宫颈后面上部两侧起,相当于子宫峡部水平,绕过直肠终于第2~3骶椎前的筋膜内,含平滑肌和结缔组织,短厚有力,向后向上牵引宫颈,维持子宫前倾位置。

上述4对子宫韧带的牵拉在盆地组织的支托共同作用下,维持子宫轻度前倾前屈位。若子宫韧带、盆底肌及其筋膜薄弱或受损伤,可导致子宫脱垂。

(四) 阴道

阴道位于真骨盆峡部中央,呈上宽下窄的管道,前与膀胱和尿道相邻,后与直肠贴近,是性交器官也是经血排出与胎儿娩出的通道。其上端环绕子宫颈称为**阴道穹隆部(vaginal fornix)**,分前、后、左、右4部分。下端开口于阴道前庭,即阴道口。阴道前壁长7~9 cm,后壁长10~12 cm,故后穹隆较深。后穹隆顶端与腹腔最低处的直肠子宫陷凹紧密相邻,临床上可经此处穿刺、引流和实施阴式手术。

阴道壁有许多横纹皱襞,故伸展性大。阴道黏膜由复层鳞状上皮所覆盖,无腺体,受性激素影响而呈周期性变化。黏膜的少量渗出液与脱落上皮、子宫颈黏液混合而成的乳白色阴道液,俗称白带。阴道后壁静脉丛丰富,受创伤后易出血或形成血肿。幼女或绝经后妇女阴道黏膜变薄,皱襞少,伸缩性及抵抗力差,易受感染。

四、女性外生殖器

女性外生殖器又称外阴(图3-10),系指耻骨联合至会阴和两股内侧之间的组织。

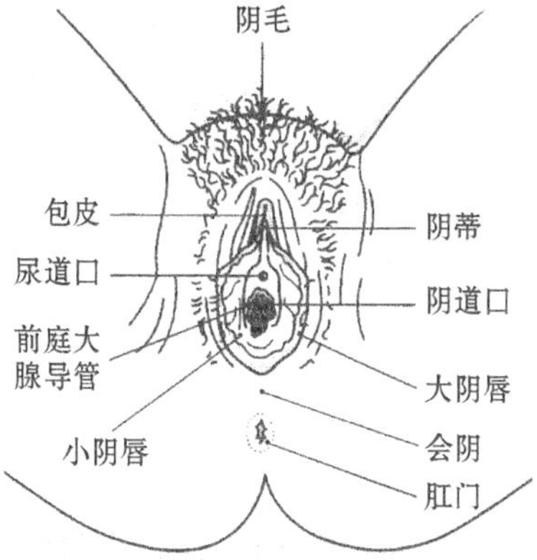

(一)阴阜

阴阜(mons pubis)为耻骨联合前面隆起的外阴部分,由皮肤及很厚的脂肪层所构成。阴阜下邻两侧大阴唇。青春期,阴阜皮肤上开始长出阴毛,其分布呈尖端向下的三角形,密度和色泽存在种族和个体差异。阴毛为第二性征之一。

(二)大阴唇

图3-10　女性外生殖器

大阴唇(labium majus)为外阴两侧、靠近两股内侧的一对长圆形隆起的皮肤皱襞。前连阴阜,后连会阴;两侧大阴唇前端为子宫圆韧带重点,后端在会阴体前相融合,前面左、右大阴唇在阴阜联合成为前联合,后面的两端在阴唇系带下方会合成为阴唇后联合。大阴唇含有皮脂腺和汗腺。外侧面皮肤有色素沉着,上有阴毛,皮下为较厚的疏松脂肪组织、弹性纤维及静脉丛,受伤后易成血肿。内侧面淡粉红色,类似黏膜。成年未婚妇女两侧大阴唇自然合拢,遮盖着小阴唇、阴道口及尿道口。经产妇的大阴唇由于分娩影响而向两侧分开,绝经后呈萎缩状态,阴毛稀少。

(三)小阴唇

小阴唇(labium minus)是一对薄的黏膜皱襞,在大阴唇的内侧,表面光滑无毛,湿润,色褐。小阴唇的左右两侧的上端分叉相互联合,再分为两叶,其上方的皮褶称为阴蒂包皮,下方的皮褶称为阴蒂系带。小阴唇的下端与大阴唇后端融合,形成阴唇系带。小阴唇黏膜下有丰富的神经分布,故感觉敏锐。

(四)阴蒂

阴蒂(clitoris)位于两侧小阴唇之间的顶端,是两侧大阴唇的上端会合点。中为阴蒂体,后为两个阴蒂脚,附着于两侧耻骨支,是与男性阴茎相似的海绵体组织,有丰富的静脉丛,又有丰富的神经末梢,故感觉敏锐,受伤后易出血。阴蒂虽在外生殖器部位,但它不具有生殖功能,而是最重要的性敏感部位。

(五) 阴道前庭

两侧小阴唇所圈围的棱形区称为**阴道前庭**(vaginal vestibule),表面有黏膜遮盖,近似一三角形,三角形的尖端是阴蒂,底边是阴唇系带,两边是小阴唇。尿道外口在前庭上部。阴道口在它的下部,阴道口与阴唇系带之间有一浅窝,称为舟状窝,又称阴道前庭窝。此区域内有以下结构。

1. 前庭球

前庭球(vestibular bulb)系一对海绵体组织,又称球海绵体,有勃起性。位于阴道口前庭两侧深部,前与阴蒂静脉相连,后接前庭大腺。由白膜包绕的静脉丛构成的海绵样结构,呈蹄铁形。由于表面有球海绵体肌覆盖,该肌收缩时压迫前庭球而使阴道口缩小。

2. 前庭大腺

前庭大腺(major vestibular gland)又称巴氏腺。位于阴道下端,两侧大阴唇后部,也被球海绵体肌所覆盖。是一边一个如小蚕豆大的圆形或卵圆形腺体。它的腺管细长,为 1.5~2 cm,开口于小阴唇下端的内侧与处女膜中下 1/3 交界的沟内,性兴奋时分泌黄白色黏液,起滑润阴道口作用,相当于男性尿道球腺。正常检查时不能摸到此腺体。若因感染腺管口闭塞,则会形成前庭大腺脓肿,能看到或触及。

3. 尿道口

尿道口(urethral orifice)介于耻骨联合下缘及阴道口之间,在阴蒂的下方。其后壁有一对腺体,称为**尿道旁腺**(paraurethral gland),开口于尿道后壁,常为细菌潜伏之处。由于尿道口短且直,又位于阴蒂和阴道口之间,往往容易把细菌带入尿道,引起感染。

4. 阴道口

阴道口(vaginal orifice)在尿道口的正下方,是阴道的入口。

5. 处女膜

处女膜(hymen)位于阴道口与阴道前庭的分界处,是环绕阴道口的中间有孔、完全封闭的一层薄膜状组织。中间有一孔或多孔,称为处女膜孔。一孔多数呈环形、椭圆形、半月形或不规则状裂口。多孔呈筛状。经血由此小孔流出。其大小、形状、厚度因人而异。大多数处女的处女膜是单孔的。处女膜可因性交或剧烈运动而破裂,并受分娩影响,产后仅留有处女膜痕。

五、女 性 乳 房

成年女性乳房系为一对称性的半球形性征器官,位于胸廓前第 2～6 肋间水平的浅筋膜浅层与深层之间。外上方形成乳腺腋尾部伸向腋窝,乳房中央前方突起为乳头,其周围色素沉着区为乳晕(图 3-11)。

每个乳腺含有 15～20 个呈轮辐状排列的腺叶、腺小叶,后者又由诸多腺泡组成,是乳腺的基本单位。腺叶之间,腺叶与腺泡之间均有结缔组织间隔。腺叶间上连皮肤与浅筋膜浅层,下连浅筋膜深层的纤维束称为 Cooper 韧带,亦称为乳腺悬韧带,使乳腺保持一定的活动度。各腺小叶内与腺泡相通的乳管,向乳头方向汇集形成腺叶乳管,逐渐增大形成壶腹,再分成 6～8 个开口于乳头表面;大乳管形成壶腹的膨大处,是导管内乳头状癌的好发部位。乳管内衬有上皮细胞,其基底层(生发层)明

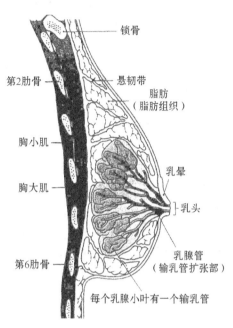

图 3-11　乳房的内部结构

显增生时,可形成不同的病变,如囊性增生病和导管癌等。

乳房的淋巴网甚为丰富(图 3-12),其淋巴液的主要引流途径为:① 乳房大部分淋巴液经胸大肌外侧缘淋巴管至腋窝淋巴结,再流入锁骨下淋巴结;② 乳房上部淋巴液直接穿过胸大肌的淋巴管流入锁骨下淋巴结,继而汇入锁骨上淋巴结;③ 一部分乳房内侧淋巴液,经肋间淋巴管流向胸骨旁淋巴结(主要在第 2～3 肋间,沿胸廓动、静脉分布),继而流至锁骨上淋

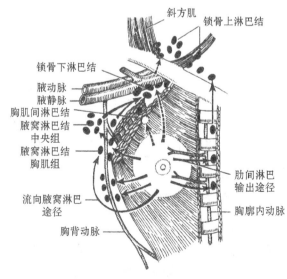

图 3-12　乳房淋巴输出途径

巴结;④ 经两侧乳房间皮下的一些交通淋巴管,一侧乳房淋巴液可流向对侧;⑤ 乳房深部淋巴网可与腹直肌鞘和肝镰状韧带的淋巴管相通,从而可使乳房深部的淋巴液流向肝脏。

乳房的静脉与淋巴管伴行,在乳腺癌的血行转移中有重要意义。乳房的静脉分深、浅两组。浅组静脉分横行和纵行两类。横行静脉向胸骨旁穿过胸肌,汇入内乳静脉;纵行静脉向锁骨上窝走行,注入颈下部浅静脉,尔后汇入颈前静脉。深组静脉分为 3 条径路:① 经内乳静脉的穿支注入同侧无名静脉,是乳癌经血行肺转移的一条重要途径;② 直接注入肋间静脉,再经肋间静脉与椎静脉的交通支,引入奇静脉、上腔静脉,此为乳癌经血行转移至脊柱、骨盆、颅骨等的途径;③ 直接汇入腋静脉,尔后进入锁骨下静脉及无名静脉,此为乳癌血行肺转移的又一途径。

乳腺的生理活动受垂体前叶激素、肾上腺皮质激素和性激素的影响和制约。垂体前叶产生的乳腺促激素,直接影响乳房;同时又通过卵巢和肾上腺皮质间接地影响乳房。在卵巢卵泡刺激素和促肾上腺皮质激素的作用下,卵巢和肾上腺皮质均分泌雌激素,促使乳房的发育和生长。在妊娠和哺乳期,由于胎盘分泌大量的雌激素和垂体分泌生乳素的影响,乳腺明显增生,腺管延长,腺泡分泌乳汁。哺乳期后,乳腺复退化而处于相对静止状态。平时,在月经周期的不同阶段,乳腺的生理状态也在各种激素的影响下,呈现周期性变化。

(顾李颖)

第二节　卵巢的组织结构和卵子发生

卵子的发生是以卵泡发育的形式在卵巢内进行的。

卵巢表面覆有单层扁平或立方上皮。上皮下的白膜为一薄层致密结缔组织。卵巢分为皮质和髓质两部分,不同发育阶段的卵泡位于周围较宽厚的皮质内,皮质还含有大量网状纤维及幼稚的梭形细胞;中间的髓质狭窄,为富含血管和弹性纤维的疏松结缔组织。皮质和髓质无明显分界。卵巢门处有血管、淋巴管和神经出入,近系膜处有成群分布的门细胞(图 3 – 13)。

一、卵泡的发育和成熟

卵泡(ovarian follicle) 由一个卵母细胞和包绕它的许多卵泡细胞组成。

人胚第 6 周时,产生于卵黄囊内胚层的原始生殖细胞迁移进入生殖腺嵴内。女性胚胎的原始生殖细胞分化为卵原细胞,胚胎早期,原始生殖细胞及卵原细胞分裂增殖,生殖细胞数量可高达 600 万个。人胎第 5 个月后,生殖细胞不再分裂并大

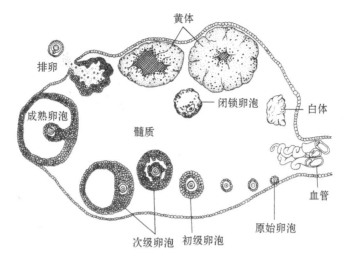

图 3 - 13　卵巢纵切模式图

量退化。卵原细胞分化为初级卵母细胞,后者进入第 1 次减数分裂,并停滞于分裂前期。初级卵母细胞与包绕其周围的单层扁平的卵泡细胞构成原始卵泡。出生时,双侧卵巢有 70 万 ~ 200 万个原始卵泡;至青春期还有 4 万余个;至 40 ~ 50 岁时,仅余几百个。绝经期后,卵巢内卵泡耗竭。

自青春期始,在垂体分泌的促性腺激素影响下,每个月经周期(28 天左右)都有一些原始卵泡启动发育,一般只有 1 个卵泡成熟,并排卵,通常为左、右卵巢交替排卵,也可由一侧卵巢连续排出。在整个性成熟期的几十年中有 400 ~ 500 个卵泡能达到成熟,其余卵泡均在不同发育阶段先后退化,成为闭锁卵泡。

卵泡的生长发育是一个连续的过程,一般分为 3 个阶段(图 3 - 14)。

(一) 原始卵泡

原始卵泡又称始基卵泡,处于静止状态,位于卵巢皮质浅层,数量多,是卵细胞的储备形式。卵泡呈球状,中央为 1 个圆形的处于第 1 次减数分裂前期的**初级卵母细胞(primary oocyte)**,直径约 40 μm;周围是一层扁平的**卵泡细胞(follicular cell)**。初级卵母细胞核大而圆,染色质细小分散,核仁大而明显,胞质内除一般细胞器外,还含有较多的卵黄颗粒。卵泡细胞较小,核扁圆形。初级卵母细胞和卵泡细胞表面均较光滑,两者细胞膜间有细胞连接。卵泡细胞与周围结缔组织以薄层基膜相隔。青春期以后,每个月经周期初 10 ~ 15 个休眠状态的原始卵泡开始生长发育,进入生长卵泡,这个短暂的过程称为**卵泡募集(recruitment)**,相当于月经周期的 1 ~ 4 d。

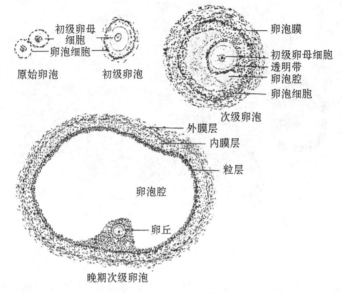

图3-14 各级卵泡模式图

（二）生长卵泡

生长卵泡（growth follicle）分为**初级卵泡**（primary follicle）和**次级卵泡**（secondary follicle）两个阶段。

1. 初级卵泡

初级卵泡又称**窦前卵泡**（preantral folicle）。位于卵泡中央的初级卵母细胞体积增大，直径可达50~80 μm。卵泡细胞由扁平变为立方或柱状，并迅速增殖为多层，胞质内细胞器逐渐增多。在卵母细胞和卵泡细胞之间出现一层嗜酸性的厚膜，称为**透明带蛋白**（zona pellucia protein，ZPA）。透明带蛋白为凝胶状的糖蛋白，最厚时可达10~12 μm，主要包括ZPA1（zona pellucia protein 1）、ZPA2、ZPA3等3种蛋白质，由卵泡细胞和卵母细胞共同分泌产生。电镜下可见卵母细胞的微绒毛和卵泡细胞的突起伸入透明带内，卵泡细胞的长突起可越过透明带，与卵母细胞接触（图3-15）。这些结构有利于卵母细胞和卵泡细胞间的物质交换及卵母细胞的代谢。此外，ZPA3是精子受体，对精卵识别以及结合的种属特异性具有重要的意义。卵泡细胞之间，以及卵母细胞和卵泡细胞之间均可见缝隙连接，可加速细胞间离子和小分子物质的交换，具有协调功能。随着卵泡体积的增大，卵泡逐渐移向皮质深层。围绕卵泡的毛细血管、梭形细胞和结缔组织分化形成**卵泡膜**（follicular theca）。卵泡膜与卵泡细胞以基膜相隔。初级卵泡发育后期，卵泡细胞上出现卵泡

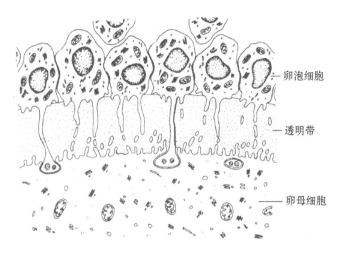

图3-15　卵母细胞、透明带及卵泡细胞超微结构模式图

刺激素(FSH)的受体,此前卵泡的发育主要受卵巢自身控制,基本不受垂体影响。初级卵泡在垂体促性腺激素刺激下分化发育为次级卵泡。

2. 次级卵泡

当卵泡细胞增至6~12层时,FSH诱发卵泡细胞分泌卵泡液,使卵泡细胞之间出现一些含液体的不规则腔隙,此时的卵泡改称为次级卵泡。随着卵泡的发育增大,小腔逐渐融合成一个较大的半月形的腔,即为**卵泡腔(follicular antrum)**,腔内充满卵泡液。卵泡液由卵泡细胞的分泌液和卵泡膜血管的渗出液组成,富含营养物质以及高于血液浓度数倍的生长因子、卵巢分泌的性激素和垂体分泌的促性腺激素。卵泡腔的增大使初级卵母细胞及其周围的卵泡细胞被挤至卵泡的一侧,突向腔内,称为**卵丘(cumulus oophorus)**。此时初级卵母细胞的直径达125~150 μm,卵周围透明带厚约5 μm。紧靠透明带的一层卵泡细胞为柱状,呈放射状排列,称为**放射冠(corona radiata)**。卵泡腔周围的卵泡细胞密集成数层,形成**颗粒层(stratum granulosum)**。在卵泡生长过程中,卵泡膜逐渐分化为界限不清的内外两层。**内膜层(theca interna)**中含较多的细胞及丰富的毛细血管。内膜细胞呈多边形或梭形,具有分泌类固醇激素细胞的结构特点。**外膜层(theca externa)**由环绕卵泡排列的纤维束和少量成纤维细胞组成,并含有平滑肌纤维。颗粒层细胞和内膜细胞上出现黄体生成素(LH)受体。有卵泡腔的次级卵泡以及成熟卵泡又称为**窦状卵泡(antral follicle)**。

(三) 成熟卵泡

成熟卵泡(mature follicle)是卵泡发育的最终阶段。体积显著增大,直径可达

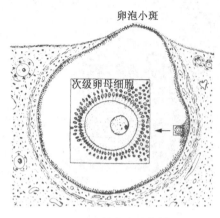

卵泡小斑

次级卵母细胞

图 3-16　成熟卵泡排卵模式图

25 mm,向卵巢表面隆起(图 3-16)。卵泡液剧增,卵泡腔扩大,颗粒层卵泡细胞的增殖与卵泡液的积聚不成正比,使颗粒层变薄。在排卵前 36~48 h,初级卵母细胞完成第一次减数分裂,形成一个大的**次级卵母细胞(secondary oocyte)**和一个很小的**第一极体(first polar body)**。染色体数量均减半,核型为 23,X(2nDNA)。第一极体位于次级卵母细胞和透明带之间的卵周间隙内。次级卵母细胞迅速进入第 2 次减数分裂,停滞在分裂中期。

从原始卵泡发育至成熟并非在一个月经周期内完成,而要跨几个周期,从初级卵泡至成熟约需 85 d。每个月经周期被募集进入继续发育轨道的卵泡中,最终只有一个卵泡可获得定向发育为**优势卵泡(dominant follicle)**继而排卵的能力。在垂体促性腺激素的作用下,优势卵泡于月经周期增生期内迅速发育成熟并排卵。

卵泡发育过程中,颗粒层细胞和内膜细胞相互协作,合成和分泌雌激素。颗粒层细胞先后出现 FSH 受体和 LH 受体,内膜细胞出现 LH 受体。促性腺激素与相应的受体结合,使细胞进一步分化。内膜细胞摄取血液中的胆固醇,在滑面内质网中合成雄激素。雄激素进入颗粒细胞,在芳香化酶系的作用下转变为雌激素。这就是雌激素分泌的"双重细胞学说"的基本论点。小部分雌激素进入卵泡腔,其余的进入血液循环,调节靶细胞的活动。

(四) 优势卵泡的选择和闭锁卵泡

由于同一批启动的卵泡发育速率不同,一些卵泡的颗粒细胞分裂指数高,增殖能力强,FSH 受体多。在垂体分泌的 FSH 的作用下,这些卵泡产生的雌激素可直接或间接通过增强 FSH 的作用进一步刺激其颗粒细胞增生,卵泡迅速生长。当血液中雌激素达到一定水平时,反馈抑制下丘脑和垂体,血液中 FSH 水平下降,体积较小的卵泡发育受阻而退化,由于卵泡对 FSH 的敏感性的差异,发育的卵泡中最终只有 1 个最敏感的优势卵泡达到成熟,其余的均退化。此过程则为优势卵泡的选择。

退化的卵泡称为**闭锁卵泡(atresic follicle)**(图 3-17)。卵泡闭锁的主要机制是由卵泡细胞的凋亡而触发的。原始卵泡的退化始于胎儿期。性成熟期的卵泡闭锁可发生在卵泡发育的各个阶段。原始卵泡退化时,卵泡细胞变小,互相分离;卵母细胞形态不规则,核固缩;随后,两者都自溶消失。早期的生长卵泡的闭锁与原

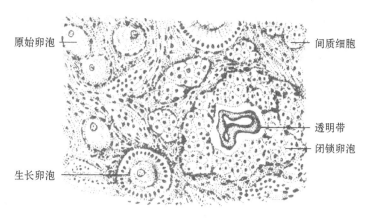

原始卵泡

间质细胞

透明带

闭锁卵泡

生长卵泡

图 3－17　闭锁卵泡

始卵泡基本相似,还可见卵泡塌陷,透明带呈波浪状。晚期的生长卵泡退化过程稍复杂,先是卵泡壁的变化,然后影响到卵母细胞。此时内膜细胞肥大,胞质内充满类脂和脂滴,变成多边形的上皮样细胞,类似黄体细胞,被结缔组织和毛细血管分隔成分散排列的细胞团或索,称为**间质腺(interstitial gland)**。人卵巢的间质腺不发达。妊娠期和哺乳期,卵巢内闭锁卵泡数量增多。

二、排　　卵

在月经周期第 14 天,垂体释放 LH 量急剧上升,促使成熟卵泡破裂,卵母细胞自卵巢排出,该过程称为**排卵(ovulation)**。

LH 峰的出现,导致卵泡内的卵泡液迅速增加,使突向卵巢表面的卵泡壁、卵巢的白膜和表面上皮变薄,局部缺血,形成透明状**卵泡小斑(follicular stigma)**。卵丘与卵泡壁脱离,漂浮在卵泡液中;卵泡小斑处的胶原酶和透明质酸酶活性增强,酶解该处结缔组织;在 LH 作用下卵泡内产生的前列腺素使卵泡膜外层的平滑肌收缩,小斑破裂。次级卵母细胞及其外周的透明带与放射冠随卵泡液一起从卵巢排出,被吸入输卵管伞部。如排卵后 24 h 内未受精,次级卵母细胞则退化;如与精子相遇受精,次级卵母细胞完成第 2 次成熟分裂,形成一个成熟的**卵细胞(ovum)**和一个小的**第二极体(secondary polar body)**。此时卵细胞从二倍体变为单倍体细胞(23,X,1nDNA)。

三、黄体的形成和退化

成熟卵泡排卵后,残留在卵巢内的卵泡壁向卵泡腔塌陷形成皱襞。内膜层的血管和结缔组织伸入颗粒层,在 LH 作用下卵泡壁细胞分化,体积增大,形成一个暂存的内分泌细胞团,新鲜时呈黄色,故称**黄体**(corpus luteum)。颗粒层细胞增生,且体积迅速增大,分化为**粒黄体细胞**(granular lutein cell)。该细胞数量较多,位于黄体的中央部。卵泡膜内层细胞也明显增生,分布于黄体的周边部,并随结缔组织伸入,分散于粒黄体细胞之间,分化成为**膜黄体细胞**(theca lutein cell),细胞数量相对较少(图3-18)。

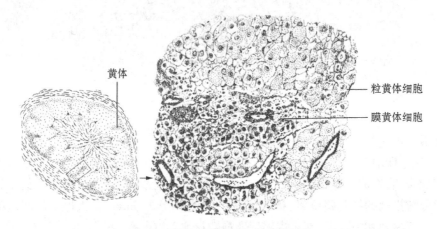

图3-18　粒黄体细胞和膜黄体细胞

　　粒黄体细胞呈多边形,胞体大(直径20~35 μm),染色浅,具有分泌类固醇激素细胞的结构特点。电镜下可见胞质内有丰富的滑面内质网和管状嵴的线粒体,还含有许多脂滴和黄色脂色素。该细胞可分泌大量孕激素。来源于内膜细胞的膜黄体细胞也发生相似的变化,只是细胞体积较小(直径5 μm),染色较深。两种黄体细胞共同作用,还产生一定量的雌激素。

　　黄体的发育程度与排出的卵细胞是否受精密切相关。若卵细胞未受精,黄体维持2周即退化,称为**月经黄体**(corpus luteum of menstruation),直径为1.5~2 cm。黄体细胞经凋亡退化,形成多个凋亡小体,被巨噬细胞清除;黄体内毛细血管退变;成纤维细胞增多,功能活跃,生成大量胶原纤维,黄体为纤维组织取代,并发生透明样变,外观色白,称为**白体**(corpus albicans)。如果卵细胞受精,在胎盘分泌的绒毛膜促性腺激素的作用下,黄体继续发育增大,直径可达5 cm,称为**妊娠黄体**(corpus luteum of pregnancy)。它可维持5~6个月,以后也退化为白体,白体在卵巢内可存在多年,逐渐被巨噬细胞吸收。妊娠黄体的粒黄体细胞还能分泌松弛素,可抑制妊娠子宫平滑肌的收缩;分娩时,它又可使子宫颈扩大,耻骨联合松弛。

四、门　细　胞

　　门细胞(hilus cell)成群分布于卵巢门近系膜处,细胞结构与睾丸间质细胞相类似,胞质内还含有胆固醇酯、脂色素和脂滴等。在妊娠期及绝经期,门细胞特别明显。该细胞有分泌雄激素的功能。门细胞增生或发生肿瘤的患者可出现男性化症状。

第三节 月 经 周 期

月经周期是女性为卵子的可能受精所准备的过程,是性成熟期女性生殖生理的反映。周期一般持续 28 d。在激素的调控下,卵巢、子宫、输卵管、阴道等女性生殖器官的结构和功能随月经周期发生一系列变化。卵巢的周期性变化见第二节。

一、子宫壁的组织结构与子宫内膜的周期性变化

子宫为肌性器官,倒梨形,位于盆腔,壁厚腔窄,可分成底、体、颈 3 部分。子宫壁从内向外分别由内膜(又称黏膜)、肌层和外膜组成(图 3 - 19)。

(一)子宫壁的组织结构

1. 内膜(endometrium)

由单层柱状上皮和固有层组成,上皮由分泌细胞和少量的纤毛细胞构成。子宫内膜表面上皮向固有层内陷形成许多管状的**子宫腺(uterine gland)**,其末端近肌层处常有分支,腺上皮与表面上皮的结构相似,均由分泌细胞和少量纤毛细胞构成。固有层较厚,血管丰富,且含有大量分化程度较低的梭形或星形细胞,称为**基质细胞(stroma cell)**。

子宫底和体部的内膜可分成**功能层(functional layer)**和**基底层(basal layer)**。功能层较厚,位于浅层,自青春期起在卵巢激素的作用下发生周期性剥脱、出血;妊娠时又作为胚泡

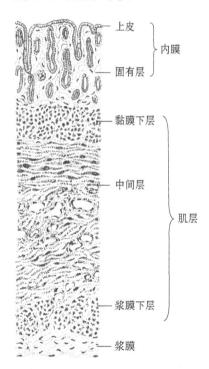

图 3 - 19 子宫壁的结构模式图

植入和孕育胎儿的部位。基底层较薄,位于深层,与肌层相邻。此层无周期性剥脱变化,但可增生,有修复功能层的作用。

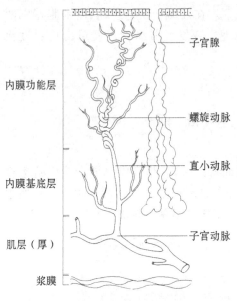

内膜功能层

内膜基底层

肌层（厚）

浆膜

子宫腺

螺旋动脉

直小动脉

子宫动脉

图 3-20　子宫内膜腺体及血管分布示意图

子宫动脉经外膜穿入子宫肌层,在中间肌层形成弓形动脉,随后发出许多放射状分支,垂直穿入内膜。在内膜与肌层交界处,形成一些短而直的分支称为基底动脉,分布于内膜基底层,它不受性激素的影响。基底动脉的主干螺旋状走行于功能层称为**螺旋动脉(coiled artery)**（图 3-20）,它对于激素的作用很敏感。螺旋动脉在内膜浅层形成毛细血管网,经物质交换后汇入小静脉,穿越肌层,最后汇合成子宫静脉出子宫。

2. 肌层(myometrium)

肌层很厚,由大量成片或成束的平滑肌交织而成,分层不明显。肌束间以疏松结缔组织分隔,自内向外大体上可分为黏膜下肌层、中间肌层及浆膜下肌层。黏膜下肌层和浆膜下肌层主要为纵行平滑肌,中间肌层较厚又可分为内环行和外纵行两层,富含血管。妊娠时,子宫平滑肌纤维明显增长,可由 30～50 μm 增至 500～600 μm;平滑肌纤维数量增多,肌纤维可自身分裂增生,也可由肌间结缔组织中的未分化细胞分化而来,肌层增厚。分娩后,部分肌纤维恢复原来大小,部分肌纤维退化消失,增大的子宫又可恢复原状。子宫平滑肌的收缩受激素调节,孕激素可抑制平滑肌收缩,在排卵和受精时处于静止状态,有利于胚泡的植入,而前列腺素和缩宫素(催产素)促使平滑肌收缩,有助于精子向输卵管运送、经血外排及胎儿娩出。

3. 外膜(perimetrium)

子宫底部与体部的外膜为浆膜,子宫颈部分为纤维膜。

（二）子宫内膜周期性变化

自青春期起,在卵巢分泌的雌激素和孕激素的周期性作用下,子宫底部和体部内膜的功能层出现周期性变化,表现为每隔 28 d 左右发生一次内膜剥脱出血、修复和增生肥厚的过程,称为**月经周期(menstrual cycle)**。每个月经周期是从月经第 1 天起至下次月经来潮的前一天止。子宫内膜的周期性变化一般分为 3 期,即月经期(第 1～4 天)、增生期(第 5～14 天)和分泌期(第 15～28 天)（图 3-21）。

1. 增生期(proliferation phase)

增生期又称**卵泡期**(follicular phase)。此期的卵巢内有一些卵泡生长,在卵泡分泌的雌激素作用下,子宫内膜发生增生性变化。在月经期末,子宫内膜已开始修复。增生早期的子宫腺短、细、直,且数量少,螺旋动脉不明显。增生晚期时,子宫内膜增厚可达2~3 mm,子宫腺也增多,并不断增长和弯曲。腺上皮细胞分化成熟,胞质中糖原积聚,腺腔扩大。螺旋动脉也增长并弯曲。固有层内基质细胞增生且排列紧密。至增生末期,卵巢内成熟卵泡排卵,子宫内膜由增生期进入分泌期。

2. 分泌期(secretory phase)

分泌期又称**黄体期**(luteal phase)。此时卵巢内黄体逐渐形成。子宫内膜

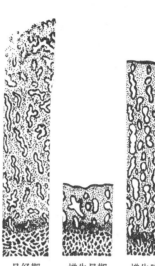

月经期　　增生早期　　增生晚期　　分泌期
(第1天)　(第5天)　　(第11天)　　(第25天)

图3-21　子宫内膜周期性变化

在黄体分泌的孕激素和雌激素的共同作用下继续增厚。在分泌早期(排卵后2 d),子宫腺更弯曲,腺腔扩大成囊状。腺细胞合成的大量糖原从核下区逐渐转移至核上区,并以顶浆分泌的方式分泌至腺腔。腺腔内可见含糖原的嗜酸性分泌物。该分泌活动于周期第21天达到高峰。腺细胞排泌后,细胞变矮,腺腔扩大呈锯齿状。螺旋动脉增长并更弯曲,可伸至内膜表层。此时期的固有层内组织液增多,血管充血、基质水肿。分泌晚期时,子宫内膜厚达5~7 mm。基质细胞增生并分化形成两种细胞。一种为**前蜕膜细胞**(predecidual cell),细胞体积大而圆,胞质中充满糖原和脂滴,妊娠时在孕激素的作用下继续发育增大转化为**蜕膜细胞**(decidual cell);另一种细胞为内膜颗粒细胞,体积较小,胞质内颗粒含松弛素。

此期卵若受精,在妊娠黄体分泌的孕激素和雌激素的持续作用下子宫内膜继续增厚;若未受精,则卵巢内的月经黄体退变,孕激素和雌激素水平下降,子宫内膜脱落,进入月经期。

3. 月经期(menstrual phase)

月经期为周期第1~4天。由于卵巢内黄体退化,血液中雌激素和孕激素水平骤然下降,子宫内膜功能层的螺旋动脉持续性收缩,内膜表层一度缺血,腺体停止分泌,组织液大量流失,内膜萎缩。螺旋动脉收缩后又突然短暂性地扩张,血液溢入结缔组织,最终突破退变坏死的内膜表层,流入子宫腔。与此同时,退变及坏死的子宫内膜

呈小块剥脱,直至功能层深部。脱落的子宫内膜连同血液一起从阴道内排出,即为月经。月经一般持续 3～5 d,受个体差异及环境因素变化的影响。月经终止前,在下丘脑和垂体分泌的促性腺激素释放激素和卵泡刺激素作用下,卵巢内卵泡生长,血液中雌激素水平升高,内膜基底层残留的子宫腺上皮分裂增生,内膜开始修复而进入增生期。

绝经后,卵巢功能退化,激素分泌停止,子宫内膜萎缩变薄,仅残留稀少而细小的腺体。

二、子宫颈的组织结构及其周期性变化

子宫颈(cervix) 为子宫下端较窄的中空圆柱体,长约 3 cm。子宫颈壁由内向外分为黏膜、肌层和外膜 3 层。外膜为纤维膜。肌层由平滑肌构成,其间的结缔组织含有丰富弹性纤维,平滑肌数量由宫颈上端至下端逐渐减少,黏膜形成许多高大而分支的皱襞,皱襞之间的裂隙形成腺性隐窝。黏膜上皮为单层柱状上皮,由分泌细胞、纤毛细胞及储备细胞组成,分泌细胞较多,纤毛细胞较少。纤毛细胞的纤毛向阴道方向摆动,有利于分泌物的排出。储备细胞体积小,分化程度低,有增殖修复功能。

宫颈黏膜无周期性剥脱,但分泌细胞的活动受卵巢激素调节,也呈周期性变化。增生期时雌激素促使细胞分泌增多,分泌物稀薄,有利于精子通过。分泌期时孕激素抑制细胞分泌,分泌物黏稠呈凝胶状,阻止精子和病原微生物进入子宫。

子宫颈下端突入阴道的部分称为子宫颈阴道部。该部黏膜光滑,表面覆盖复层扁平上皮。在子宫颈外口处,由单层柱状上皮移行为复层扁平上皮,两种上皮分界清晰(图 3－22),此交界处为宫颈癌的好发部位。

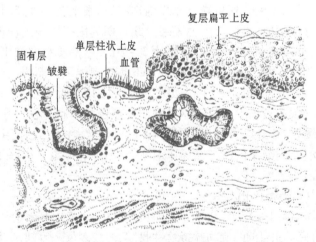

图 3－22　子宫颈阴道交界处

绝经后,子宫颈变小,质硬,黏膜萎缩,腺样隐窝减少,分泌功能低下。

三、输卵管的组织结构及其周期性变化

输卵管分为伞部、壶腹部、峡部和子宫部(间质部),管壁均由黏膜、肌层和浆膜3层组成。

黏膜形成许多纵行而分支的皱襞,壶腹部的皱襞最发达,高而多分支,故管腔不规则,此处为受精的场所(图3-23)。黏膜上皮为单层柱状上皮,由分泌细胞和纤毛细胞组成(图3-24)。纤毛细胞以伞部和壶腹部最多,至峡部和子宫部逐渐减少。纤毛向子宫方向摆动有利于卵子或受精卵的运行,并可阻止外来病菌进入腹腔。分泌细胞表面有微绒毛,顶部胞质有分泌颗粒,其分泌物构成输卵管液。输卵管上皮细胞在卵巢雌激素和孕激素的作用下,随月经周期而变化。雌激素促进上皮细

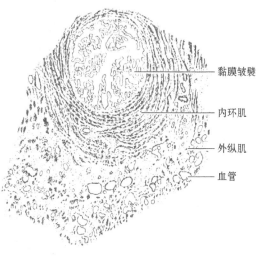

图3-23　输卵管(横切)

胞的生长和功能活动。在子宫内膜增生晚期(排卵前),上皮细胞变成高柱状,纤毛细胞的纤毛增多,分泌细胞顶部充满分泌颗粒。至分泌后期(黄体形成后期),两种细胞均变矮,纤毛细胞的纤毛减少,分泌细胞的颗粒排空。黏膜固有层由薄层细密结缔组织组成,富有血管和少量平滑肌。该处结缔组织类似子宫内膜的基质细胞,

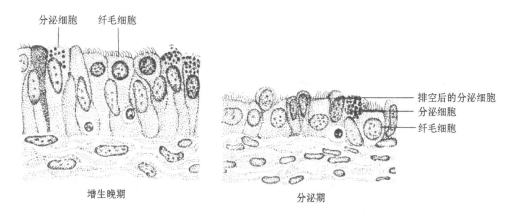

增生晚期　　　　　　　　　分泌期

图3-24　输卵管上皮

当发生输卵管妊娠时即可转变为蜕膜细胞。

肌层为平滑肌,分内环行、外纵行两层,两者间无明显界限,以峡部最厚。浆膜由间皮和富含血管的疏松结缔组织组成。

四、阴道的组织结构及阴道上皮的周期性变化

阴道(vagina)壁由黏膜、肌层及外膜构成。黏膜形成许多横形皱襞,由非角化型复层扁平上皮和致密结缔组织的固有层组成。上皮较厚,表层上皮细胞含有透明角质颗粒,但无明显的角化现象。固有层含丰富的毛细血管、弹性纤维及淋巴细胞,深层有丰富的静脉丛和神经。肌层为平滑肌,内层薄,呈环行,外层厚,为纵行,两层分界不清,肌束间含血管和神经纤维。阴道外口有骨骼肌组成的环行括约肌,称为尿道阴道括约肌。外膜为富含弹性纤维的致密结缔组织。

受卵巢分泌的雌激素影响,阴道上皮呈周期性改变。在增生早期,阴道上皮增生,胞质内糖原聚集;增生晚期时阴道上皮最厚;至分泌晚期(月经前期)血液中雌激素水平下降时,表层上皮脱落明显,上皮变薄。临床上可通过对阴道脱落细胞涂片观察,间接了解卵巢的分泌状态。脱落细胞中除阴道上皮细胞外,还有子宫颈及子宫内膜的脱落细胞,因此对脱落细胞的检查也是诊断生殖道肿瘤的一种方法。阴道上皮脱落后,细胞内糖原被阴道内的乳酸杆菌分解为乳酸,使阴道保持酸性,有较强的抑菌作用,这是机体的一种自身防护机制。绝经后雌激素水平下降,阴道黏膜萎缩,上皮变薄,脱落细胞和糖原减少,阴道内 pH 上升,易引起细菌繁殖而导致阴道炎。

五、乳腺的组织结构及其变化

乳腺(mammary gland)自青春期开始发育,其结构随年龄在不同的生理状况下受到复杂的神经内分泌调节而出现明显的变化。性成熟未孕女性的乳腺称为**静止期乳腺**(resting mammary gland),而妊娠期的乳腺腺组织增生,授乳期的乳腺有乳汁分泌,故均称为**活动期乳腺**(acting mammary gland)。

(一)乳腺的一般结构

乳腺被结缔组织分隔为 15~25 个叶,每个叶又分为若干小叶。每个叶是一个复管泡状腺。腺泡上皮为单层立方或柱状,在上皮细胞和基膜间有肌上皮细胞。导管包括小叶内导管(衬以单层立方或单层柱状上皮)、小叶间导管(衬以复层柱状上皮)和输乳管(即总导管,衬以复层扁平上皮),15~25 条输乳管穿行于乳头内,其末端开口于乳头顶端的乳头孔,与乳头表皮相延续。

（二）静止期乳腺

静止期乳腺的腺体不发达,光镜下仅见少量导管和萎缩的腺泡(图3－25)。脂肪组织和结缔组织丰富。在月经周期的增生期,乳腺导管的上皮细胞增生;分泌期导管扩张,结缔组织中血管充血、组织水肿,乳腺稍增大。

（三）活动期乳腺

妊娠时,在雌激素、孕激素以及胎盘催乳激素等的作用下,乳腺的小导管和分泌部的细胞迅速增生,结缔组织和脂肪组织相应减少,结缔组织中的毛细血管和小血管明显增多。妊娠早期,小导管上皮以出芽的方式形成许多由单层立方或单层柱状上皮构成的管状或泡状的腺泡。妊娠后期,在垂体分泌的催乳激素的影响下,腺泡分泌活动增强。腺细胞体积增大,腺泡腔明显扩大。腺细胞的分泌方式为顶浆分泌。分泌物呈浅黄色,含脂滴、乳蛋白、乳糖、抗体及各种生长因子等,是构成**初乳(colostrum)**的成分。初乳内还含有吞噬脂滴的巨噬细胞,称为初乳小体。

哺乳期的乳腺结构与妊娠期的相似,但腺体更发达,小叶内导管和腺泡密集,腺泡腔大而不规则(图3－25),结缔组织和脂肪细胞显著减少。各部分腺泡的分泌活动交替进行,不同部分的腺泡处于不同的分泌时期,呈不同的形态,如分泌前期的腺泡呈高柱状,腺细胞内含许多分泌颗粒和脂滴,分泌后期的腺泡呈立方或扁平形,腺腔内充满乳汁。

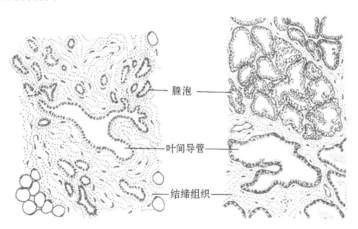

图3－25　乳腺静止期、活动期

断乳后,乳头不再受吮吸刺激,腺泡不能排空,血液中催乳激素锐减,乳腺停止分泌,腺泡萎缩,结缔组织和脂肪组织增多,乳腺又恢复至静止期状态。绝经后,体内雌激素和孕激素水平下降,乳腺组织萎缩退化,脂肪也相应减少。

第四节　卵巢的内分泌功能及其调节

一、卵巢的内分泌功能

卵巢具有重要的内分泌功能。性成熟期女子的卵巢主要分泌类固醇激素及一定量的肽类激素、多种生物活性物质。

（一）类固醇激素

类固醇激素包括雌激素、孕激素和少量雄激素。

1. 雌激素

在卵泡发育阶段,卵巢主要分泌雌激素,由内膜细胞与颗粒细胞协同产生;黄体形成后,内膜黄体细胞和粒黄体细胞共同作用,可产生一定量的雌激素。雌激素不仅可促进和调节女性生殖器官的发育和第二性征的出现,而且可明显影响机体代谢,可改善血脂成分,有抗凝血作用,防止血栓形成;并与维持骨质正常有关;可改善皮肤弹性及血供。

2. 孕激素

排卵前成熟卵泡的颗粒细胞在 LH 高峰的作用下黄素化,开始分泌少量孕酮,排卵后颗粒黄体细胞分泌孕酮逐渐增加,7～8 d 后达到最高峰,以后逐渐下降。孕激素的功能是在雌激素作用的基础上,使子宫内膜维持分泌状态,有利于受精卵的着床,并刺激乳腺的发育和阻止卵巢内其他卵泡发育成熟。

3. 雄激素

卵巢能分泌少量雄激素,卵泡内膜层合成分泌雄烯二酮,卵巢门细胞主要合成分泌睾酮。排卵前循环中雄激素升高,可促进非优势卵泡闭锁。

（二）多肽激素及生长因子

卵巢分泌的多肽激素(如松弛素、抑制素、激活素等)以及多种生长因子(如上皮生长因子、成纤维细胞生长因子等),具有参与卵巢局部调节的生理作用。

二、下丘脑-垂体-卵巢的内分泌激素调节

在神经系统控制下,性成熟期女性生殖器官的周期性变化受下丘脑-垂体-卵巢轴的调节。下丘脑弓状核神经内分泌细胞脉冲式分泌促性腺激素释放激素(GnRH),促使垂体节律性释放 FSH 和 LH。垂体远侧部合成和分泌 FSH 和 LH 的

量呈现一定的比例和规律性,致使卵泡的生长及其激素分泌呈周期性变化。FSH刺激卵泡发育、成熟,在 LH 的协同作用下,促使囊状卵泡分泌雌激素。子宫内膜在雌激素作用下从月经期进入增生期。卵泡成熟排卵前 2 天,血液内雌激素含量达高峰,高水平的雌激素和 GnRH 的作用促使垂体前叶分泌大量 LH,出现 LH 峰。骤然升高的 LH 在 FSH 的协同下引起卵巢排卵、黄体形成。黄体分泌孕激素和雌激素,子宫内膜从增生期转入分泌期。血液中高浓度的雌激素和孕激素可反馈抑制下丘脑和垂体前叶分泌 GnRH、FSH 和 LH,致使卵巢黄体退化,血液中雌激素和孕激素水平下降,引起子宫内膜的剥脱出血(图 3 − 26),月经来潮。此时雌激素和孕激素对下丘脑和垂体前叶的反馈抑制解除,GnRH 和 FSH 的分泌恢复,卵巢内卵泡生长发育,重新开始新一轮的周期。

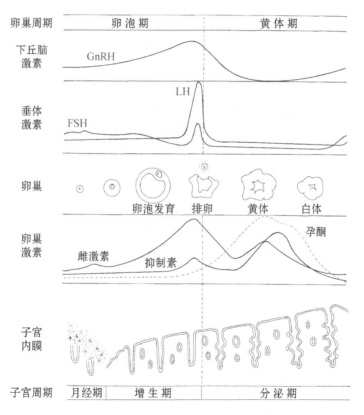

图 3 − 26　下丘脑-垂体-卵巢轴和子宫内膜周期性变化关系

　　卵巢内颗粒细胞和黄体分泌的多肽激素与各类生长因子可参与促进或抑制FSH 的分泌,调节卵泡生长,影响卵泡及黄体对 FSH 和 LH 的反应性,在卵巢和子宫内膜周期性变化中起调节作用。

与子宫内膜相似,子宫颈、输卵管、阴道等女性生殖器官在月经周期中受卵巢激素变化的影响,其黏膜上皮也经历了从细胞增生、分泌增多到上皮变矮或细胞脱落、分泌受抑的周期性变化,而这些变化均为受精作准备。

（张君慧）

第五节　女性性生理

女性性生理是女性性反应建立的基础,并与女性生殖器官的发育成熟及女性生殖神经内分泌调节密不可分,同时与全身的健康状况包括心理密切相关。女性的性反应可分为 4 个互相连续的时期,即兴奋期、持续期(又称平台期)、高潮期和消退期,在不同时期有不同的性生理表现,包括性器官反应和全身反应。

1. 性器官的主要生理特点

阴蒂是最为敏感的性器官,神经分布丰富。阴蒂头位于外阴,直径 6～8 cm,大量神经纤维密集于阴蒂头的表层下方,易于接受外界刺激。阴蒂包括两个海绵体,在受到性刺激时出现充血肿胀。前庭大腺在性刺激下,分泌黏液样分泌物以润滑阴道。阴道壁由黏膜层和外纵内环两层平滑肌组成,富含弹力纤维,是阴道收缩和扩张的生理学基础。阴道壁静脉丛十分丰富,易于出现充血。大阴唇皮下组织中含有丰富的神经、静脉,易于接受刺激并出现充血肿胀。小阴唇神经末梢众多,非常敏感。子宫肌层由大量平滑肌、少量弹力纤维及胶原纤维组成,分为外纵、内环和中交叉 3 层,肌肉痉挛性收缩可以导致性高潮期的子宫收缩。

乳头含有神经和纤维,可充分地勃起,使乳头长度比未受刺激前有所增加,乳头基底直径增加,下方的表浅静脉充血,乳晕出现肿胀。在临近平台期,乳房的实际体积会明显增加,这是乳房深部静脉充血反应的结果。在兴奋晚期可见到明显的乳晕充血现象。消退期的到来是以性红晕的迅速消退和同步的乳晕肿胀的消失为信号的,但乳头勃起消退较慢。

2. 性功能的神经调节

生殖器的神经支配是性生理反应的重要调节基础。性功能的初级调节中枢位于脊髓,接受性敏感区的刺激,通过第Ⅰ、Ⅱ、Ⅲ腰髓的交感神经和第Ⅱ、Ⅲ、Ⅳ骶髓副交感神经传递至性器官,使阴蒂勃起、阴道壁充血,阴道下 1/3 段出现节律性收缩。第二级中枢为下丘脑和间脑的皮质下中枢,直接调控脊髓中枢,并分泌促性腺激素释放激素参与性唤起的调节。第三级最高中枢位于大脑皮质及边缘系统。由于该处产生促性腺激素释放激素,故而也是性生理内分泌调节的部位。初级中枢传递反射源性刺激,高级中枢对精神性刺激产生反应。三级中枢互相协同发挥性功能调节作用。

第Ⅱ、Ⅲ、Ⅳ骶神经由感觉、运动神经纤维组成,于坐骨结节内侧下方分为会阴神经、阴蒂背神经、肛门神经 3 支,分别支配会阴、阴处、阴蒂及肛门周围,参与性兴奋和性行为的调节,成为调节性功能的初级神经。神经系统的疾病如外伤、感染、肿瘤等均可使通过大脑的性兴奋反应消失。

3. 性功能的内分泌调节

下丘脑-垂体-卵巢(hypothalamus-pituitary-ovary,H - P - O)内分泌调节轴是生殖器官的发育成熟及性行为发生的重要生理学基础。雌激素、孕激素、促性腺激素均可以促进性器官发育、月经周期的变化,同时也可以影响性欲。目前没有直接证据证明激素直接调节性行为,但女性性欲有周期性变化,且与月经周期有关,推测雌激素、雄激素是女性产生性欲的主要内分泌基础,而雌激素的分泌又受到多种激素的调控,小量雄激素可刺激性欲,可能是雄激素可提高大脑和性器官的敏感性。此外,肾上腺、甲状腺分泌水平对于性欲也产生一定影响,如希汉综合征常伴有性欲低下,甲状腺功能低下使机体反应性降低,同时也使性欲降低。

4. 性行为中的生理变化

人的一次健康而完整的性功能发挥过程是从性欲被唤起至平复,称为一个性反应周期,可以分为以下几期,在不同时期有不同的生理表现。

(1) 兴奋期　是性冲动的萌发和性功能全面发挥的准备阶段。女性在性兴奋期的基本生理反应是血管充血过程,阴道周围组织血管充血分泌的液体以及前庭大腺的分泌液可润滑阴道,阴部湿润是此期的主要标志。阴蒂开始充血肿胀、大阴唇向下延伸并分开,小阴唇肿胀并向前凸,阴道内 2/3 段扩张使阴道管腔伸长,子宫颈和子宫体提升。乳房也出现以下变化,乳头可竖起,乳房表皮静脉走向逐渐清晰,乳晕充血肿胀。多数女性的上腹部及胸部出现粉红色的斑丘状皮疹,首先出现于上腹部,再蔓延到乳房表面,这种皮肤表面的血管充血反应称为性红晕。全身的生理变化可出现心率加快、呼吸频率增加、随意肌紧张度增强、瞳孔扩大、血压上升。女性的性兴奋期一般长于男性。

(2) 持续期　性生理表现较兴奋期更为显著,阴道下 1/3 段充血肿胀使阴道管腔缩小并使阴道口周围增厚,阴道上 2/3 段扩张伴子宫提升,前庭大腺分泌黏液,阴蒂在此期向耻骨联合方向退缩,小阴唇出现颜色的变化,为紫色或粉红色,是高潮来临的预兆。在此期的全身生理变化有肌肉紧张度增强,呼吸、脉搏、心率、血压进一步加快或增高。

(3) 高潮期　特征为子宫、肛门括约肌的节律性收缩。收缩频率不等,初起间隔约为0.8 s,随后间隔延长,且强度和节律性减弱。阴蒂在此期并不发生勃起,肌肉紧张度明显增强,颈肌、四肢肌、腹肌、臀肌强烈收缩,呼吸的加快和心率的增加均达到顶点。

女性性高潮的快感中心位于大脑,是以中枢神经系统为中心的复杂神经反射,可分为会阴高潮、混合性高潮和子宫高潮。会阴高潮的激发点是阴蒂,子宫高潮的激发点是阴道前壁的中点,近膀胱颈处,组成子宫高潮的器官包括子宫、阴道、盆腔肌肉、神经和腹下神经。混合性高潮介于两者之间。3种性高潮以子宫高潮的强度最强,混合性高潮次之,组成一个连续体。

(4) 消退期　是各种生理变化恢复至正常状态的时期。在消退期,性器官的充血逐渐缓解,包括阴蒂、阴唇的充血肿胀及乳房肿胀均逐步消退,阴蒂、阴唇、阴道和子宫均恢复至正常位置和大小,性红晕消失,肌紧张逐渐松弛,同时呼吸、脉搏、心率、血压逐渐恢复正常水平。女性的消退期较男性缓慢。

总之,女性的性行为是建立在健全的性生理功能基础之上,并与全身健康状况、心理、情绪、环境等影响因素有关的生理行为,性生理是性行为中最为重要的发生基础。

（高　华　狄　文）

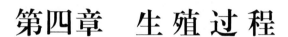

第四章　生殖过程

生殖过程是指子体在母体内发生、发育直至分娩的过程,在此期间,母体为子体的生长发育创建了适宜的微环境。本章主要阐述人体胚胎的早期发生,妊娠和分娩。

第一节　人体胚胎早期发生

人体胚胎的发生始于精子与卵子结合产生的一个新个体。新个体在母体内经历了一系列变化,称为胚胎发育,历时约 266 天,共 38 周,最终娩出。胚胎发育的过程可分为 3 个阶段:① 胚卵期:从受精到第 1 周末,经历受精、卵裂、胚泡形成及其植入开始;② 胚胎期:从第 2 周始至第 8 周末,完成胚泡植入,胚层形成及分化,胎盘、胎膜形成,各个器官原基形成,胚胎初具人形;③ 胎儿期:从第 9 周至分娩,胎儿各器官系统进一步发育完善。本节着重阐述胚卵期和胚胎期的发生过程。

一、生殖细胞与受精

受精(fertilization)是指精子和卵子融合形成受精卵的过程。成熟的精子和卵子是受精的先决条件。

(一)配子

青春期后,在垂体促性腺激素作用下,两性生殖细胞开始发育,成为有受精能力的配子。

1. 精子

精子发生于睾丸生精小管。精原细胞经历增殖、减数分裂、变态形成蝌蚪状单倍体精子,完成结构上的成熟,精子进入附睾,在附睾内有关因子的作用下,达到其功能上的成熟,具备受精能力,并储存于附睾尾部。附睾分泌去能因子,附于精子表面,暂时抑制其受精能力。(详见第 2 章第 2 节)

2. 卵子

卵子发生于卵巢。性成熟期女子每月有一个卵泡达到成熟,产生一个次级卵母细胞。排卵时,处于第 2 次减数分裂中期的次级卵母细胞连同周围的透明带、放射冠随卵泡液一起从卵巢排出。(详见第 3 章第 2 节)

(二)受精

受精一般在排卵后 24 h 内发生于输卵管壶腹部与峡部连接处。受精的过程包括:① **精卵识别(sperm-ovum recognition)**。② **顶体反应(acrosome reaction)**。③ 精卵融合。④ 两性原核形成与融合。

射出精子进入女性生殖道,经过子宫颈、子宫以及输卵管时,结合在精子表面或存在精浆内的阻止精子受精的去能因子被阻挡或被降解,精子顶体表面糖蛋白被女性生殖道分泌物中的 α,β 淀粉酶降解,同时顶体膜结构中胆固醇和磷脂比率与膜电位发生改变,从而使膜稳定性降低,精子顶体表面细胞膜暴露,从而获得受精能力,此过程称为**精子获能(sperm capacitation)**,大约需要 7 h。

获能后的精子和卵子相遇,与卵子外围的放射冠接触,在输卵管液、卵泡液等众多因子的刺激下,精子发生顶体反应,即精子膜与顶体外膜发生间断融合,出现许多小孔,使顶体内的顶体酶系释放。顶体透明质酸酶和放射冠穿透酶分解放射冠卵泡细胞间的基质,驱散放射冠;精子接近透明带,与精子受体——透明带蛋白 - 3 相互识别,在顶体内膜上的顶体蛋白酶的作用下,精子穿过透明带到达卵周间隙。

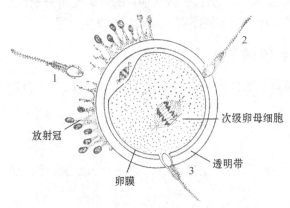

精子头侧面的细胞膜与卵细胞膜融合,精子的细胞核和细胞质进入卵内。精子穿入后,卵细胞质膜下的皮质颗粒立即以胞吐的方式释放其内容物,使透明带结构发生变化,即透明带反应,阻止其他精子穿越透明带,防止多精入卵,保证了单精受精。精子进入卵细胞后,次级卵母细胞迅速完成第二次减数分裂,形成一个成熟的卵子(23,X,1nDNA)和一个小的第

放射冠

次级卵母细胞

透明带

卵膜

图 4-1　精子入卵过程示意图

二极体(图4-1)。浓缩的精子细胞核膨大,称为**雄原核(male pronucleus)**,卵子的细胞核发生变化,称为**雌原核(female pronucleus)**。两个原核逐渐在细胞中部靠拢,接着核膜消失,染色体互相混合,形成受精卵,又称**合子(zygote)**。

受精的结果是:① 合子的染色体恢复二倍数目,并已接受父母双方的遗传物质形成新的个体特征,保持了物种的延续性。② 胎儿的性别取决于与卵结合的精子带 X 染色体还是带 Y 染色体。归根到底,决定于 Y 染色体上是否有性别决定区域基因。③ 受精激活了卵细胞,启动了合子的卵裂。

二、卵裂、胚泡形成和植入

(一)卵裂和胚泡形成

受精后,合子随输卵管上皮的纤毛摆动及管壁平滑肌的蠕动向子宫方向运行,并不断进行细胞分裂,即**卵裂(cleavage)**,卵裂产生的细胞称为**卵裂球(blastomere)**。受精后 30 h 左右,合子分裂成 2 个卵裂球。72 h 后,卵裂球达到 12~16 个,形似桑果,称为**桑葚胚(morula)**(图4-2)。此时透明带尚未消失,因此,随着卵裂的不断进行,卵裂球数量不断增加,但其总体积不变,单个卵裂球的体积不断减小。

受精后第 4 天,卵裂球增至约 100 个,细胞间出现一些含液体的小腔隙,这些小的腔隙汇合成一个大腔,腔内充满液体;细胞被推到周边,形成**胚泡(blastocyst)**,又称囊胚。胚泡的壁称为**滋养层(trophoblast)**,由一层扁平细胞构成;中央的腔称为**胚泡腔(blastocoele)**;位于胚泡腔一侧的一团细胞,称为**内细胞群(inner cell mass)**(图4-2),这是一群**多能干细胞(multipotential stem cell)**,是胚体发生的基础,将分化为各种组织结构和器官系统。与内细胞群相贴的那部分胚泡壁称为**极端滋养层(polar trophoblast)**。此时,胚泡已进入子宫腔,包绕其周围的透明带开始解体,胚泡从中孵出。

(二)胚泡植入

受精后第 5 天末或第 6 天初,胚泡开始埋入子宫内膜,此过程称为**植入(implantation)**或**着床(imbed)**,胚泡植入完成于第 11~12 天。

植入时,胚泡的极端滋养层与子宫内膜接触并分泌蛋白酶,消化分解子宫内膜上皮及结缔组织,形成一个缺口,胚泡沿缺口逐渐埋入子宫内膜功能层。与子宫内膜接触的滋养层细胞迅速增殖。滋养层增厚分为 2 层,外层细胞之间的界限消失,称为**合体滋养层(syncytiotrophoblast)**;内层细胞的细胞界限清楚,称为**细胞滋养层(cytotrophoblast)**。细胞滋养层细胞通过分裂增殖,不断产生新的细胞补充合体滋

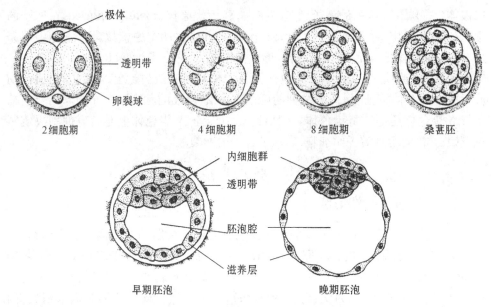

图4-2 卵裂与卵泡形成模式图

养层。当胚泡完全进入子宫内膜后,内膜上皮细胞增殖,修复缺口,植入完成。在植入过程中,增厚的合体滋养层内出现腔隙,由于合体滋养层的侵蚀,子宫内膜中的小血管破裂,母体血液流入腔隙内,为胚泡发育提供营养(图4-3、图4-4)。

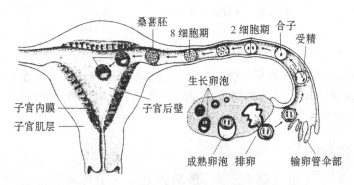

图4-3 排卵、受精、卵裂与植入示意图

胚泡植入时的子宫内膜处于分泌期。植入后,子宫内膜发生蜕膜反应,改称**蜕膜(decidua)**。其特征是厚度进一步增加,血液供应更为丰富,腺体分泌更加旺盛。功能层的基质细胞肥大,富含糖原与脂滴,改称蜕膜细胞。根据蜕膜与胚泡的位置关系,可将蜕膜分为3部分:① **基蜕膜(deciduas basalis)**,又称底蜕膜,位于胚泡植入深处;② **包蜕膜(deciduas capsularis)**,覆盖于胚泡近宫腔面;③ **壁蜕膜**

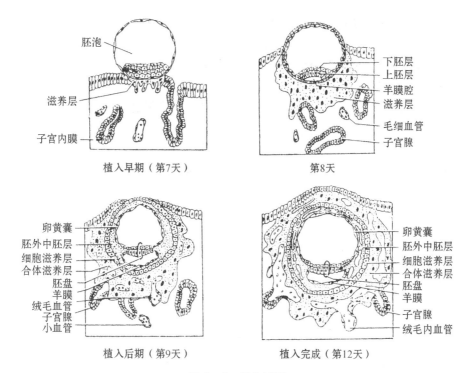

图 4-4　植入过程

(deciduas parietalis)，又称真蜕膜，指底蜕膜及包蜕膜以外覆盖子宫腔的蜕膜（图4-5）。基蜕膜将参与形成胎盘，包蜕膜与壁蜕膜逐渐退化。

　　植入必须具备的条件为：① 胚泡适时进入宫腔和透明带消失；② 胚泡滋养层分化出合体滋养层细胞；③ 胚泡和子宫内膜分别处于特定发育阶段和特定功能状况，两者必须同步并相互配合；④ 母体内有足够数量的孕酮，子宫有一个极短的敏感期允许受精卵着床。此外，受精后 24 h 内的受精卵还会产生**早孕因子（early pregnancy factor）**，抑制母体的淋巴细胞活性，防止囊胚被母体排斥。植入时的这两种遗传构成不同的组织相互识别、黏附和容纳提示胚泡植入过程受母体内

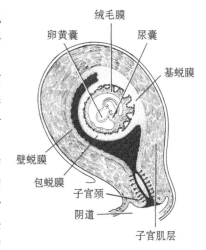

图 4-5　胎儿与子宫蜕膜的关系

分泌-免疫机制精确调控。如果其中任何环节受到干扰，均会造成不孕。

　　胚泡植入的正常部位在子宫体或子宫底部，最常见于子宫后壁。如果植入在

近宫颈处,在此处形成的胎盘,称为**前置胎盘（placenta previa）**,会阻塞产道,分娩时多行剖宫产,否则将导致大量出血危及母儿生命。若胚泡植入在子宫以外的部位,称为**异位妊娠（ectopic pregnancy）**,习称**宫外孕（extrauterine pregnancy）**。宫外孕最多见于输卵管,也可发生在肠系膜、子宫阔韧带和卵巢等处。宫外孕的胚胎由于营养供应不足而易早期死亡,常引起植入部位的血管破裂,造成大出血。

三、胚层的形成和分化

在胚泡植入的同时,胚泡的内细胞群和滋养层结构也在发生明显的变化。

（一）二胚层胚盘的形成

受精后第 2 周初,内细胞群增殖分化,逐渐形成一个圆盘形的结构,由上胚层和下胚层组成,称为**二胚层胚盘（bilaminar germ disc）**。内细胞群中央部位的细胞分化为一层柱状细胞,即**上胚层（epiblast）**;**下胚层（hypoblast）**是一层立方细胞,由内细胞群临胚泡腔侧的细胞分化而成,两层细胞借助基膜紧贴在一起(图 4-6)。继之,在上胚层的近滋养层侧形成一个囊,为**羊膜囊（amnion）**,囊腔称为羊膜腔,充满羊水,囊壁为羊膜。羊膜与上胚层的周缘相连续,故上胚层构成羊膜腔的底。下胚层的周缘向胚泡腔延伸,围成另一个囊,即**卵黄囊（yolk sac）**,故下胚层构成卵黄囊的顶。羊膜囊的顶端与极端滋养层相贴。胚盘的背侧是羊膜腔面,腹侧是卵黄囊面。

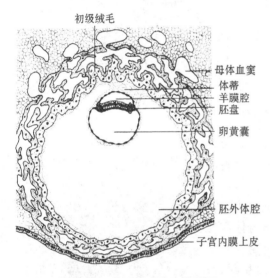

初级绒毛

母体血窦
体蒂
羊膜腔
胚盘
卵黄囊

胚外体腔

子宫内膜上皮

图 4-6　第 2 周末人胚模式图

此时,胚泡腔内出现一些散在的来自细胞滋养层的细胞,构成**胚外中胚层（extraembryonic mesoderm）**。胚第 13 天,胚外中胚层细胞间出现一些小腔隙,继而融合形成一个大腔,称为**胚外体腔（extraembryonic cavity）**,此时胚泡腔已不存在。胚外中胚层细胞聚集并分为两部分:贴附在滋养层的内面和覆盖于羊膜腔的外面的称为胚外体壁中胚层,覆盖于卵黄囊外表面的称为胚外脏壁中胚层。

随着胚外体腔和羊膜囊的不断扩大,羊膜囊顶部借一束胚外中胚层细胞附着于滋养层,这部分细胞称为**体蒂（body stalk）**,将二胚层胚盘、羊膜囊、卵黄囊悬于胚外体腔中。

（二）三胚层胚盘的形成

人胚第 3 周初,二胚层胚盘的上胚层细胞迅速增殖并不断地向胚盘尾侧中轴迁移,在尾侧中轴线上形成一条增厚的细胞索,称为**原条**(**primitive streak**)。原条出现以后,二胚层胚盘可区分出头尾两端与左右两侧,原条所在的一侧为胚盘的尾侧。原条头端膨大,称为**原结**(**primitive node**)。原条和原结中央凹陷分别形成**原沟**(**primitive groove**)和**原凹**(**primitive pit**)。原沟的细胞进而向深部增殖迁移,一部分细胞进入下胚层,取代下胚层形成**内胚层**(**endoderm**),同时另一部分细胞在上下胚层之间向左右两侧及头侧增殖扩展形成一个新的胚层,即**胚内中胚层**(**intraembryonic mesoderm**),简称**中胚层**(**mesoderm**)。内胚层与中胚层形成之时,上胚层改称为**外胚层**(**ectoderm**),3 个胚层均起源于上胚层。此时的胚盘为三胚层胚盘。胚盘增大呈梨形,头端大,尾端小(图 4 - 7)。

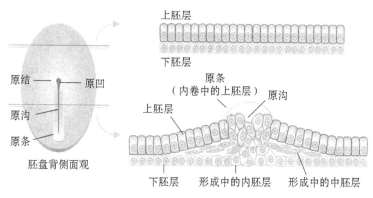

图 4 - 7　三胚层形成模式图

原结的细胞陷向深面,在内外胚层之间的中轴线上向头侧生长,形成头突;原凹随之深陷,头突成为一条中空的细胞索,改称**脊索**(**notochord**)。在脊索的头侧和原条的尾侧各有一个没有中胚层的圆形区,这两处的内外胚层直接相贴呈薄膜状,分别为口咽膜和泄殖腔膜。随着胚盘的发育,脊索继续增长,而原条则相对缩短,最后消失。

（三）三胚层分化与胚体形成

三胚层形成后,随即开始分化形成各个器官的原基,经过第 4 ~ 8 周的发育过程,胚胎初具人形。此阶段的胚胎发育对环境的影响十分敏感,在某些有害因素(如药物、病毒等)的作用下较易发生先天性畸形。

1. 三胚层分化

（1）外胚层的分化　脊索形成后,背侧的外胚层细胞在其诱导下增殖增厚呈板状,且头侧宽于尾侧,称为**神经板（neural plate）**。第 20～21 天,神经板沿其长轴中央凹陷形成**神经沟（neural groove）**,沟两侧的隆起缘称为**神经褶（neural fold）**。第 22 天时,两侧神经褶在神经沟中段开始闭合,并向头尾侧延伸,第 24 天时,头端和尾端各留一个开口,分别称为前神经孔和后神经孔,先后于第 25 天和第 27 天闭合,形成封闭的**神经管（neural tube）**。神经管位于胚体中轴的外胚层下方,分化为中枢神经系统以及松果体、神经垂体和视网膜等器官。如果前、后神经孔未闭合,将会分别导致无脑畸形和脊柱裂。

在神经管闭合过程中,神经褶处的一些细胞迁移到神经管背外侧,形成两条纵行细胞索,称为**神经嵴（neural crest）**,是周围神经系统的原基,可分化为脑神经节、脊神经节、交感和副交感神经节以及外周神经。部分神经嵴细胞向远处迁移,分化为肾上腺髓质的嗜铬细胞、表皮的黑色素细胞等。

体表的外胚层将分化为表皮及其附属器,以及眼的角膜上皮、晶状体、内耳膜迷路、口腔上皮、鼻腔及肛门上皮等。

（2）中胚层的分化　中胚层形成以后,在脊索的两侧由内向外依次分化为轴旁中胚层、间介中胚层和侧中胚层 3 个部分（图 4-8）。此外,分散存在的中胚层细胞则成为间充质。

1）轴旁中胚层:紧邻脊索的中胚层细胞增殖较快,形成一对纵行的细胞索,称为**轴旁中胚层（paraxial mesoderm）**。轴旁中胚层随即横裂为块状细胞团,称为**体节（somite）**。体节左右成对,从颈部向尾侧依次形成,从第 20 天开始,每天形成3 对,随着胚龄的增长而增多,至第 5 周时可达 42～44 对,故可根据体节的数量来推算早期胚龄。体节分化为真皮、大部分中轴骨骼（如脊柱、肋骨）及骨骼肌。

2）间介中胚层（intermediate mesoderm）:位于轴旁中胚层与侧中胚层之间,较狭窄。可分化为泌尿系统和生殖系统的主要器官。

3）侧中胚层（lateral mesoderm）:是最外侧的中胚层部分,左右侧中胚层在口咽膜的头侧汇合为生心区。侧中胚层分为背腹两层,背侧与外胚层相贴,称为**体壁中胚层（parietal mesoderm）**,腹侧与内胚层相贴,称为**脏壁中胚层（visceral mesoderm）**,两层之间的腔称为原始体腔。体壁中胚层分化为体壁的骨骼、肌肉和结缔组织等,脏壁中胚层覆盖在原始消化管的外面,分化为消化管与呼吸道管壁的肌组织和结缔组织等,原始体腔从头侧到尾侧依次分隔为心包膜腔、胸膜腔和腹膜腔。开始时,胚内体腔与胚外体腔相通。随着胚盘的卷折,胚体由盘状逐渐变成圆筒状。

分散的间充质则分化为身体各处的骨骼、肌肉、结缔组织和血管等。

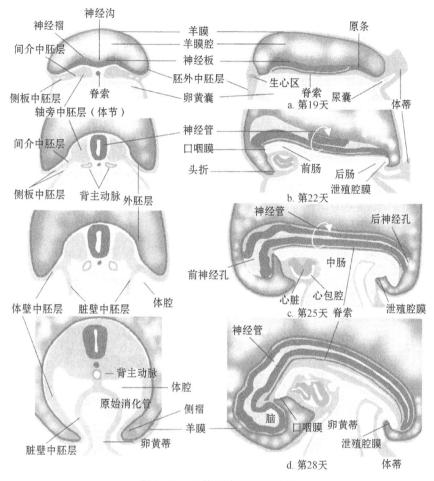

图4-8　胚体形成和胚层分化

A. 胚横切面　B. 胚正中矢状切面

中胚层还形成心血管系统的主要器官,如心脏、血管和淋巴管。

（3）内胚层的分化　在胚体形成的同时,内胚层卷折形成**原始消化管**（**primitive gut**）。此管头端起自口咽膜、中部借卵黄管与卵黄囊相连,尾端止于泄殖腔膜。原始消化管分化为消化管、消化腺和下呼吸道与肺的上皮,以及中耳、甲状腺、甲状旁腺、胸腺、膀胱和阴道等的上皮组织。

2. 胚体形成

三胚层胚盘呈扁盘形,必须卷折成圆柱形胚体,才能逐步形成人的基本外形特征。胚盘卷折主要是由于各部分生长速度不均衡而引起的,是通过胚盘边缘向腹侧卷折形成头褶、尾褶和左右侧褶而逐渐完成的,同时也与羊膜腔和卵黄囊的演变有关。

　　胚胎第4~8周,三胚层在分化过程中,胚盘中轴的生长速度快于其边缘部,随着神经管、体节等中轴结构的形成,胚盘中部明显隆起;外胚层的生长速度快于内胚层,故外胚层包于胚体外表,中胚层、内胚层卷入胚体内部,并使胚体向羊膜腔内凸入;胚盘头尾方向的生长速度快于左右方向,头侧的生长速度又快于尾侧,因而胚盘卷折为头大尾细的圆柱体,胚盘两侧边缘则卷折到胚体腹侧。随着胚体的发育,在胚体腹侧逐渐靠拢,最终形成一条圆索状的结构,即脐带(图4-9)。

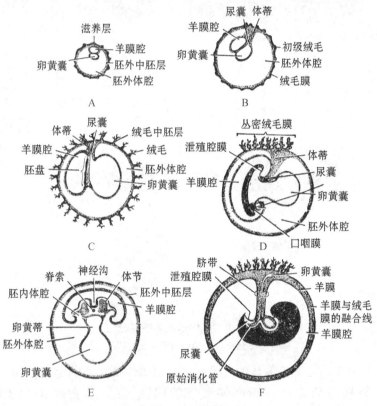

图4-9　胎膜形成模式图

　　第8周末,圆柱形胚体形成,可见外胚层包于胚体的外表;卵黄囊与体蒂连于胚胎的腹侧,外包羊膜,形成脐带;胚体借脐带悬浮于羊膜腔的羊水内;口咽膜和泄殖腔膜分别转到胚体头和尾的腹侧。内胚层卷折到胚体内,形成头尾方向的原始消化管,其腹侧中段借缩窄的卵黄管与卵黄囊连通,原始消化管的头端以口咽膜封闭,尾端以泄殖腔膜封闭。至此,胚体外表已可见眼、耳、鼻和肢芽等结构,并初具人形。

四、胎膜与胎盘

胎膜和胎盘是胚胎的附属结构,对胚胎的生长发育起着保护、营养以及与母体进行物质交换的作用,有的还有一定的内分泌功能。胎儿娩出后,胎膜、胎盘与子宫蜕膜一并排出,总称衣胞。

(一)胎膜

胚胎学研究将绒毛膜、羊膜、卵黄囊、尿囊和脐带(图4-9)包括在**胎膜(fetal membrane)** 中。在妇产科临床工作中,胎膜一般仅指绒毛膜与羊膜(因卵黄囊和尿囊在胚胎发育过程中闭锁退化),并将羊水、脐带另列。

1. 绒毛膜

绒毛膜(chorion) 由滋养层和衬于其内的胚外中胚层发育而成。胚泡植入过程中,滋养层逐步分化为细胞滋养层和合体滋养层。第2周末,细胞滋养层局部增生,伸入合体滋养层内,形成许多绒毛状突起,直接与子宫蜕膜接触。外层的合体滋养层和内部的细胞滋养层构成了初级绒毛干。绒毛的发育使两者的接触面增大,有利于胚胎与母体间的物质交换。第3周,胚外中胚层深入初级绒毛干轴心,形成次级绒毛干。第3周末,绒毛干中轴的胚外中胚层分化出结缔组织和血管,称为三级绒毛干(图4-10)。各级绒毛干都发出分支,形成许多细小的绒毛。绒毛干

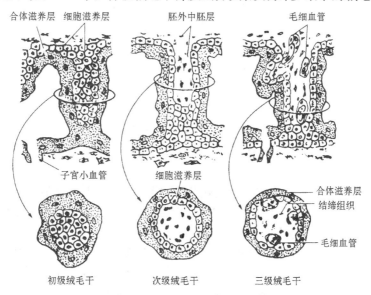

图4-10　绒毛干的分化发育
上排为绒毛干的纵切面;下排为绒毛干的横切面

末端的细胞滋养层细胞增殖,穿出外包的合体滋养层,直达蜕膜组织,将绒毛固着于蜕膜上。这些细胞滋养层细胞沿蜕膜扩展与相邻绒毛干相同的细胞彼此连接,形成一层细胞滋养层壳,使绒毛膜与子宫蜕膜牢固连接。

胚胎早期,整个绒毛膜表面的绒毛均匀分布。此后随着胚胎的生长,极端滋养层处的绒毛与子宫基蜕膜相邻,因血供充足营养丰富,故反复分支,生长茂盛,称为**丛密绒毛膜(villous chorion)**,又称**叶状绒毛膜(chorion frondosum)**(图4-9),与基蜕膜共同构成胎盘。丛密绒毛膜内的血管通过脐带与胚体内的血管通连(图4-12)。与子宫包蜕膜相邻的绒毛因血供不足而逐渐退化消失,该处的绒毛膜表面变得光滑,称为**平滑绒毛膜(smooth chorion)**。随着胚胎的生长发育以及羊膜腔的不断扩大,羊膜、平滑绒毛膜和包蜕膜进一步凸向子宫腔,最终与壁蜕膜融合,胚外体腔与子宫腔均消失,子宫内仅留存羊膜腔(图4-9)。

胚胎通过绒毛摄取母血中的营养物质并排出代谢产物。在绒毛膜发育过程中,若绒毛血管发育或连通不良,胚胎可因缺乏营养而发育迟缓或死亡。若绒毛内滋养层细胞过度增生、间质水肿呈囊泡状,其内充满混浊液体,形似葡萄串,称为水泡状胎块或葡萄胎。若滋养层细胞癌变,即为绒毛膜上皮癌。

2. 羊膜囊

羊膜囊是由羊膜包绕构成的囊状结构,中间为充满**羊水(amniotic fluid)**的羊膜腔。羊膜是透明无血管的薄膜,由单层羊膜上皮和胚外中胚层构成,早期的羊膜囊位于胚盘的背侧,随着胚盘的头褶、尾褶和侧褶而向腹面卷折,羊膜囊快速扩大使羊膜与绒毛膜相贴,胚外体腔消失。胚体逐渐被羊膜囊包绕,悬浮于羊水中(图4-9)。

妊娠早期羊膜腔内的羊水除了由羊膜上皮细胞分泌外,主要是母体血清经胎膜进入羊膜腔的透析液,无色透明;妊娠中期以后,胎儿尿液排入羊水,成为羊水的重要来源,使其略显浑浊。羊水内悬有小片状物,包括胎脂、胎儿脱落上皮细胞、毳毛、毛发、少量白细胞、清蛋白和尿酸盐等。羊水中含有大量激素(包括雌三醇、孕酮、前列腺素、胎盘生乳素和绒毛膜促性腺激素等)。羊水中的酶含量较母体血清中明显增加。

羊水不断产生,同时又被羊膜吸收并由胎儿吞咽,处于一种不断更新的动态平衡状态。适量的羊水为悬浮的胎儿提供了一个可以自由活动的适宜的发育环境。羊水可保护胎儿,缓冲外界对胎儿的压力,减轻震荡,防止肢体与周围组织粘连;避免子宫肌壁或胎儿对脐带的直接压迫所致的胎儿窘迫;临产宫缩时,羊水直接受宫缩压力能使压力均匀分布,避免胎儿局部受压。同时也保护母体,减少胎动所致的不适感;分娩时羊水冲洗阴道减少感染,有助于胎儿娩出。

羊水量随着羊膜囊的扩大而相应增多,在妊娠38周时约1 000 ml,此后逐渐减少,至妊娠足月时约 800 ml。羊水含量异常往往预示某些先天性畸形的存在,如妊娠晚期羊水量少于 300 ml 者称为羊水过少,可能是胎儿肾脏发育不全或尿道闭锁,尿液不能排入羊膜腔所致;而羊水过多(2 000 ml 以上)则往往是因为胎儿神经管缺陷性疾病或消化管闭锁不能吞饮羊水而造成,羊水量的异常可影响胎儿的正常发育。经羊膜穿刺抽取羊水,对羊水中的各种成分及胎儿脱落的上皮细胞等进行检测,可早期诊断某些先天性畸形和遗传性疾病。

母体、胎儿、羊水三者间的液体通过一系列的交换维持平衡,母儿间的液体交换,主要通过胎盘,每小时约 3 600 ml。母体与羊水的交换,主要通过胎膜。羊水与胎儿的交换,主要通过胎儿消化管、呼吸道、泌尿道以及角化前皮肤等。

3. 卵黄囊

卵黄囊壁由内胚层和胚外中胚层围成(图 4-9),其顶部的内胚层构成原始消化管。造血干细胞和原始生殖细胞分别来源于卵黄囊壁胚外中胚层的血岛以及卵黄囊的内胚层。鸟类胚胎的卵黄囊很发达,囊内储有大量卵黄,为胚胎发育提供营养。人胚胎的卵黄囊不发达,是种系发生和进化的重演。人胚胎卵黄囊被包入脐带后,与原始消化管相连的卵黄管于第 6 周闭锁,卵黄囊也逐渐退化(图 4-9)。

4. 尿囊

尿囊(allantois)是卵黄囊尾端向体蒂长出的一条盲管(图 4-9),由内胚层和胚外中胚层组成。随着胚体的形成而开口于原始消化管后段的腹侧,尿囊根部参与膀胱的生成,其余部分退化闭锁。人类的尿囊是遗迹性器官,尿囊壁的胚外中胚层形成血管,在卷入脐带后,尿囊动脉与尿囊静脉演变为脐动脉和脐静脉,维系胎儿与母体之间的物质交换。

5. 脐带

脐带(umbilical cord)是由羊膜包绕体蒂、尿囊、卵黄囊而形成的索条状结构,连于胎儿脐部与胎盘间(图 4-9);妊娠足月胎儿的脐带长 30~70 cm,平均约 50 cm,直径 1.0~2.5 cm,内有 2 根脐动脉和 1 根脐静脉连接胚胎血管与胎盘绒毛血管。脐带过短(20 cm 以下)分娩时会引起胎盘过早剥离,造成出血过多。脐带过长(120 cm 以上)易发生脐带绕颈或绕肢体,造成胎儿局部发育不良,甚至窒息死亡。

(二)胎盘

胎盘(placenta)由胎儿的丛密绒毛膜(叶状绒毛膜)和母体的基蜕膜共同组成,是胚胎与母体间进行物质交换的场所,并有重要的内分泌功能。

1. 胎盘的结构

胎盘呈圆盘状,中央厚边缘薄。足月胎儿的胎盘直径为 15~20 cm,平均厚

2.5 cm,重约500 g。胎盘分光滑的子体面和凹凸不平的母体面。胎盘子体面覆有羊膜,羊膜光滑,无血管、神经及淋巴,具有一定的弹性。脐带多附于其中央,在羊膜之下脐血管的分支向四周呈放射状行走。母体面由浅沟分隔成15～20个肉眼可见的胎盘小叶(图4-11),也称母体叶。在胎盘垂直切面上可见丛密绒毛膜发出约60个呈树枝状分支的绒毛干,绒毛干的末端以细胞滋养层壳固着于基蜕膜上,称为固定绒毛;其众多的分支呈游离状,称为游离绒毛。绒毛内丰富的毛细血管与脐动、静脉相连。绒毛干之间的间隙为绒毛间隙,细胞滋养层壳与其下方的基蜕膜共同形成绒毛间隙的底,称为蜕膜板。蜕膜板构成的蜕膜间隔伸入绒毛间隙内,称为

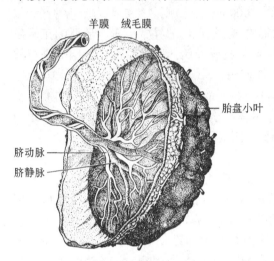

图4-11 胎盘结构模式图

胎盘隔。胎盘隔分隔胎盘形成胎盘小叶,每个小叶内含2～4个绒毛主干及其所属分支。子宫螺旋动脉与子宫静脉穿过蜕膜板开口于绒毛间隙,母体血液充满在绒毛间隙内,绒毛浸于母血中(图4-12)。由于胎盘小叶的分隔不完全,母血可在小叶间流通。

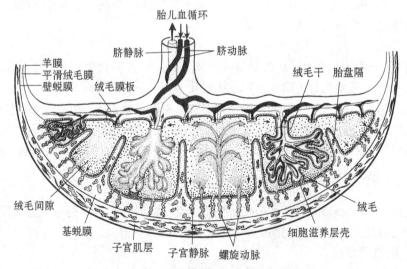

图4-12 胎盘结构与血液循环模式图

2. 胎盘的血液循环与胎盘膜

胎盘内有母体和胎儿两套血循环,彼此的血液互不相通。胎儿脐动脉的静脉血经其分支流入绒毛毛细血管,通过胎盘膜与绒毛间隙内的母体血进行物质交换后,成为含氧量高的动脉血,再经脐静脉回流到胎儿。母体子宫螺旋动脉流入绒毛间隙的动脉血,与绒毛毛细血管内的胎儿血进行物质交换后,成为含氧量低的静脉血,从子宫静脉回流入母体(图 4 - 12)。母体和胎儿的血液在各自封闭的管道内循环。

胎盘内胎儿血与母体血进行物质交换所必须通过的结构,称为**胎盘膜**(**placental membrane**)或**胎盘屏障**(**placental barrier**),妇产科又称**血管合体膜**(**vasculo-syncytial membrane,VSM**)。早期胎盘膜由合体滋养层、细胞滋养层及其基膜、薄层绒毛结缔组织、绒毛毛细血管内皮基膜及内皮细胞构成。随着胎儿的发育,细胞滋养层逐渐消失,有些部位的合体滋养层胞质变薄。妊娠晚期,母血与胎血仅隔薄层合体滋养层、毛细血管内皮细胞及两者的基膜,故通透性很强,更有利于胎血与母血间的物质交换。

3. 胎盘的功能

(1)物质交换和屏障作用　物质交换是胎盘的主要功能。胎儿的生长发育所需要的 O_2 和营养物质通过胎盘从母血中获得,并排出 CO_2、尿素、肌酐和肌酸等代谢产物。

1)气体交换:O_2 及 CO_2 以简单扩散方式在母体与胎儿之间进行交换,可替代胎儿呼吸系统的功能。CO_2 通过胎盘屏障的速度比 O_2 快约 20 倍,故 CO_2 容易自胎儿通过绒毛间隙直接向母体迅速扩散。

2)营养物质供应:可替代胎儿消化系统的功能。① 葡萄糖是胎儿热能的主要来源,以易化扩散方式通过胎盘;② 胎血氨基酸浓度高于母血,以主动运输方式通过胎盘。电解质及维生素多数以主动运输方式通过胎盘;③ 胎盘中含有多种酶,如氧化酶、还原酶和水解酶等,可将复杂化合物分解为简单物质,也能将简单物质合成后供给胎儿。

3)排出代谢产物:胎儿代谢产物如尿素、尿酸、肌酐、肌酸等,经胎盘进入母血,自母体排出体外,可替代胎儿泌尿系统的功能。

4)防御功能:胎盘的屏障作用极有限。各种病毒(如风疹病毒、巨细胞病毒等)、药物、化学物质可通过胎盘膜,影响胚胎的正常发育,致畸甚至死亡。细菌、弓形虫、衣原体、螺旋体可在胎盘部位形成病灶,破坏绒毛结构进入胎体感染胎儿。母血中抗体如 IgG 能通过胎盘。孕妇用药须慎重,并注意防止病毒的感染。

(2)内分泌功能　胎盘可分泌多种蛋白类激素和类固醇激素,对维持妊娠、保证胎儿生长发育起重要作用。胎盘合体滋养层于妊娠第 2 周开始分泌**绒毛膜促性**

腺激素(human chorionic gonadotropin, hCG),至第 8～10 周达到高峰,以后逐渐下降,近 20 周时降至最低点,hCG 能促进母体妊娠黄体的生长发育以维持妊娠;合体滋养层于妊娠第 2 个月开始分泌**绒毛膜促乳腺生长激素(human placental lactogen, hPL)**,第 8 个月达高峰直至分娩,能促进胎儿生长,促使母体乳腺腺泡发育。妊娠第 4 个月合体滋养层开始分泌类固醇激素、孕激素和雌激素,以后逐渐增多并逐渐替代母体妊娠黄体分泌的孕激素和雌激素,起维持妊娠的作用。

胎盘合体滋养层细胞还能合成多种酶,如**缩宫素酶(oxytocinase)、耐热性碱性磷酸酶(heat stable alkaline phosphatase, HSAP)**等,前者灭活缩宫素(催产素),维持妊娠;后者为胎盘功能检查的一项指标。

五、双胎、多胎和联胎

(一)双胎

双胎又称**孪生(twin)**,可分为双卵孪生和单卵孪生,双胎的发生率约 1%。

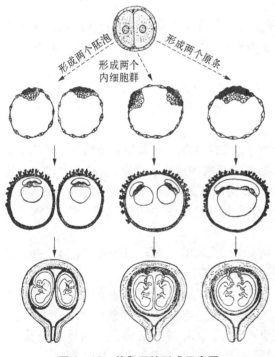

图 4-13　单卵双胎形成示意图

1. 双卵孪生

双卵孪生即来自 2 个受精卵的双胎,每个胚胎有各自的胎盘、胎膜,其遗传性状、性别与普通兄弟姐妹之间的关系相同,仅是同龄而已,几乎 2/3 的双胎为双卵孪生。

2. 单卵孪生和联胎

单卵孪生来自一个受精卵的双胎,两者遗传基因完全相同,性别一致,相貌生理特征极相似,血型和组织相容性抗原也相同,组织器官可互相移植而不被排斥。单卵孪生可在胚胎发育的不同阶段发生(图 4-13):①分离最早可发生于 2 细胞期,但较少见。卵裂球分离为两团,形成两个胚泡,发育为两个胚胎,它们有各自的羊膜和绒毛膜;②多见于一个胚泡内出现两个内细胞群,发育为两个胚胎,它们有各自的羊膜,但共有一个绒毛膜与胎盘;③胚盘上出现两个原条,发育为两个胚胎,这类孪生儿位于同一个羊膜腔,共有一个绒毛膜与胎盘。

在单卵孪生中,一个胚盘出现两个原条发育为两个胚胎时,若发生部分连接,称为联胎又称联体双胎。一类为对称性联胎如头联胎、胸联胎、臀联胎等(图4-14);另一类为不对称性联胎,一大一小,小者发育不全,则形成寄生胎或胎中胎。

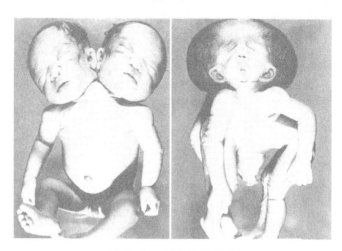

图4-14 联体双胎照片

(二)多胎

一次妊娠两个以上胚胎称为多胎。多胎的原因可以是单卵性、多卵性或混合性。多胎的发生率约万分之一,三胎以上的多胎更为罕见。

六、先 天 畸 形

先天畸形(congenital malformation)是指胚胎发育过程中由于种种因素造成器官组织形态结构的异常。近年来,随环境污染的加重,先天畸形的发生率有所上升。有些畸形导致死胎;有些畸形轻微无损健康;有些位于内脏的畸形尸检后才发现;有些畸形出生后数年才能表现出来;先天畸形的实际发生率不易准确统计。我国近年来统计先天残疾儿童占年出生人口的4%~6%。

(一)先天畸形的分类

1. 一般分类

先天畸形的分类可按病因学分类,分为遗传因素、环境因素和原因不明三大类;也可从胚胎学和病理学分类,分为发育不全、发育不良、增生(发育过度)、骨骼发育异常、遗传结构残留、吸收不全、超数和异位发生、发育滞留和非典型分化等。

2. 先天畸形的国际统计学分类

世界卫生组织(WHO)在疾病的国际统计学分类中,根据先天畸形的发生部位进行分类,其分类编码为 3 位数字,小数点后的为畸形亚类的编码,并提出作为世界各国常规的监测对象的 12 种先天畸形(表 4-1)。在此基础上,根据我国出生缺陷监测的具体情况,增加了多见或较多见的 19 种畸形,并对 WHO 的分类方法加以修改补充,将尿道上裂加入尿道下裂一类中,上肢与下肢的短肢畸形合为一类(表 4-2)。

表 4-1　国际常规检测的 12 种先天畸形

先 天 畸 形	国际分类编码	先 天 畸 形	国际分类编码
无脑儿	740	直肠及肛门闭锁	751.2
脊柱裂	741	尿道下裂	752.2
脑积水	742	短肢畸形——上肢	755.2
腭裂	749.0	短肢畸形——下肢	755.3
全部唇裂	749.1~749.2	先天性髋关节脱位	755.6
食管闭锁及狭窄	750.2	唐氏综合征	759.3

表 4-2　我国监测的 19 种先天畸形

先 天 畸 形	国际分类编码	先 天 畸 形	国际分类编码
无脑儿	740	短肢畸形(上、下肢)	755.2~755.3
脊柱裂	741	先天性髋关节脱位	755.6
脑积水	742	畸形足	754
腭裂	749.0	多指与并指(趾)	755.0~755.1
全部唇裂	749.1~749.2	血管瘤(73 cm)	620
先天性心血管病	746~747	色素痣(73 cm)	757.1
食管闭锁及狭窄	750.2	唐氏综合征	759.3
直肠及肛门闭锁	751.2	幽门肥大	750.1
内脏外翻	606	膈疝	603
尿道上、下裂	752.2~752.3		

(二)先天畸形的发生原因

引起先天性畸形的原因可分为遗传因素、环境因素以及两种因素的相互作用。

1. 遗传因素

在先天畸形中约 25% 为遗传因素所致,包括亲代畸形的血缘遗传和胚体细胞染色体畸形以及基因突变。

(1) 染色体畸变　包括染色体数目异常和结构异常。

染色体数目异常一般指染色体数目增加或减少 1~2 条。因为染色体如为多倍体的胚胎多自然流产。染色体增多引起的畸形多见于三体型,如 21 号染色体的三体型可引起先天愚型,即 Down(唐氏)综合征;18 号染色体的三体可引起 Edward 综合征(生长发育迟缓、耳畸形和手握紧等);13 号染色体三体引起 Patau 综合征(小眼、虹膜缺损、视网膜发育不良、多指(趾));性染色体三体(47,XXY)可引起先天性睾丸发育不全,即 Kinefelter 综合征等。染色体数目减少 1 条,称为单体型。常染色体的单体型可引起胚胎死亡;性染色体单体型胚胎仅 3% 成活且畸形,如先天性卵巢发育不全,即 Turner 综合征(45,XO)等。

染色体结构异常是指染色体断裂、缺失、易位和倒位等,5 号染色体短臂末端断裂缺失(5P−)可引起猫叫综合征。

(2) 基因突变　基因突变包括单基因突变和多基因突变。亲代发生基因突变,常可遗传数代,引起继代畸形。遗传方式有常染色体显性或隐性遗传及伴性遗传。基因突变引起的畸形主要有软骨发育不全、睾丸女性化综合征、多囊肾、小头畸形、皮肤松垂症等;另外还可引起酶缺陷,如白化病、苯丙酮尿症等以及先天性神经性耳聋、精神分裂症等。

2. 环境因素

胚胎在发生和发育过程中易受到各种环境因素的影响而致畸,这些环境因素称为致畸因子,包括以下五大类。

(1) 生物性致畸因子　已确定的生物性致畸因子有风疹病毒、巨细胞病毒、单纯疱疹病毒、柯萨奇病毒、弓形虫、梅毒螺旋体等。有些致畸因子可穿过胎盘膜直接作用于胚体,有些则作用于母体和胎盘,使母体发热、中毒、缺氧等或影响胎盘的功能,破坏胎盘屏障,间接影响胚胎发生。

(2) 物理性致畸因子　包括射线、微波、机械性作用等。射线能致胎儿神经系统发育障碍,如小头畸形、脊柱裂、智力低下等,妊娠 3 个月内最为敏感。其他物理性因子还有机械性压迫、损伤等。

(3) 化学性致畸因子　对人类有致畸作用的化学物包括一些亚硝基化合物、多环芳香碳氢化合物、农药以及铅、砷、汞等重金属。

(4) 致畸性药物　已确定的致畸药物有一些抗肿瘤药物、抗生素、激素、抗惊厥药物、抗精神病药物等,可产生不同程度的致畸作用,引起多种畸形。如用于治疗妊娠呕吐的镇静剂沙立度胺(反应停)可致胎儿短肢畸形,大量链霉素可引起先天性耳聋。

（5）其他致畸因子　孕妇吸烟可引起胎儿缺氧,酗酒可致胎儿酒精综合征,孕期缺氧、严重营养不良、维生素缺乏等均可引起胎儿畸形。如叶酸缺乏可引起神经管发育异常。

3. 环境因素与遗传因素的相互作用

大多数先天畸形是由于环境因素与遗传因素相互作用而形成的。其一,环境致畸因子可通过引起染色体畸变和基因突变而导致胚胎发生畸形;其二,胚胎的遗传特性决定和影响胚胎对致畸因子的易感程度。例如,在同一环境条件下,同时怀孕的妇女在一次生物致病因子风疹病毒流行中均受到了感染,但出生的新生儿有的出现畸形,有的却完全正常。原因在于,每个胚胎对风疹病毒的易感性不同,决定这种易感性的因素是胚体的结构和生化特性,而这种结构和生化特性又取决于胚体的遗传特性。

另外有些由遗传因素决定的先天性代谢缺陷性疾病,可以通过改变出生后某些环境因素来避免或减轻先天性异常的临床表现。如蚕豆病是由于红细胞内葡萄糖-6-磷酸脱氢酶的遗传缺陷,在某些药物（如磺胺、奎宁等）或蚕豆等环境因素作用下,出现急性溶血型贫血。但是只要不接触环境中的诱因,就可以不发病。通过控制环境因素,可使个体本身潜在的遗传因素不能表达,不出现临床表现,但不能根除对子代的遗传效应。

在遗传因素和环境因素相互作用引起的先天畸形中,两种因素所起的作用大小不同。用来衡量遗传因素在某种畸形中所起作用大小的指标,称为该畸形的遗传度。遗传度越高,说明遗传因素在畸形发生中的作用越大。如先天性心脏畸形的遗传度为35%,腭裂的遗传度为76%,脊柱裂的遗传度为60%,先天性巨结肠的遗传度为80%,无脑儿为60%,先天性髋关节脱位为70%,先天性幽门狭窄为75%。

（三）致畸敏感期

致畸敏感期是指胚胎在发育中受致畸因子作用后最易发生畸形的阶段。尽管胚胎发育的各个时期都可因致病因子和遗传因素的作用而使某个环节受干扰发生畸形,但其敏感度不同。一般受精后2周内属胚卵期,正值卵裂、胚泡形成、胚泡植入和胚层开始形成,此时致畸因子或可损伤整个胚胎或大部分细胞,致使胚胎死亡流产;或仅个别细胞受损,可由其他细胞补偿,不影响胚胎发育。胚期第3周起,尤其是第4~8周为各器官原基分化时期,最易受致畸因子的干扰而发生器官形态结构异常,属于致畸高度敏感期。由于胚胎各器官的分化发生时间不同,其致畸高度敏感期也不同。第9周以后为胎儿期,胎儿生长发育快,各器官进行组织分化和功能分化,受致畸因子作用后也会发生畸形,多为微观结构异常和功能缺陷,一般不出现肉眼可见的形态结构畸形。但有些器官如外生殖器直至第 8 个月才发育成形,故在此期受致畸因子作用出现外生殖器发育不全。而中枢神经系统脑细胞分化在胎 30 周到出生后 1 岁半,对致畸因子仍较敏感。

（张君慧　顾李颖）

第二节　妊娠与分娩

一、正常妊娠

（一）妊娠生理

1. 胚胎形成

详见本章第一节。

2. 胚胎、胎儿发育特征

妊娠开始 8 周的胎体称为**胚胎（embryo）**。自妊娠 9 周开始,直至分娩前称为**胎儿（fetus）**。此期胎儿由初具人形到各种组织及器官发育成熟离开母体后能适应外界生活条件。一般以 4 周为一**孕龄（gestational age）**单位,以此阐述胚胎及胎儿发育的特征。

4 周末:可辨认胚盘与体蒂。

8 周末:胚胎已初具人形,头大占整个胎体一半,能分辨出眼、耳、鼻、口、手指及足趾,各器官正在分化发育。心脏已形成,B 型超声检查可见心脏搏动。

12 周末:胎儿身长约 9 cm,顶臀长为 7.5 cm,头围为 7.4 cm,体重约 20 g,外生殖器已发育,可辨别出性别。四肢可活动。

16 周末:胎儿身长约 16 cm,顶臀长为 12.8 cm,头围为 12.6 crn,双顶径为 3.79 cm,体重约 100 g。从外生殖器可辨认胎儿性别。有呼吸运动,头皮已长出毛发,体毛出现。皮肤薄,呈深红色,无皮下脂肪。部分孕妇自觉有胎动。

20 周末:胎儿身长约 25 cm,顶臀长 17.7 cm,头围为 17.6 cm,双顶径为 4.68 cm,体重约 300 g。皮肤暗红,全身有毳毛及胎脂,开始有吞咽、排尿功能。经孕妇腹壁可听到胎心音。

24 周末:胎儿身长约 30 cm,顶臀长为 21.9 cm,头围为 22.3 cm,双顶径为 5.8 cm,体重约 700 g。各脏器已发育,皮下脂肪开始沉积,皮肤出现皱纹,出现眉毛。

28 周末:胎儿身长约 35 cm,顶臀长为 25.5 cm,头围为 26.3 cm,双顶径为 7.09 cm,体重约 1 000 g。出现睫毛,皮下脂肪少,皮肤粉红,有时有胎脂,有呼吸运动,出生后能啼哭,出生后易患呼吸窘迫综合征。四肢活动好。

32 周末:胎儿身长约 40 cm,顶臀长为 28.5 cm,头围为 29.9 cm,双顶径为 7.94 cm,体重约 1 700 g。毳毛已脱落。睾丸下降,生活力尚可,出生后加强护理可能存活。

36 周末:胎儿身长约 45 cm,顶臀长为 31.2 cm,头围为 33.1 cm,双顶径为 8.52 cm,体重约 2 500 g。皮下脂肪沉积较多,面部皱纹消失,指(趾)甲已达指(趾)端,出生后能哭啼及吸吮。基本可以存活。

40 周末:胎儿身长约 50 cm,顶臀长为 33.5 cm,头围为 35.5 cm,双顶径 >9.0 cm,体重约 3 000 g,发育成熟,皮肤粉红色,皮下脂肪多,哭声洪亮,吸吮力强,能很好存活。女性外生殖器发育良好,男性睾丸已下降至阴囊内。

临床常用新生儿身长作为判断胎儿月份的依据。妊娠前 20 周(即前 5 个妊娠月)的胎儿身长(cm) = 妊娠月数的平方,如妊娠 4 个月时胎儿身长 $= 4^2$ cm $= 16$ cm。妊娠后 20 周的胎儿身长(cm) = 妊娠月数 ×5,如妊娠 7 个月 $= (7 \times 5)$ cm $= 35$ cm。

3. 胎儿生理特点

在胎儿发育为成熟的个体这一阶段中,胎儿的各个生理系统不断发育完善,实现与母体的营养交换,并为出生后实现独立的新陈代谢做好各项准备。

(1) 胎儿循环系统 胎儿的营养供给和代谢产物排出均需由脐血管经胎盘、母体来完成(图 4-15)。

解剖学特点:① 脐静脉一条,生后闭锁为肝圆韧带,脐静脉的末支静脉导管生后闭锁为静脉韧带;② 脐动脉两条,出生后闭锁与相连的闭锁的腹下动脉成为腹下韧带;③ 动脉导管位于肺动脉及主动脉弓之间,生后闭锁为动脉韧带;④ 卵圆孔于出生后数分钟开始关闭,多在出生后 68 周完全闭锁。

血循环特点:① 来自胎盘的血液进入胎儿体内分 3 支:一支直接入肝,一支与门静脉汇合入肝,此两支血液经肝静脉入下腔静脉;另一支经静脉导管直接入下腔静脉。下腔静脉血是混合血,有来自脐静脉含氧量较高的血液,也有来自胎儿身体下半身含氧量较低的血液;② 卵圆孔位于左右心房之间,其开口处正对下腔静脉入口,下腔静脉入右心房的血液,绝大部分经卵圆孔进入左心房。上腔静脉进入右心房的血液,流向右心室,随后进入肺动脉;③ 肺循环阻力较大,肺动脉血液绝大部分经动脉导管流入主动脉,仅约 10% 血液经肺静脉入左心房。左心房血液进入左心室,继而进入主动脉直至全身后,经腹下动脉再经脐动脉进入胎盘,与母血进行交换。可见胎儿体内无纯动脉血,而是动静脉混合血。进入肝、心、头部及上肢的血

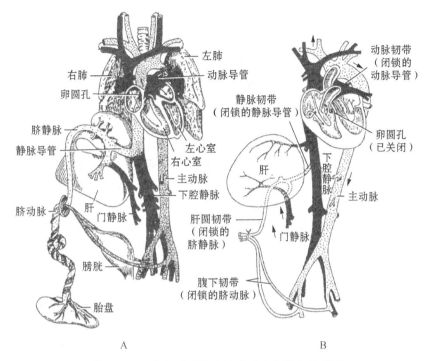

右肺　左肺
卵圆孔　动脉导管
脐静脉
静脉导管
左心室
右心室
主动脉
下腔静脉
脐动脉　肝　门静脉
膀胱
胎盘

动脉韧带
（闭锁的
动脉导管）
静脉韧带
（闭锁的静脉导管）
卵圆孔
（已关闭）
下
腔
静
脉
肝
主动脉
肝圆韧带
（闭锁的
脐静脉）
门静脉
腹下韧带
（闭锁的脐动脉）

A　　　　　　　　　　　B

图 4-15　胎盘、胎儿及新生儿的血液循环模式图
A. 胎儿的血液循环　B. 新生儿血液循环

液含氧量较高及营养较丰富以适应需要。注入肺及身体下半部的血液含氧量及营养较少。

（2）胎儿血液

1）红细胞生成：胎儿血循环约于受精后 3 周末建立,其红细胞生成主要来自卵黄囊。于妊娠 10 周肝是主要生成器官,以后骨髓、脾逐渐有造血功能。妊娠足月时骨髓产生 90% 红细胞。于妊娠 32 周红细胞生成素大量产生,故妊娠 32 周以后的早产儿及妊娠足月儿的红细胞数均增多,约为 $6.0 \times 10^{12}/L$。胎儿红细胞的生命周期短,仅为成人 120 d 的 2/3,故需不断生成红细胞。

2）血红蛋白生成：血红蛋白在原红细胞、幼红细胞和网织红细胞内合成,包括原始血红蛋白、胎儿血红蛋白和成人血红蛋白。在妊娠前半期均为胎儿血红蛋白,至妊娠最后 4~6 周,成人血红蛋白增多,至临产时胎儿血红蛋白仅占 25%。含胎儿血红蛋白的红细胞对氧有较高亲和力,与红细胞膜通透性增加有关。

3）白细胞生成：妊娠 8 周以后,胎儿血循环出现粒细胞。于妊娠 12 周胸腺、脾产生淋巴细胞,成为体内抗体的主要来源,构成防止病原菌感染及对抗外来抗原的又一道防线。妊娠足月时白细胞计数可高达 $(15~20) \times 10^{9}/L$。

(3) 胎儿呼吸系统　母儿血液在胎盘进行气体交换。胎儿出生前需具备呼吸道(包括气管直至肺泡)、肺循环及呼吸肌的发育。B 超检查于妊娠 11 周可见胎儿胸壁运动,妊娠 6 周时出现能使羊水进出呼吸道的呼吸运动,具有使肺泡扩张及生长的作用,每分钟 30~70 次,时快时慢,有时也很平稳。若出现胎儿窘迫时,出现大喘息样呼吸运动。

(4) 胎儿消化系统　妊娠 11 周时小肠有蠕动,至妊娠 16 周胃肠功能基本建立,胎儿能吞咽羊水,吸收水分、氨基酸、葡萄糖及其他可溶性营养物质,同时能排出尿液控制羊水量。胎儿肝内缺乏许多酶,不能结合因红细胞破坏产生的大量游离胆红素。少部分在肝内结合经胆道胆红素排入小肠氧化成胆绿素。胆绿素的降解产物导致胎粪呈黑绿色。

(5) 胎儿泌尿系统　妊娠 11~14 周时胎儿肾已有排尿功能,于妊娠 14 周胎儿膀胱内已有尿液,明确妊娠中期起,羊水的重要来源是胎儿尿液。

(6) 胎儿内分泌系统　胎儿甲状腺于妊娠第 6 周开始发育,是胎儿最早发育的内分泌腺。妊娠 12 周已能合成甲状腺激素。胎儿肾上腺发育良好,其重量与胎儿体重之比明显超过成人,胎儿肾上腺皮质主要由束状带组成,约占肾上腺的 85% 以上,能产生大量类固醇激素,与胎儿肝、胎盘、母体共同完成雌三醇的合成。

(7) 胎儿生殖系统及性腺分化发育　男性胎儿睾丸开始发育较早,约在妊娠第 9 周分化发育,至妊娠 14~18 周形成细精管。有睾丸后刺激间质细胞分泌睾酮,促使中肾管发育,支持细胞产生副中肾管抑制物质,使副中肾管退化。外阴部 5α - 还原酶使睾酮衍化为二氢睾酮,外生殖器向男性分化发育。睾丸于临产前降至阴囊内。

女性胎儿卵巢开始发育较晚,在妊娠 11~12 周分化发育,缺乏副中肾管抑制物质使副中肾管系统发育,形成阴道、子宫、输卵管。外阴部缺乏 5α -还原酶,外生殖器向女性分化发育。

4. 胎儿附属物的形成及其功能

详见本章第一节。

5. 妊娠期母体变化

由于胚胎、胎儿生长发育的需要,在胎盘产生的激素参与下,在神经内分泌的影响下,孕妇体内各系统发生一系列适应性的解剖和生理变化。了解妊娠期母体变化,有助于做好孕期保健工作,对患有器质性疾病的孕妇,应根据妊娠期间所发生的变化,考虑能否承担妊娠,为防止病情恶化尽早采取积极措施。

(1) 生殖系统的变化

1) 子宫:

a. 宫体:逐渐增大变软。子宫由非孕时 $(7~8)\,cm \times (4~5)\,cm \times (2~3)\,cm$ 增

大至妊娠足月时 35 cm ×25 cm ×22 cm。妊娠早期子宫呈球形或椭圆形且不对称，受精卵着床部位的子宫壁明显突出。妊娠 12 周以后，增大的子宫渐呈均匀对称并超出盆腔，可在耻骨联合上方触及。妊娠晚期的子宫呈不同程度右旋，与乙状结肠在盆腔左侧占据有关。

宫腔容量非孕时约 5 ml，至妊娠足月约 5 000 ml，增加 1 000 倍。子宫重量非孕时约 50 g，至妊娠足月约 1 000 g，增加 20 倍，主要是子宫肌细胞肥大，胞质内充满具有收缩活性的肌动蛋白和肌浆球蛋白，为临产后子宫阵缩提供物质基础。子宫壁厚度由非孕时约 1 cm，于孕中期逐渐增厚达 2.0 ~2.5 cm，至孕末期又渐薄，妊娠足月时厚度为 0.5 ~1.0 cm。子宫增大最初受内分泌激素的影响，以后的子宫增大则因宫腔内压力的增加。子宫各部的增长速度不一。宫底部于妊娠后期增长最快，宫体部含肌纤维最多，子宫下段次之，宫颈最少，以适应临产后子宫阵缩由宫底部向下递减，促使胎儿娩出。自妊娠 12 ~14 周起，子宫出现不规则无痛性收缩，可由腹部检查时触知，孕妇有时自己也能感觉到。特点为稀发和不对称，尽管其强度及频率随妊娠进展而逐渐增加，但宫缩时宫腔内压力不超过 1.3 ~2.0 kPa，故无疼痛感觉，称为 Braxton Hicks 收缩。子宫动脉由非孕时屈曲至妊娠足月时变直，以适应胎盘内绒毛间隙血流量增加的需要。妊娠足月时子宫血流量为 500 ~700 ml/min，较非孕时增加 4 ~6 倍，当宫缩时，子宫血流量明显减少。

b.子宫峡部：位于宫体与宫颈之间最狭窄部位，非孕时长约 1 cm。妊娠后变软，妊娠 10 周时子宫峡部明显变软。妊娠 12 周以后，子宫峡部逐渐伸展拉长变薄，扩展成为宫腔的一部分，临产后可伸展至 7 ~10 cm，成为产道的一部分，此时称为子宫下段。

c.宫颈：于妊娠早期，黏膜充血及组织水肿，致使外观肥大、紫蓝色及变软。宫颈管内腺体肥大，宫颈黏液增多，形成黏稠的黏液栓，有保护宫腔免受外来感染侵袭的作用。接近临产时，宫颈管变短并出现轻度扩张。由于宫颈鳞状上皮与柱状上皮交接部外移，宫颈表面出现糜烂面，称为假性糜烂。

2）卵巢：妊娠期略增大，停止排卵。一侧卵巢可见妊娠黄体。妊娠黄体于妊娠 10 周前产生雌激素及孕激素，以维持妊娠的继续。黄体功能于妊娠 10 周后由胎盘取代。黄体在妊娠 3 ~4 个月时开始萎缩。

3）输卵管：妊娠期输卵管伸长，但肌层并不增厚。黏膜上皮细胞变扁平，在基质中可见蜕膜细胞。有时黏膜呈蜕膜样改变。

4）阴道：妊娠期黏膜变软，充血水肿呈紫蓝色。皱襞增多，伸展性增加。阴道脱落细胞增加，分泌物增多常呈白色糊状。阴道上皮细胞含糖原增加，乳酸含量增多，使阴道分泌物 pH 降低，不利于一般致病菌生长，有利于防止感染。

5）外阴：妊娠期外阴部充血，皮肤增厚，大小阴唇色素沉着，大阴唇内血管增多及结缔组织变松软,故伸展性增加。小阴唇皮脂腺分泌增多。

(2) 乳房的变化 乳房于妊娠早期开始增大,充血明显。孕妇自觉乳房发胀或偶有刺痛,浅静脉明显可见。腺泡增生使乳房较硬韧,乳头增大变黑,易勃起。乳晕变黑,乳晕外围的皮脂腺肥大形成散在的结节状小隆起,称为**蒙氏结节**(**Montgomery's tubercles**)。妊娠期间胎盘分泌大量雌激素刺激乳腺腺管发育,分泌大量孕激素刺激乳腺腺泡发育。乳腺发育完善还需垂体催乳激素、胎盘生乳素以及胰岛素、皮质醇、甲状腺激素等的参与。已知乳腺细胞膜有垂体催乳激素受体,细胞质内有雌激素受体和孕激素受体。妊娠期虽有大量的多种激素参与乳腺发育,做好泌乳准备,但妊娠期间并无乳汁分泌,与大量雌、孕激素抑制乳汁生成有关。于妊娠末期,尤其在接近分娩期挤压乳房时,可有数滴稀薄黄色液体溢出称为初乳,人正式分泌乳汁需在分娩后。

(3) 循环系统的变化

1) 心脏:妊娠后期因膈肌升高,心脏向左、向上、向前移位,更贴近胸壁,心尖搏动左移约 1 cm,心浊音界稍扩大。心脏移位使大血管轻度扭曲,加之血流量增加及血流速度加快,在多数孕妇的心尖区可闻及 1~2 级柔和吹风样收缩期杂音,产后逐渐消失。心脏容量从妊娠早期至妊娠末期约增加 10%,心率于妊娠晚期每分钟增加 10~15 次。心电图因心脏左移出现轴左偏。心音图多有第一心音分裂。

2) 心输出量:心输出量增加对维持胎儿生长发育极重要。心输出量约自妊娠10 周开始增加,至妊娠 32 周达高峰,左侧卧位测量心输出量较未孕时约增加 30%,每次心输出量平均约为 80 ml,此后持续此水平直至分娩。孕妇心输出量对活动的反应较未孕妇女明显。临产后,特别在第二产程期间,心输出量显著增加。

3) 血压:在妊娠早期及中期血压偏低,在妊娠晚期血压轻度升高。一般收缩压无变化,舒张压因外周血管扩张、血液稀释及胎盘形成动静脉短路而轻度降低,使脉压稍增大。孕妇体位影响血压,坐位高于仰卧位。

4) 静脉压:妊娠对上肢静脉压无影响。股静脉压于妊娠 20 周开始,于仰卧位、坐位或站立时均明显升高,系因妊娠后盆腔血液回流至下腔静脉的血量增加,增大的子宫压迫下腔静脉使血液回流受阻。侧卧位时能解除子宫的压迫,改善静脉回流。由于下肢外阴及直肠静脉压增高,加之妊娠期静脉壁扩张,孕妇容易发生下肢、外阴静脉曲张和痔。孕妇若长时间处于仰卧位姿势,能引起回心血量减少,心输出量随之减少使血压下降,称为仰卧位低血压综合征。

(4) 血液的改变

1) 血容量:循环血容量于妊娠 6~8 周开始增加,至妊娠 32~34 周达高峰,增加 30%~45%,平均约增加 1 500 ml,维持此水平直至分娩。血容量增加包括血浆及红细胞增加,血浆增加多于红细胞增加,血浆约增加 1 000 ml,红细胞约增加

500 ml,出现血液稀释。

2)血液成分

a. 红细胞:妊娠期骨髓不断产生红细胞,网织红细胞轻度增多。由于血液稀释,红细胞计数约为 3.6×10^6/L(非孕妇女约为 4.2×10^6/L),血红蛋白值约为110 g/L(非孕妇女约为 130 g/L)。孕妇储备铁约 0.5 g,为适应红细胞增加和胎儿生长及孕妇各器官生理变化的需要容易缺铁,应在妊娠中、晚期开始补充铁剂,以防血红蛋白值过分降低。

b. 白细胞:从妊娠 7~8 周开始轻度增加,至妊娠 30 周达高峰,为 10×10^9 ~ 12×10^9/L,有时可达 15×10^9/L(非孕妇女为 5×10^9 ~ 8×10^9/L),主要为中性粒细胞增多,淋巴细胞增加不多,而单核细胞和嗜酸性粒细胞几乎无改变。

c. 凝血因子:妊娠期血液处于高凝状态。凝血因子Ⅱ、Ⅴ、Ⅶ、Ⅷ、Ⅸ、Ⅹ增加,仅见凝血因子Ⅺ、ⅩⅢ降低。血小板数量无明显改变。妊娠晚期凝血酶原时间及部分孕妇凝血活酶时间轻度缩短,凝血时间无明显改变。血浆纤维蛋白原含量于妊娠末期可达 4~5 g/L(非孕妇女约为 3 g/L);红细胞沉降率加快,可高达100 mm/h。妊娠期纤维蛋白溶酶原显著增加,优球蛋白溶解时间延长,表明妊娠期间纤溶活性降低。

d. 血浆蛋白:由于血液稀释,从妊娠早期开始降低,至妊娠中期血浆蛋白为60~65 g/L,主要是白蛋白减少,约为 35 g/L,以后持续此水平直至分娩。

(5)泌尿系统的变化 由于孕妇及胎儿代谢产物增多,肾脏负担过重。妊娠期肾脏略增大,肾血浆流量(RPF)及肾小球滤过率(GFR)于妊娠早期均增加,以后在整个妊娠期间维持高水平,RPF 比非孕时约增加 35%,GFR 约增加 50%。RPF与 GFR 均受体位影响,孕妇仰卧位尿量增加,故夜尿量多于日尿量。代谢产物尿素、尿酸、肌酸和肌酐等排泄增多,其血中浓度则低于非怀孕妇女。

由于 GFR 增加,肾小管对葡萄糖再吸收能力不能相应增加,约 15% 孕妇饭后可出现糖尿,应注意与真性糖尿病相鉴别。受孕激素影响,泌尿系统平滑肌张力降低。自妊娠中期肾盂及输尿管轻度扩张,输尿管增粗及蠕动减弱,尿流缓慢,且右侧输尿管受右旋妊娠子宫压迫,加之输尿管有尿液逆流现象,孕妇易患急性肾盂肾炎,以右侧多见。

(6)呼吸系统的变化 妊娠期间胸廓改变主要表现为肋膈角增宽、肋骨向外扩展,胸廓横径及前后径加宽使周径加大。孕妇于妊娠中期耗氧量增加 10% ~20%,而肺通气量约增加 40%,有过度通气现象,使动脉血 PO_2 增高达 92 mmHg,PCO_2 降至 32 mmHg,有利于供给孕妇本身及胎儿所需的氧,通过胎盘排出胎儿血中的二氧化碳。于妊娠晚期子宫增大,膈肌活动幅度减少,胸廓活动加大,以胸式呼吸为主,气体交换保持不减。呼吸次数于妊娠期变化不大,每分钟不超过 20 次,但呼吸较深。归纳妊娠期肺功能的变化有：① 肺活量无明显改变；② 通气量每分钟约增加 40%，主要是潮气量约增加 39%；③ 残气量约减少 20%；④ 肺泡换气量约增加 65%；⑤ 上呼吸道黏膜增厚，轻度充血水肿，使局部抵抗力减低，容易发生感染。

(7) 消化系统的变化　受大量雌激素影响，齿龈肥厚，易患齿龈炎致齿龈出血。牙齿易松动及出现龋病。妊娠期胃肠平滑肌张力降低，贲门括约肌松弛，胃内酸性内容物可反流至食管下部产生"烧心"感。胃酸及胃蛋白酶分泌量减少。胃排空时间延长，容易出现上腹部饱满感，故孕妇应防止饱餐。肠蠕动减弱，粪便在大肠停留时间延长出现便秘，常引起痔疮或使原有痔疮加重。肝脏不增大，肝功能无明显改变。胆囊排空时间延长，胆道平滑肌松弛，胆汁稍黏稠使胆汁淤积。妊娠期间容易诱发胆石病。

(8) 皮肤的变化　妊娠期垂体分泌促黑素细胞激素增加，加之雌、孕激素大量增多，使黑色素增加，导致孕妇乳头、乳晕、腹白线、外阴等处出现色素沉着。颜面部并累及眶周、前额、上唇和鼻部，边缘较明显，呈蝶状褐色斑，习称妊娠黄褐斑，于产后逐渐消退。随妊娠子宫的逐渐增大，加之肾上腺皮质于妊娠期间分泌糖皮质激素增多，该激素分解弹力纤维蛋白，使弹力纤维变性，加之孕妇腹壁皮肤张力加大，使皮肤的弹力纤维断裂，呈多量紫色或淡红色不规则平行的条纹状萎缩斑，称为妊娠纹，见于初产妇。旧妊娠纹呈银白色，见于经产妇。

(9) 内分泌系统的变化

1) 垂体：妊娠期腺垂体增生肥大明显。嗜酸细胞肥大增多称为妊娠细胞。

a. 促性腺激素：在妊娠早期，由于妊娠黄体继而又由于胎盘分泌大量雌激素及孕激素，对下丘脑及腺垂体的负反馈作用，使促性腺激素分泌减少，故妊娠期间卵巢内的卵泡不再发育成熟，也无排卵。

b. 催乳激素：从妊娠 7 周开始增多，随妊娠进展逐渐增量，妊娠足月分娩前达高峰约 200 μg/L，为非孕妇女 10 μg/L 的 20 倍。催乳激素有促进乳腺发育的作用，为产后泌乳做准备。分娩后若不哺乳，于产后 3 周内降至非孕时水平，哺乳者则多在产后 80～100 d 或更长时间才降至非孕时水平。

2) 肾上腺皮质

a. 皮质醇：为主要的理糖激素，因妊娠期雌激素大量增加，使中层束状带分泌的皮质醇增多 3 倍，进入血循环后，75% 与肝脏产生的类固醇结合球蛋白结合，15% 与白蛋白结合。血循环中类固醇虽大量增加，但仅有 10% 为起活性作用的游离类固醇，故孕妇无肾上腺皮质功能亢进表现。

b. 醛固酮：为主要的理盐激素。使外层球状带分泌的醛固酮于妊娠期增加 4 倍，但仅有 30%～40% 为起活性作用的游离醛固酮，故不致引起过多水钠潴留。

　　c. 睾酮：使内层网状带分泌的睾酮略有增加,表现为孕妇阴毛及腋毛增多、增粗。

　　3）甲状腺：妊娠期由于腺组织增生和血运丰富,甲状腺呈均匀增大,约比非孕时增大65%。受大量雌激素影响,肝脏产生的甲状腺素结合球蛋白增加2~3倍。血循环中的甲状腺激素虽增多,但游离甲状腺激素并未增多,故孕妇通常无甲状腺功能亢进表现。孕妇与胎儿体内的促甲状腺激素均不能通过胎盘,而是各自负责自身甲状腺功能的调节。

　　（10）新陈代谢的变化

　　1）基础代谢率：基础代谢率（BMR）于妊娠早期稍下降,于妊娠中期逐渐增高,至妊娠晚期可增高15%~20%。

　　2）体重：于妊娠13周前体重无明显变化。妊娠13周起体重平均每周增加350 g,直至妊娠足月时体重平均约增加12.5 kg,包括胎儿、胎盘、羊水、子宫、乳房、血液、组织间液及脂肪沉积等。

　　3）碳水化合物代谢：妊娠期胰岛功能旺盛,分泌胰岛素增多,使血循环中的胰岛素增加,故孕妇空腹血糖值稍低于非孕妇女,糖耐量试验时血糖增高幅度大且恢复延迟。已知于妊娠期间注射胰岛素后降血糖效果不如非孕妇女,提示靶细胞有拮抗胰岛素功能或因胎盘产生胰岛素酶破坏胰岛素,故妊娠期间胰岛素需要量增多。

　　4）脂肪代谢：妊娠期肠道吸收脂肪能力增强,血脂增高,脂肪能较多积存。妊娠期能量消耗多,糖原储备减少。若遇能量消耗过多时,体内动用大量脂肪使血中酮体增加,发生酮血症。孕妇尿中出现酮体多见于妊娠剧吐时,或产妇因产程过长、能量过度消耗使糖原储备量相对减少时。

　　5）蛋白质代谢：孕妇对蛋白质的需要量增加,呈正氮平衡状态。孕妇体内储备的氮除供给胎儿生长发育及子宫、乳房增大的需要外,还为分娩期消耗做准备。

　　6）水代谢：妊娠期机体水分平均约增加7 L,水钠潴留与排泄形成适当比例而不引起水肿。但至妊娠末期组织间液可增加1~2 L。

　　7）矿物质代谢：胎儿生长发育需要大量钙、磷、铁。胎儿骨骼及胎盘的形成,需要较多的钙,妊娠末期的胎儿体内含钙25 g、磷14 g,绝大部分是妊娠最后2个月内积累,至少应于妊娠最后3个月补充维生素D及钙,以提高血钙值。胎儿造血及酶合成需要较多的铁,孕妇储存铁量不足,需补充铁剂,否则会因血清铁值下降发生缺铁性贫血。

　　（11）骨骼、关节及韧带的变化　　骨质在妊娠期间一般无改变,仅在妊娠次数过多、过密又不注意补充维生素D及钙时,能引起骨质疏松症。部分孕妇自觉腰骶部及肢体疼痛不适,可能与松弛素使骨盆韧带及椎骨间的关节、韧带松弛有关。妊娠晚期孕妇重心向前移,为保持身体平衡,孕妇头部与肩部应向后仰,腰部向前挺,形成典型孕妇姿势。

(顾李颖)

(二)妊娠诊断

1. 早期妊娠的诊断

【病史与症状】

(1) **停经(cessation of menstruation)** 是妊娠最早也是最重要的症状,但不是妊娠的特有症状。

(2) **早孕反应(morning sickness)** 约半数妇女于停经6周左右出现。

(3) **尿频(frequency of urination)** 系妊娠早期增大的前倾子宫在盆腔内压迫膀胱所致。

【检查与体征】

(1) 乳房的变化 乳房增大,肿胀疼痛,乳头乳晕着色加深,乳晕周围有蒙氏结节出现。

(2) 生殖器官的变化 阴道壁及宫颈充血,呈紫蓝色。宫颈变软及子宫峡部极软,感觉宫体与宫颈似不相连称为黑加征。妊娠12周时约为非孕时宫体的3倍。当宫底超出骨盆腔时,可在耻骨联合上方触及。

【辅助检查】

(1) 超声检查

1) B超显像法:是检查早期妊娠最快速准确的方法。

2) 超声多普勒法:在增大的子宫区内,听到有节律,单一高调的胎心音。此外,还可听到脐带血流声音。

(2) 妊娠试验 妊娠试验阳性,要结合临床表现与体征综合分析,才能明确诊断。

(3) 黄体酮试验 对于月经已过期而怀疑早孕的妇女,每日肌注黄体酮10~20 mg。连用3~5 d,如注药后超过7 d仍未见阴道流血,则早孕可能性很大。

(4) 宫颈黏液检查 早孕妇女的宫颈黏液量少质稠,显微镜检查无羊齿状结晶。

(5) 基础体温测定 双相型体温的妇女,高温相持续18 d不见下降,早期妊娠的可能性大。高温相持续3周以上,早孕的可能性更大。

2. 中晚期妊娠的诊断

【症状及体征】 经历早期妊娠的经过,逐渐感到腹部增大和胎动。

(1) 子宫增大 子宫随妊娠进展逐渐增大。

（2）胎动　胎儿在子宫内的活动称为**胎动**（**fetal movement,FM**），是胎儿宫内安危的重要指标。妊娠12周后用听诊器经孕妇腹壁听及胎动,孕妇于妊娠18～20周开始自觉胎动,若胎动≥30次/12 h或4次/h为正常;若连续2 d胎动≤3次/h,则为异常。

（3）胎儿心音　于妊娠10周应用Doppler可听到胎心音,18～20周用听诊器经孕妇腹壁能听到胎心音。正常胎心率在120～160次/min,<120次/min或>160次/min表示胎心率异常。

（4）胎体　于妊娠20周以后,经腹壁可触到子宫内的胎体。

【辅助检查】

（1）超声检查　B超显像法不仅能显示胎儿数目,胎产式,胎先露,胎方位,有无胎心搏动以及胎盘位置,且能测量胎头双顶径等多条径线,并可观察有无胎儿体表畸形。

（2）胎儿心电图　**胎儿心电图**（**fetal electrocardiography,FECG**）可反映胎儿心脏的活动情况。通常于妊娠12周后能显示较规律的图形。

（三）孕期监护及保健

1. 产前检查的时间

产前检查的时间应从确诊早孕时开始。应行双合诊并测量基础血压,检查心肺,测尿蛋白及尿糖。对有遗传家族史或分娩史者,可以在妊娠早期行绒毛活检,也可在妊娠中期抽取羊水行染色体核型分析,以降低先天缺陷儿及遗传病儿的出生率。经上述检查未发现异常者,应于20～36周为每4周检查一次,自36周起每周检查一次。

2. 产前检查的内容和方法

（1）采集病史　本次妊娠情况、月经史及既往孕产史、既往史及家族史以及推算预产期。

（2）全身检查　发育、营养、步态及身高,心、肺有无异常,血压、水肿情况。

（3）产科检查　① 胎儿检查:检查内容包括胎儿大小、胎先露、胎位及胎儿宫内安危等;② 产道检查:包括骨产道及软产道检查。

（4）辅助检查　① 实验室检查;② B超检查:可了解胎位、胎心、胎盘及羊水等情况。

（四）胎儿及成熟度测定的监护

胎儿及其成熟度的监护,包括确定是否为高危儿,胎儿宫内情况的监护,胎盘功能的检查,胎儿成熟度的检查,胎儿先天畸形的宫内诊断和胎儿遗传性疾病的宫内诊断。

1. 确定是否为高危儿

高危儿包括：① 孕龄 < 37 周或 > 42 周；② 出生体重 < 2 500 g；③ 小于孕龄儿或大于孕龄儿；④ 生后 1 分钟内 Apgar 评分 0 ~ 3 分；⑤ 产时感染；⑥ 高危妊娠产妇的新生儿；⑦ 手术产儿；⑧ 新生儿的兄姐有严重的新生儿病史或新生儿期死亡等。

2. 胎儿宫内情况的监护

（1）妊娠早期　行妇科检查确定子宫大小及是否与妊娠周数相符；B 超检查在妊娠第 5 周即可见到妊娠囊；超声多普勒法最早在妊娠第 7 周能探测到胎心音。

（2）妊娠中期　借助手测宫底高度或尺测耻上子宫长度及腹围，协助判断胎儿大小及是否与妊娠周数相符；B 超检查从第 22 周起，胎头双顶径值每周约增加 0.22 cm；于妊娠第 20、24、28 周行产前检查时，进行胎心率的检测。

（3）妊娠晚期　① 手测宫底高度或尺测耻上子宫长度，测量腹围值，胎动计数，胎心监测。B 超检查不仅能测得胎头双顶径值，且能判定胎位及胎盘位置、胎盘成熟度；② 羊膜镜检查：利用羊膜镜透过完整胎膜，观察妊娠末期或分娩期羊水颜色，判断胎儿安危，达到监测胎儿的目的；③ 胎儿心电图监测：胎儿在子宫内是否状态良好，胎心是一项重要指标。胎儿心电图是较好的监护方法，临床上多采用经腹壁的外监护法，对母儿均无损伤，可在不同孕周多次监测；④ 胎儿电子监测：胎儿监护仪已在临床上广泛应用，其优点是不受宫缩影响。能连续观察并记录胎心率的动态变化。因有子宫收缩描记、胎动记录，故能反映三者间的关系。

3. 胎盘功能检查

胎盘功能检查包括胎盘功能和胎儿胎盘单位功能的检查，能间接判断胎儿状态，是对胎儿进行孕期的宫内监护，以便能早期发现隐性胎儿窘迫，有助于及时采取相应措施，使胎儿能在良好情况下生长发育，直至具有在宫外生活能力时娩出。

（1）胎动　与胎盘血管状态密切相关，胎动计数了解胎儿宫内状况，是判断胎儿宫内安危的主要临床指标。12 h 大于 10 次为正常。

（2）血清胎盘催乳素（HPL）测定　晚期正常妊娠的临界值为 4 μg/ml，低于此值为胎盘功能不良，胎儿危急。

（3）尿中雌三醇（E_3）测定　收集孕妇 24 h 尿用放射免疫测定（RIA）法测定观察 E_3，是了解胎盘功能状况的常用方法。妊娠晚期 24 h 尿 E_3 < 10 mg，或前次测定值在正常范围，此次测定值突然减少达 50% 以上，均提示胎盘功能减退。

（4）测定孕妇血清妊娠特异性 β 糖蛋白　若该值于足月小于 170 mg/L，提示胎盘功能低下。

（5）缩宫素激惹试验（OCT）　无应激试验（NST）无反应（阴性）者需作 OCT。

OCT 阳性(指晚期减速在 10 min 内连续出现 3 次以上,胎心率基线变异在 5 次以下),提示胎盘功能减退。

(6)阴道脱落细胞检查 舟状细胞成堆,无表层细胞,嗜伊红细胞指数(EI)<10,致密核少者,提示胎盘功能良好;舟状细胞极少或消失,有外底层细胞出现,嗜伊红细胞指数 >10,致密核多者,提示胎盘功能减退。

4. 胎儿成熟度(fetal maturity)检查

(1)正确推算妊娠周数 必须问清末次月经第 1 日的确切日期,并问明月经周期是否正常,有无延长或缩短。

(2)尺测耻上子宫长度及腹围以估算胎儿大小 简单易记的胎儿体重估算方法为子宫长度(cm)×腹围(cm)+200(cm)。

(3)B 超测胎头双顶径值 胎头双顶径值 >8.5 cm,提示胎儿已成熟;观察胎盘成熟度,根据绒毛膜板、基底板、胎盘光点加以判定。若见三级胎盘(绒毛膜板与基底板相连,形成明显胎盘小叶),提示胎儿已成熟。

(4)检测羊水中卵磷脂/鞘磷脂比值 若该值 >2,提示胎儿肺成熟。

(5)检测羊水中肌酐值 若该值 ≥176.8 μmol/L(2 mg/dl),提示胎儿肾已成熟。

(6)检测羊水中胆红素类物质值 若用 ΔAD450 测该值 <0.02,提示胎儿肝已成熟。

(7)检测羊水中淀粉酶值 若以碘显色法测该值 ≥450 U/L,提示胎儿唾液腺已成熟。

(8)检测羊水中含脂肪细胞出现率 若该值达 20%,提示胎儿皮肤已成熟。

(五)妊娠期常见症状及处理

1. 消化系统症状

于妊娠早期出现胃灼热、恶心、晨起呕吐者,可给予维生素 B_6 口服;消化不良者,可给予维生素 B_1、干酵母及胃蛋白酶,饭时与稀盐酸同服;也可服用开胃健脾理气中药。若已属妊娠剧吐,则按该病处理。

2. 贫血

孕妇于妊娠后半期对铁需求量增多,仅靠饮食补充明显不足,应适时补充铁剂,如富马酸亚铁或硫酸亚铁口服预防贫血。若已发生贫血,应查明原因,以缺铁性贫血最常见。治疗时应加大铁剂量,可给予富马酸亚铁或硫酸亚铁、维生素 C、乳酸钙口服。

3. 腰背痛

妊娠期间由于关节韧带松弛,增大的子宫向前突使躯体重心后移,腰椎向前突使背伸肌处于持续紧张状态,常出现轻微腰背痛。对腰背痛明显者,应及时查找原因,按病因治疗。必要时卧床休息、局部热敷及服止痛片。

4. 下肢及外阴静脉曲张

静脉曲张因妊娠次数增多逐渐加重。于妊娠末期应尽量避免长时间站立,下肢绑以弹性绷带,晚间睡眠时应适当垫高下肢以利静脉回流。分娩时应防止外阴部曲张的静脉破裂。

5. 下肢肌肉痉挛

下肢肌肉痉挛是孕妇缺钙表现,发生于小腿腓肠肌,于妊娠后期多见,常在夜间发作。痉挛发作时,应将痉挛下肢伸直使腓肠肌紧张,并行局部按摩,痉挛常能迅速缓解。已出现下肢肌肉痉挛的孕妇,应给予乳酸钙、维生素 A、维生素 D 和维生素 E 口服。

6. 下肢水肿

孕妇于妊娠后期常有踝部及小腿下半部轻度水肿,经休息后消退,属正常现象。若下肢水肿明显,经休息后不消退,应想到妊娠高血压综合征、合并肾脏疾病或其他合并症,查明病因后给予及时治疗。

7. 痔

痔于妊娠晚期多见或明显加重,系因增大的妊娠子宫压迫和腹压增高,使痔静脉回流受阻和压力增高导致痔静脉曲张。应多吃蔬菜,少吃辛辣食物,必要时服缓泻剂软化大便,纠正便秘。若痔已脱出,可用手法还纳。痔疮症状于分娩后可明显减轻或自行消失。

8. 便秘

于妊娠期间肠蠕动及肠张力减弱,加之孕妇运动量减少,容易发生便秘。由于巨大子宫及胎先露部的压迫,常会感到排便困难,每日清晨饮开水一杯,应养成每日按时排便的良好习惯,并多吃含纤维素多的新鲜蔬菜和水果,必要时口服缓泻剂,睡前口服果导片 1～2 片,或用开塞露、甘油栓,使大便滑润容易排出,但禁用强泻剂,如硫酸镁,也不应灌肠,以免引起流产或早产。

9. 仰卧位低血压

于妊娠末期,孕妇若较长时间取仰卧姿势,由于增大的妊娠子宫压迫下腔静脉,使回心血量及心输出量减少,出现低血压。此时若改为侧卧,血压可恢复正常。

（赵爱民）

二、分　娩

妊娠满 28 周及以后的胎儿及其附属物,从临产发动至从母体全部娩出的过程,称为**分娩（delivery）**。妊娠满 28 周至不满 37 足周间分娩称为**早产（premature** delivery）；妊娠满 37 周至不满 42 足周间分娩称为**足月产**（term delivery）；妊娠满 42 周及其后分娩称为**过期产**（postterm delivery）。

（一）正常分娩

分娩发动的原因复杂,有机械性理论、内分泌控制理论、神经递质理论,但直至今日仍不统一。一般认为分娩发动是一个复杂的综合作用的结果。

影响分娩的 4 因素是产力、产道、胎儿及精神心理因素。

1. 产力

将胎儿及其附属物从子宫内逼出的力量称为产力。产力包括子宫收缩力（简称宫缩）、腹肌及膈肌收缩力（统称腹压）和肛提肌收缩力。子宫收缩力是临产后的主要产力,贯穿于整个分娩过程。临产后的正常宫缩特点有节律性、对称性、极性和**缩复**（retraction）作用。

2. 产道

产道是胎儿娩出的通道,分为骨产道与软产道两部分。

（1）骨产道　骨产道是指真骨盆,是产道的重要部分。骨产道的大小、形状与分娩关系密切。

（2）软产道　软产道是指由子宫下段、宫颈、阴道及骨盆底软组织构成的弯曲管道。

3. 胎儿

胎儿能否顺利通过产道,除产力和产道因素外,还取决于胎儿大小、胎位及有无畸形。

（1）胎儿大小　胎儿大小是决定分娩难易的重要因素之一。胎儿过大致胎头径线大时可引起相对性头盆不称造成难产。

（2）胎位　胎体纵轴与骨盆轴相一致称为纵产式（头先露或臀先露）,容易通过产道。头先露时,在分娩过程中颅骨重叠,使胎头变形、周径变小,有利于胎头娩出。臀先露时,胎臀先娩出,因胎臀较胎头周径小且软,阴道不会充分扩张,当胎头娩出时又无变形机会,容易造成胎头娩出困难。胎体纵轴与骨盆轴垂直称为横产式,妊娠足月活胎不能通过产道,对母儿威胁极大。

（3）胎儿畸形　胎儿某一部分发育异常,如脑积水、联体儿等,由于胎头或胎体过大,通过产道常发生困难。

4. 精神心理因素

分娩虽是生理现象,但分娩对于产妇确实是一种持久而强烈的应激源。产妇精神心理因素能够影响机体内部的平衡、适应力和健康。

（二）异常分娩

异常分娩（abnormal labor）又称难产（dystocia），主要特征为产程进展异常及分娩过程受阻,导致异常分娩的原因主要包括产力、产道、胎儿及产妇精神心理因素等。

1. 产力异常

在分娩过程中,子宫收缩的节律性、对称性及极性不正常或强度、频率有改变,称为子宫收缩力异常。可分为子宫收缩乏力（uterine inertia）和子宫收缩过强（uterine overcontraction）两类。

2. 产道异常

骨盆径线过短或形态异常,致使骨盆腔小于胎先露部可通过的限度,阻碍胎先露部下降,影响产程顺利进展,称为狭窄骨盆（pelvic contraction）。狭窄骨盆可以为一个径线过短或多个径线过短,也可以为一个平面狭窄或多个平面同时狭窄。

3. 胎位异常

胎位异常（abnormal fetal position）是造成难产的常见因素之一。分娩时胎位异常约占10%,其中胎头位置异常居多,占60% ~ 70%。胎产式异常的臀先露占3% ~ 4%,肩先露已极少见。

（滕银成　施　君）

三、妊娠期及分娩期并发症

主要包括产后出血、子宫破裂、胎膜早破、羊水栓塞及胎儿宫内窘迫等,其中产后出血为产妇重要死亡原因之一,在我国目前居产妇死亡第1位。

胎儿娩出后24 h内阴道流血量超过500 ml者,称为产后出血（postpartum hemorrhage）。产后出血的主要原因如下。

1. 宫缩乏力

若胎盘有部分剥离或剥离排出后,子宫不能正常收缩和缩复,胎盘附着部子宫壁血窦持续开放而致流血过多,是产后出血的主要原因。宫缩乏力可由于产妇精神过度紧张,分娩过程过多使用镇静剂、麻醉剂;阻塞性难产,致使产程过长,产妇衰竭;子宫肌纤维发育不良;子宫过度膨胀（如双胎、巨大胎儿和羊水过多等）,子宫肌纤维过度伸展;妊娠期高血压疾病或妊娠合并子宫肌瘤等,均可影响宫缩。

2. 软产道裂伤

软产道裂伤为产后出血的另一重要原因。子宫收缩力过强、产程进展过快、胎儿过大、会阴不当、助产手术操作不当也可致会阴阴道裂伤。分娩过程中,宫颈发生轻微裂伤几乎不可避免,通常裂伤浅且无明显出血,不作宫颈裂伤诊断。

3. 胎盘因素

胎盘因素引起的产后出血,包括胎盘剥离不全、胎盘剥离后滞留、胎盘嵌顿、胎盘粘连、胎盘植入、胎盘和(或)胎膜残留。

4. 凝血功能障碍

凝血功能障碍为产后出血较少见的原因。如血液病(血小板减少症,白血症,凝血因子Ⅶ、Ⅷ减少,再生障碍性贫血等)多在孕前已存在,为妊娠禁忌证。重症肝炎、宫内死胎滞留过久、胎盘早剥、重度妊高征和羊水栓塞等,皆可影响凝血或致弥散性血管内凝血,引起血凝障碍、产后流血血不凝,不易止血。

(滕银成)

第五章 生殖系统和乳腺常见疾病的病理学

女性生殖系统的疾病较为多见,卵巢、子宫体、子宫颈和乳腺疾病已成为当今影响女性健康的最重要因素,病理变化主要表现为炎症、增生、肿瘤等,在妊娠女性还可发生胎盘滋养层细胞疾病。在男性生殖系统各器官中,前列腺疾病的发病率较高,近年来在我国前列腺结节性增生、前列腺癌的发生率均呈上升趋势。

本章主要介绍上述器官常见疾病的发病机制和病理学改变。

一、子宫颈疾病

(一)子宫颈炎

子宫颈炎(**cervicitis**)常见于育龄期女性,以细菌感染(细菌性子宫颈炎)为主。部分致病菌如**淋球菌**(**gonococci**)等可经性途径传播。成熟阴道和子宫颈黏膜上皮细胞内富含糖原,故上皮对碘着色。这些糖原能促进局部**链球菌**(**streptococci**)、**大肠杆菌**(**Escherichia coli**)、**葡萄球菌**(**staphylococci**)及**肠球菌**(**enterococci**)等微生物的生长。阴道和子宫颈的正常菌群如**乳酸杆菌**(**lactobacilli**)可产生乳酸等酸性代谢产物,使局部 pH 维持在 4 ~ 5,对其他细菌的生长具有抑制作用。此外,乳酸杆菌还释放可直接杀菌的过氧化氢。出血、过度性生活、阴道冲洗以及局部使用药物等会降低乳酸杆菌的活性,有利于致病菌生长。除了细菌感染外,**阴道毛滴虫**(**Trichomonas vaginalis**)、**沙眼衣原体**(**chlamydia trachomatis**)、**支原体**(**Mycoplasma**)、**梅毒螺旋体**(**Treponema pallidum**)、**白色念珠菌**(**Candida albicans**)、**人乳头状瘤病毒**(**human papillary virus**, **HPV**)、**单纯疱疹病毒**(**herpes simplex virus**, **HSV**)等有时可产生严重的子宫颈及阴道炎症,并引起子宫颈上皮不典型性增生。

大体观察:子宫颈阴道移行部略呈红色改变,因炎症上皮脱落所致,此为**真性**

糜烂(cervical erosion),用棉签轻触极易出血;而生育后女性的子宫颈管柱状上皮细胞可延伸至**子宫颈口外**(**cervical ectropion**),也呈红色,是正常表现。有时炎症区可见黏液样或化脓样渗出,称为**黏液脓性子宫颈炎**(**mucopurulent cervicitis**),常见于沙眼衣原体或淋球菌感染,但也可见于其他病原体引起的子宫颈炎。

组织学观察:子宫颈黏膜及黏膜下组织充血水肿,急性炎症可见中性粒细胞浸润,伴组织局灶性坏死和肉芽组织生成,黏膜层可脱落形成**腐蚀**(**erosion**)或**溃疡**(**ulceration**);慢性炎症多有弥漫性淋巴细胞、浆细胞以及单核巨噬细胞浸润,部分子宫颈管柱状腺上皮细胞出现**鳞状细胞化生**(**squamous metaplasia**),增生的鳞状细胞可阻塞黏膜的腺体分泌口,形成**纳博特囊肿**(**Naboth cyst**)。一些病理表现对病因诊断有提示意义,如单纯疱疹病毒感染者可在上皮细胞内出现核内包涵体;沙眼衣原体感染时则常有大量淋巴细胞浸润并形成淋巴滤泡生发中心;而肉芽肿合并化脓性炎可见于真菌病,高碘酸-雪夫(PAS)或Grocott染色有助于发现菌丝和孢子。此外,受HPV感染的鳞状上皮常呈现特征性的细胞形态(见尖锐湿疣)。

细胞学观察:脱落细胞以表层及中层细胞为主,上皮细胞间不同程度地散在淋巴细胞、浆细胞及巨噬细胞,急性期有中性粒细胞。老年患者以基底层细胞为主,伴核固缩、核溶解以及胞质嗜酸样改变。鳞状化生细胞多呈铺路石状排列,细胞呈多角形,胞质增厚并伴有突起。此外,还可见修复上皮细胞,排列成条带状,核圆呈细颗状,有核仁,胞质较宽大。细胞核/质比不增高,无异型性。

(二)息肉

子宫颈或子宫颈管**息肉**(**polyp**)是良性病变。多呈孤立性生长,有蒂,灰红色,直径0.5～2cm。临床可表现为不规则出血。**纤维上皮性息肉**(**fibroepithelial polyp**)由增生的鳞状上皮细胞覆盖着纤维结缔组织轴心所构成。增生的鳞状上皮无棘细胞层增厚,也无乳头状结构,通常HPV阴性,间质细胞丰富,可见不规则的薄壁血管。**子宫颈管息肉**(**endocervial polyp**)直径大多不超过1cm,常伴慢性子宫颈炎,较大的病变可突出于子宫颈口之外。息肉质软,富含黏液,由增生的腺体及柱状上皮细胞包绕疏松的纤维结缔组织而形成。增生的腺体及柱状上皮内可有灶性鳞状细胞化生。间质常有充血、水肿及炎细胞浸润。息肉一般不会恶变,可行刮除或切除。

(三)尖锐湿疣

病变为受HPV感染的良性瘤样增生。引起**尖锐湿疣**(**condyloma acuminatum**)的HPV多为6型、11型、42型或44型等低毒力的病毒亚型。常经性途径传染。病毒在鳞状细胞内复制,其病毒基因一般不整合于宿主染色体内,整个复制周期伴随着鳞状细胞的成熟过程,最终在鳞状上皮的表层内可检测出高密度的病毒颗粒。由于受病毒复制的影响,被感染的细胞在组织切片和细胞涂片上常呈现特征性形态特征:细胞质因细胞骨架松散而变得大而空亮,细胞核明显增大并出现轻度异型性,称为**挖空细胞(koilocyte)**(图5-1A)。

增生瘤组织呈大小不一的多个乳头状赘生物,有时也可扁平,此时称为**扁平湿疣(condyloma planum)**。病变还更常见于外阴及肛周皮肤组织。组织学检查见复层鳞状细胞呈现有分枝的植被样增生,其内侧覆有纤维结缔组织间质轴心(图5-1B)。增生的上皮层内可见棘细胞层增厚、角化过度以及角化不全,尤其是在表层和中层内可见大量的挖空细胞。基底层细胞层次增多。周围子宫颈黏膜多呈慢性炎症性改变。临床上尖锐湿疣大多可自行消退,但近10%的患者有可能进展为鳞状细胞癌。

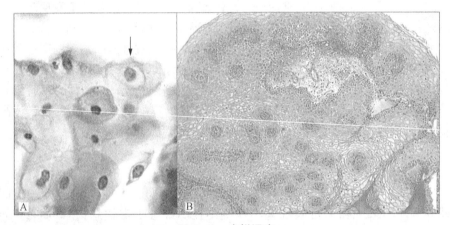

图5-1　尖锐湿疣

(四)鳞状上皮内病变

鳞状上皮内病变(squamous intraepithelial lesions, SIL)包括从子宫颈鳞状上皮不典型增生到原位癌的一系列病变。**轻度鳞状上皮内病变(low grade squamous intraepithelial lesions, LSIL)**仍属癌前病变,一般经治疗后能退痊,可随访观察。**重度鳞状上皮内病变(high grade squamous intraepithelial lesion, HSIL)**则多被认为是浸润前癌变,须作宫颈锥形切除。HPV感染是公认的重要致病因素,与尖锐湿疣中的病毒亚型不同,引起子宫颈上皮重度不典型增生及至浸润癌的HPV多为16型、18型、31型或33型等高毒力病毒亚型,它们不仅能感染鳞状上皮细胞,也可感染子宫颈腺上皮细胞和神经内分泌细胞。其病毒基因整合于宿主DNA中,在8q21.3、16p13.3等染色体位点上可检出嵌入的病毒基因片段。受感染的上皮细胞也可呈"挖空细胞"形态。这些高毒力病毒亚型具有特征性的病毒癌基因产物：E6 和 E7。它们分别作用于细胞周期调控因子 p53 和 pRB，活化细胞周期因子细胞周期蛋白（cyclin）D1 并致上皮细胞失控性增生。E6 可降解 P53 蛋白，而 E7 使 pRB 分子失活。此外，E6 和 E7 还可提高**基质金属蛋白酶（matrix metalloproteinases，MMPs）**的活性，促进病变突破基膜并向浸润性癌演进。多产、不洁性生活、宫颈慢性损伤、吸毒、免疫抑制等均可有利于 HPV 感染。

患者多数无临床症状，肉眼观也无明显改变。不典型增生使上皮的糖原合成下降，对碘着色差。涂醋酸后经子宫颈内镜观察，可见病变区呈灰白色片灶且伴异常的血管增生。鳞状上皮内病变（SIL）以往又被称为**子宫颈上皮内瘤变（cervical intraepithelial neoplasia，CIN）**（表 5-1）。CIN 按照病变异型性的不同程度分为 3 级。CIN-Ⅰ：鳞状上皮表层及中层分化成熟，基底层有少量核分裂，可见轻度核异型的细胞散在于上皮各层（包括挖空细胞，多见于表层）（图 5-2A），细胞学图像以表层异型细胞为主（图 5-2B）；CIN-Ⅱ：鳞状上皮的上半层仍然呈现分化成熟，各层出现核异型性较明显的细胞，核分裂一般局限于上皮的下 2/3，偶见病理性核分裂，细胞学图像以中层异型细胞占多数；CIN-Ⅲ（包括原位癌）：上皮分化成熟消失或仅见于表浅层，各层均有异型性显著的细胞核及核分裂，常见病理性核分裂（图5-2C），细胞学检见成簇的基底层异型细胞（图 5-2D），一般无明显炎症背景。

表 5-1　子宫颈鳞状上皮癌前病变及浸润前癌变的分类

子宫颈上皮内瘤变（CIN）	鳞状上皮内病变（SIL）
CIN-Ⅰ／尖锐湿疣	轻度鳞状上皮内病变（LSIL）
CIN-Ⅱ	重度鳞状上皮内病变（HSIL）
CIN-Ⅲ（包括原位癌）	

（五）原位腺癌和腺体不典型增生

原位腺癌（adenocarcinoma *in situ*）表现在子宫颈管正常腺体被恶性肿瘤上皮完全或部分取代，癌组织与正常腺体组织间分界清晰，肿瘤局限于腺体层，无深部浸润。肿瘤腺体呈子宫颈管样、子宫内膜样或肠腺体样结构，细胞核形态多样，染色质深，凋亡和核分裂多见。这些异型腺体多位于黏膜隐凹部。细胞学检查可见异型瘤细胞聚成乳头状集块，细胞在集块周边重叠并形成栅栏样排列，部分瘤细胞内含黏液泡。癌组织中可检出高毒力亚型的 HPV，尤其是 18 型 HPV。病变有发展至浸润性腺癌可能，通常行宫颈锥形切除。

腺体不典型增生（glandular dysplasia）表现在子宫颈管腺体中出现异型腺腔结

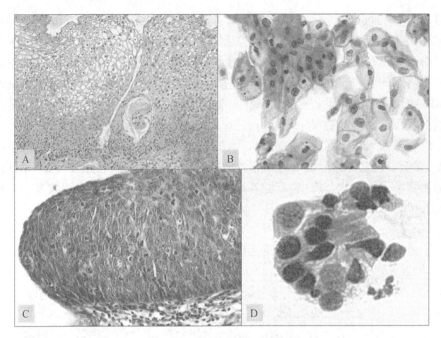

图5-2　轻度(A、B)及重度(C、D)鳞状上皮内病变

构,并且柱状上皮细胞或腺体细胞的核异型性显著,但尚未达到能诊断为原位腺癌的程度。病变是否为浸润性腺癌的癌前病变还有待于进一步研究。

(六) 浸润癌(invasive carcinoma)

癌组织突破基膜并向子宫颈黏膜深部浸润。组织学类型以**鳞状细胞癌**(**squamous cell carcinoma**)居多,也可有**腺癌**(**adenocarcinoma**)、**腺鳞癌**(**adenosquamous carcinoma**)和**神经内分泌癌**(**neuroendocrine carcinoma**)。细胞学对早期腺癌和神经内分泌癌的检出率较低,诊断时多已处晚期。

1. 早期浸润癌(early invasive carcinoma)

早期浸润癌又称**微浸润癌**(**microinvasive carcinoma**)。一般是指浸润深度不超过 5 mm 的鳞状细胞癌或略微浸润至正常腺体以下的腺癌。细胞学见肿瘤细胞异型性明显,结合性差,有时可见炎症反应背景。研究显示鳞状细胞癌浸润深度不超过 3 mm 时,其发生局部淋巴结转移的概率小于 1% ;浸润深度 3~5 mm 时,出现淋巴结转移的概率为 2% 。

对于早期子宫颈癌的细胞学诊断,传统涂片和液基制片经 Papanicolaou 染色后检查都是可靠有效的方法。液基制片的细胞影像质量更好些。目前我国多采用巴氏分级法,分为 5 级。Ⅰ级:无异常;Ⅱ级:炎症,有时伴挖空细胞;Ⅲ级:可疑细胞;Ⅳ级：高度可疑细胞;Ⅴ级：癌细胞。近年来,国际癌症协会采用的贝塞斯达报告系统(Bethesda System)也已逐步得到推广(表5-2)。

表5-2　子宫颈 Bethesda 细胞学报告系统(2001年)*

1. 材料和方法	－ 标本类型：(1)传统涂片　(2)液基制片
	－ 标本满意度：(1)满意　(2)不满意
2. 正常细胞	－ 正常鳞状细胞
	－ 正常子宫颈管腺细胞、子宫内膜腺细胞
	－ 组织细胞及非特异性炎细胞
3. 良性改变	－ 滴虫、真菌、放线菌、细菌、寄生虫、疱疹病毒感染
	－ 萎缩、炎症、角化不全、角化过度、放疗后及置节育器后的反应
4. 鳞状细胞异常	－ 异型细胞,性质待定
	－ 轻度鳞状上皮内病变(LSIL)
	－ 重度鳞状上皮内病变(HSIL)
	－ 浸润性鳞状细胞癌
5. 腺细胞异常	－ 异型腺细胞
	－ 原位腺癌
	－ 浸润性腺癌
6. 其他恶性细胞	－ 子宫内膜腺癌、恶性淋巴瘤等

* 参见：http://screening.iarc.fr/atlaschcyto.php。

2. 进展期浸润癌

肿瘤组织广泛浸润并可有远处转移。大体观察：肿瘤多为外生性生长,呈乳头状或息肉状。瘤组织一般为灰黄色,质软,坏死和出血常见,可形成溃疡。也有病例为内生性,子宫颈表面基本平坦但肿瘤已向深层扩散。

组织学及细胞学观察：鳞状细胞癌的实质多呈不规则巢状,细胞呈多角形,可见细胞间桥及角化(图5-3A),细胞学检查有异型瘤细胞,伴明显炎症背景(图5-3B)。根据癌细胞分化程度可分为角化型鳞癌和非角化型鳞癌。角化型：角化现象明显伴角化珠形成,细胞间桥常见,核分裂较少,细胞学见梭形或不规则瘤细胞常成巢状排列,其胞质多呈嗜酸性;非角化型：部分癌细胞间有间桥结构,角化现象仅见于个别细胞,无角化珠形成,一般核分裂多见,细胞学见瘤细胞多呈孤立性散在分布,或者聚集成小簇,其蓝色胞质多互相融合。腺癌的实质多呈不规则腺管结构,癌细胞胞质内可有大小不一的黏液泡,经 PAS 染色和 AB 染色可予显示。细

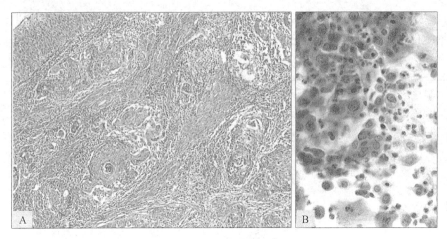

图 5-3　子宫颈鳞状细胞癌

胞学见部分瘤细胞排列成簇并形成管腔,异型瘤细胞多呈圆形,核大,染色质为细颗粒状或泡状。子宫颈管腺癌的癌细胞多表达**癌胚胎抗原(carcinoembryonic antigen,CEA)**,一般不表达**雌激素受体(estrogen recptor,ER)**和**波形蛋白(vimentin)**,可通过免疫组织化学检测与子宫内膜来源的腺癌(CEA - / ER + / vimentin +)进行鉴别。

肿瘤组织向局部及周围组织浸润,经淋巴道、血道及盆腔间隙可形成远处转移。临床预后与术后肿瘤标本的病理 TNM 分期(表 5-3)有关。局部浸润是主要的致死原因。淋巴道转移是最常见和最重要的转移途径,首先至子宫旁淋巴结,随后依次为闭孔、髂内、髂外、髂总、腹股沟及骶前淋巴结。晚期肿瘤亦可经血道转移至肺、骨和肝脏。

表 5-3　原发性子宫颈癌的 TNM 分期(WHO / FIGO,2003) *

局部浸润: T_0	无原发性癌		
T_{is}	浸润前癌(原位癌)		FIGO:0
T_1	癌组织局限于子宫		FIGO:I
T_2	癌组织浸润至子宫外,但未及骨盆壁,也未及阴道下 1/3		FIGO:II
T_3	癌组织浸润至骨盆壁,或至阴道下 1/3,或引起肾积水、无功能肾		FIGO:III
T_4	癌组织浸润至膀胱或直肠的黏膜层,或浸润至骨盆外		FIGO:IV
淋巴道转移: N_0	无局部淋巴结转移		
N_1	有局部淋巴结转移		
血道转移: M_0	无远处转移		
M_1	有远处转移		FIGO:IV

* 参见:http://www.uicc.org/resources/tnm。

二、子宫体和子宫内膜疾病

（一）腺肌病

子宫腺肌病（adenomyosis）是指子宫内膜腺体及间质位于子宫壁肌层内,与表面子宫内膜的基底层相距至少2.5 mm。研究显示这些位于肌层深部的内膜腺体与表层的子宫内膜腺体相连,提示病变是由于内生性生长的子宫内膜组织深入至平滑肌中而形成。部分病例有雌激素受体基因突变以及雌激素受体表达下降。临床主要表现为痛经、月经不调和月经过多等。

（二）子宫内膜异位症

子宫内膜异位症（endometriosis）是指子宫内膜组织出现在子宫体以外的部位。80%发生于卵巢,其次为子宫阔韧带、直肠阴道陷窝、阴道穹隆、盆腔壁腹膜、肠（包括阑尾）、子宫颈黏膜、阴道壁、输卵管和腹部手术瘢痕。也可偶见于纵隔、肺及横膈等部位。临床表现为局部疼痛、不孕、痛经、子宫异常出血等。异位生长的子宫内膜反复出血,可在相应的脏器产生各种并发症。

有关疾病发生机制,主要有两种理论:① 转移学说:子宫内膜组织能够经体腔、血液循环、淋巴道等途径向子宫以外播散和转移。由此推测,月经期子宫内膜可经输卵管反流至卵巢及腹腔,也可迁移至子宫颈和阴道。绝大部分病例的成因一般都符合转移学说的理论;② 化生学说:盆腔或腹腔的间皮可直接化生为子宫内膜组织。有些子宫内膜异位症发生于闭经女性,化生学说可对这些病例的病因予以解释。分子生物学检测显示部分病患有雌激素受体基因的启动子区去甲基化,雌激素受体及雌激素过表达。一些子宫内膜异位症患者有家族病史。此外,子宫内膜异位症与卵巢子宫内膜样腺癌有相似的基因突变,提示异位的子宫内膜有癌变的可能。

大体观察:以卵巢子宫内膜异位症为例,由于受卵巢周期性激素刺激以及反复出血,病变逐渐发展成浆膜下大小不一的结节,紫红色或黄褐色,出血后机化可致输卵管、卵巢及直肠互相粘连。病变卵巢可增大,形成有囊腔的块状结构,囊腔内的陈旧性出血呈褐色,故囊块又称为**巧克力囊肿**（chocolate cyst）或**子宫内膜瘤**（endometrioma）。

组织学观察:如见到异位的子宫内膜腺体及其间质则可确定诊断（图5-4 A、B）。少数病例仅观察到间质细胞或仅有腺体。由于病程长,出血和机化反复交替,弥漫性纤维化、慢性炎症反应以及含铁血黄素沉积互相交织,形态学诊断有时很困难,可通过免疫组织化学来显示异位的子宫内膜腺体（CK$^+$/ER$^+$）和间质细胞（CD10$^+$）。

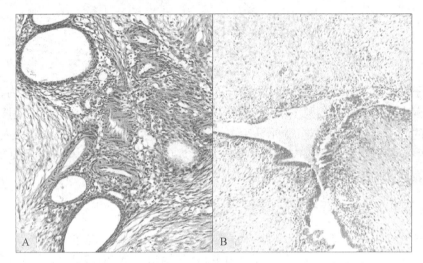

图5-4　卵巢子宫内膜异位症

（三）子宫内膜息肉

子宫内膜息肉（endometrial polyp）是子宫内膜的外生性块状物，为良性病变，可发生在接受他莫昔芬（tamoxifen，一种治疗乳腺癌的具有抗雌激素活性的药物）治疗的患者。息肉常有蒂，也可平底无蒂，直径 0.5～3 cm，突入于子宫腔（图5-5A）。临床一般无症状，如有溃破或坏死，则会引起子宫异常出血。息肉表层的内膜腺体多为增生期腺体。间质有纤维化，含扭曲且扩张的厚壁血管（图5-5B）。腺体细胞具有雌激素受体，可在雌激素作用下增生。周围的子宫内膜也常有增生

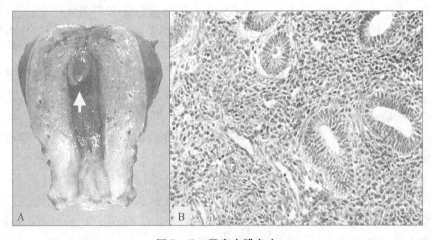

图5-5　子宫内膜息肉

现象。有时息肉的腺体层由分泌期腺体构成,称为"功能性息肉"。子宫内膜息肉也见于绝经后女性,病变一般被覆萎缩的内膜腺体。极少数子宫内膜息肉可发展为子宫内膜腺癌。染色体检测可见 6p21 以及 12q15 位点的重排,涉及 HMG/C 和 HMG/Y 基因的改变。

(四) 子宫内膜增生症

子宫内膜增生症(endometrial hyperplasia)涵盖了一系列不同程度的子宫内膜腺体过度增生。临床主要表现为功能性子宫出血。育龄期和老年女性均可发病。研究显示病变有发展成子宫内膜腺癌的潜在可能。组织学见增生腺体与其周围间质的比值升高,超过正常的增殖期子宫内膜。多数情况下,内膜增生是由于内源性或外源性雌激素增高所引起,增生的腺体呈多克隆性,属**良性子宫内膜增生**(benign endometrial hyperplasia)。部分病例可见异型性腺体,增生细胞呈单克隆性,被认为是癌前病变,有些学者也将其称为**子宫内膜上皮内瘤变**(endometrial intraepithelial neoplasia, EIN)。

分子生物学检测见不少病患中有 PTEN 抑癌基因失表达。PTEN 基因的转录翻译产物能阻碍**蛋白激酶 B**(protein kinase B,即 AKT)的磷酸化,抑制**磷酸酰肌醇 3 -激酶**(phosphatidylinostitol 3 - kinase, PI_3K)的信号传递。AKT/PI_3K 途径可刺激细胞增生,抑制凋亡。AKT 也能在无雌激素情况下,直接磷酸化雌激素受体,促进内膜腺体增生。

组织学上根据增生内膜的腺体结构和细胞形态,可按 WHO 分类将病变分为 4 种类型(表 5 - 4)。

表 5 - 4　子宫内膜增生症的组织学类型(WHO 2003)

(1) 子宫内膜增生,无异型
- 单纯型子宫内膜增生,无异型
- 复杂型子宫内膜增生,无异型(又称: 腺瘤样子宫内膜增生,无异型)
(2) 异型性子宫内膜增生
- 伴有异型性的单纯型子宫内膜增生
- 伴有异型性的复杂型子宫内膜增生(又称: 伴有异型性的腺瘤样子宫内膜增生)

1. 子宫内膜增生,无异型(hyperplasia without atypia)

单纯型子宫内膜增生表现为腺体数量增加,部分腺体呈囊性扩张,腺体上皮多为假复层结构,偶见腺腔内上皮突起。细胞核排列规则,细胞形态多与正常增殖期子宫内膜相似。复杂型增生的腺体互相拥挤,腺体"背靠背"常见,间质明显减少。腺体结构不规则,可见腺腔内上皮呈乳头状突起或"腺管套腺管"现象。细胞核排列为假复层结构,但形态基本一致,无异型性。约2%无异型性的子宫内膜增生症病患可发展为子宫内膜腺癌。

2. 异型性子宫内膜增生(atypical hyperplasia)

异型性主要表现在腺体细胞排列的极性消失,细胞核形态异常,核浆比增大,核膜不规则增厚,核仁大而明显,染色质异常聚集或淡染呈空泡样。这些异型性细胞形态多为灶性分布。伴有异型性的单纯型子宫内膜增生少见。复杂型增生的腺体结构不规则,核异型性显著,拥挤的腺体间仍可见少许间质(图5-6 A、B)。重度异型性的复杂型增生与子宫内膜腺癌有时较难鉴别,需经子宫切除后检查才能诊断,若有深部间质浸润则为癌。约20%伴有异型性的子宫内膜增生症可演进为子宫内膜腺癌。

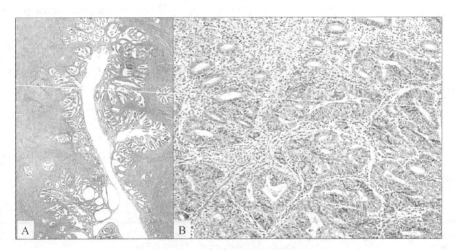

图5-6　伴有异型性的复杂型子宫内膜增生

(五)子宫内膜癌

子宫内膜癌(endometrial carcinoma)是指由子宫内膜上皮细胞来源的恶性肿瘤。肿瘤实质多呈腺样分化,可浸润至子宫平滑肌层或发生远处转移。多见于绝经后女性。肥胖、糖尿病、高血压和不孕是高危因素。随着近年来子宫颈癌的发病率逐年降低,子宫内膜癌已成为最常见的女性生殖道恶性肿瘤。30%~80%的病患可检出 PTEN 基因突变失活,近40%的病患中还可检出 PI_3K 的水解亚单位 PIK3CA 因其基因的突变而失表达。此外,约50%的子宫内膜癌中存在 p53 基因突变。部分病患还有微卫星不稳定、KRAS 和 β-联蛋白(catenin)突变等。根据临床病理及分子生物学的特征,通常将子宫内膜癌分为Ⅰ型和Ⅱ型。Ⅰ型发病年龄平均 60 岁,肿瘤发生与雌激素持续作用有关,常见 PTEN 基因改变,肿瘤进展相对较缓;Ⅱ型发病年龄平均 70 岁,肿瘤发生不受雌激素作用,常见 p53 基因突变,通常肿瘤恶性程度更高。

组织学观察:肿瘤实质大多呈现各种腺样分化。Ⅰ型病变主要表现为子宫内膜样腺癌(图 5-7 A、B),少数病患为黏液性腺癌,有时伴有灶状鳞状细胞癌的成分。根据腺体和细胞的分化程度,可分为 1 级(高分化)、2 级(中分化)和 3 级(低分化)。鳞状细胞癌成分不作为判断腺癌分化程度的依据。Ⅱ型病变主要表现为浆液性腺癌、透明细胞腺癌等。免疫组织化学检测见有异常的 p53 分子在癌细胞核内弥漫表达。有时也可见移行细胞癌或小细胞癌,后者的肿瘤细胞内可检出神经内分泌颗粒。

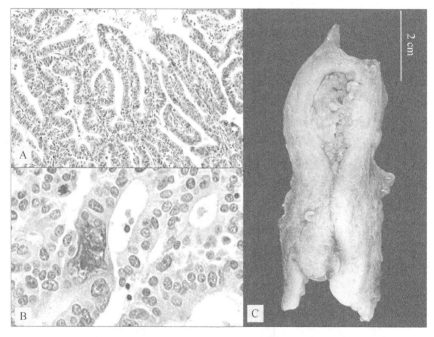

图 5-7　子宫内膜癌(组织学类型:子宫内膜样腺癌)

大体观察:子宫内膜弥漫性增厚或局灶性结节状增生。肿瘤呈灰黄色,表面粗糙,常伴坏死及出血。切面可见肿瘤组织浸润至子宫肌层。癌组织亦可弥漫至子宫周围的盆腔脏器,肺、肝、骨是常见的远处转移部位。对子宫内膜癌的浸润和转移的评价可参照 WHO 制定的 TNM 分期标准(表 5-5)。

表5-5　子宫体非滋养层细胞来源的肿瘤 TNM 分期(WHO／FIGO,2003)*

局部浸润：	T_0	无原发性癌	
	T_{is}	原位癌(浸润前癌)	FIGO：0
	T_1	癌组织局限于子宫体	FIGO：I
	T_2	癌组织浸润至子宫颈,但尚未浸润至子宫以外	FIGO：II
	T_3	癌组织浸润至子宫以外的组织或脏器	FIGO：III
	T_4	癌组织浸润至膀胱或直肠的粘膜层	FIGO：IV
淋巴道转移：	N_0	无局部淋巴结转移	
	N_1	有局部淋巴结转移	FIGO：III
血道转移：	M_0	无远处转移	
	M_1	有远处转移	FIGO：IV

* 参见：http：／／www.uicc.org／resources／tnm。

（六）子宫平滑肌肿瘤

子宫平滑肌肿瘤(tumors of the myometrium)是来源于子宫壁的平滑肌细胞。染色体检查有时可见12号、14号染色体转位(涉及 HMG/C 和 HMG/Y 基因的改变),或者7号染色长臂缺失、12号3倍染色体等。良性平滑肌肿瘤是临床最常见的女性生殖系统肿瘤,一般与恶性的平滑肌肉瘤无相关延续性。

1. 平滑肌瘤(leiomyoma)

平滑肌瘤好发于30岁以上的女性。雌激素可促进肿瘤生长,多数平滑肌瘤在绝经期以后可逐渐萎缩。临床有子宫异常出血、尿频等,瘤体小的患者常无症状。偶见平滑肌瘤因盆腔手术而转移至腹腔或盆腔内,但临床表现仍为良性。

大体观察：肿瘤可位于黏膜下、肌壁间或浆膜下。大小不一,通常1~10 cm,单发或多发。分界清,有时可行直接钝性剥离。瘤体切面灰白色,大多有纤维编织状纹理(图5-8A),有时伴有黏液样变性。组织学观察：瘤细胞分化程度较高,与正常子宫平滑肌细胞形态相似,呈束状或漩涡状排列。核分裂像少见,无异型性,也无病理性核分裂(图5-8B)。瘤组织内坏死少见。

2. 平滑肌肉瘤(leiomyosarcoma)

子宫平滑肌肉瘤不常见。大体肿瘤呈鱼肉块状,有时向子宫腔内突出呈息肉状(图5-9A)。组织学见肉瘤细胞有不同程度的异型性,伴片灶性坏死。平滑肌肉瘤与平滑肌瘤的鉴别主要是根据核异型性、核分裂数以及瘤组织的坏死程度。每10个高倍视野(400倍)见10个或10个以上核分裂,可诊断为平滑肌肉瘤(图5-9B)。如有瘤细胞普遍异型、出现瘤巨细胞以及坏死,每10个高倍视野(400倍)见5个或5个以上核分裂也能诊断为肉瘤。有时瘤细胞异型性和核分裂数介

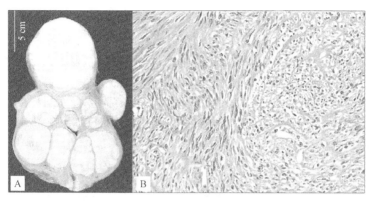

图5-8　子宫平滑肌瘤

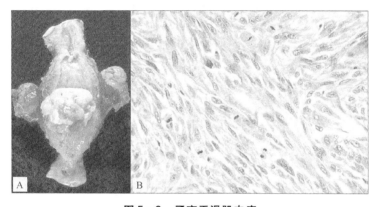

图5-9　子宫平滑肌肉瘤

于良恶性之间,恶性程度可能难以判定。对于年龄<30岁患者,诊断平滑肌肉瘤要谨慎,如细胞异型和坏死不明显,即便10个高倍视野核分裂15个以上,也应考虑为富于核分裂的平滑肌瘤。

临床平滑肌肉瘤切除后有较高的复发倾向,可局部浸润至腹腔或转移至肺、骨、脑等远处器官。肿瘤的TNM分期与子宫内膜癌相同。

(七)妊娠滋养层细胞疾病

妊娠滋养层细胞疾病(gestational trophoblastic disease)涉及胎盘组织的绒毛和滋养层细胞增生,包括葡萄胎、侵袭性葡萄胎、胎盘部位滋养层细胞肿瘤以及绒毛膜癌等。患者外周血和尿液中**人绒毛膜促性腺激素**(human chorionic gonadotropin,hCG)可高于正常妊娠同期的激素水平。

1. 葡萄胎(hydatidiform mole)

葡萄胎又称水泡状胎块。患者主要表现孕期第4或第5个月时子宫出血。子宫体积明显大于正常怀孕同期的子宫。部分病患可进展为绒毛膜癌。大体观察：子宫腔内充满大小不一的水泡状结构，透明或半透明，形似葡萄串（图 5 - 10A）。无肌层浸润。部分病变可见水泡结构中伴有胎儿组织，称为不完全性葡萄胎。反之，病变全部为水泡状结构者称为完全性葡萄胎。组织学观察：水泡结构为高度水肿的绒毛。间质淡染疏松，血管减少或消失。绒毛表面被覆不同程度增生的滋养细胞，包括细胞滋养层细胞和合体细胞滋养层细胞（图 5 - 10B）。有时可见轻度细胞异型性。

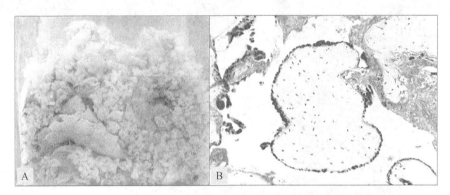

图 5 - 10　葡萄胎

约 90% 的完全性葡萄胎的染色体结构为 46，XX 二倍体，这两套染色体全部来自同一精子的单倍染色体经分裂后而形成，无母方的 DNA；其他 10% 的完全性葡萄胎的染色体由两个精子与一空卵相结合所致。不完全性葡萄胎的染色体多为 69，XXX 或 69，XXY 三倍体，甚至 92，XXXY 四倍体，为一个正常卵细胞与一个没有发生减数分裂的双倍体精子或两个精子相结合而形成。

2. 侵袭性葡萄胎（invasive mole）

侵袭性葡萄胎的病理特征为增生水肿的绒毛组织浸润至子宫肌层，甚至累及子宫外的组织和脏器。有时也可经血道转移至肺、脑等远处脏器，但大多自然消退，无须化疗。临床表现为子宫异常增大和出血，hCG 持续性增高。

3. 妊娠绒毛膜癌（gestational choriocarcinoma）

妊娠绒毛膜癌简称绒癌。是来自绒毛滋养层上皮的恶性肿瘤，侵袭性强，恶性程度高，易发生广泛的远处转移。临床一经确诊，应及早化疗。约 50% 的绒癌继发于葡萄胎，25% 继发于自然流产，20% 可发生于正常妊娠，称为**胎盘内绒毛膜癌**（**intraplacental choriocarcinoma**），其余则发生于异位妊娠。

大体观察：肿瘤质软，灰黄色，可因广泛坏死出血而呈蓝紫色，浸润性生长（图 5 - 11A）。组织学观察：肿瘤组织内无绒毛结构。瘤细胞形态多样，有的呈细胞滋养层细胞样特征,也有的为合体细胞滋养层细胞的形态,或者介于两者之间。细胞异型性显著,核分裂多见并有病理性核分裂(图5-11B)。癌细胞广泛浸润至子宫肌层或子宫壁全层,出血明显。肌壁的血管、淋巴管内常见癌栓。

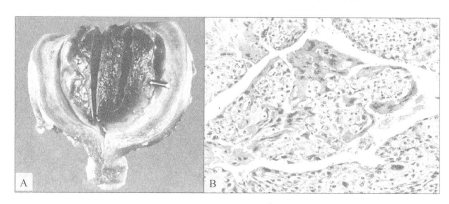

图5-11　子宫绒毛膜癌

癌组织生长迅速。可局部浸润至子宫周围器官,或转移至肺、脑、骨髓、肝脏等远处脏器。对肿瘤扩散和进展程度的报告可参照 WHO 的 TNM 分期标准(表5-6)。

表5-6　子宫体滋养层细胞肿瘤的 TNM 分期(WHO / FIGO,2003)*

局部浸润:	T_0	无原发性癌	
	T_{is}	原位癌(浸润前癌)	
	T_1	癌组织局限于子宫体	FIGO:Ⅰ
	T_2	癌组织扩散至阴道、卵巢、阔韧带、输卵管	FIGO:Ⅱ
远处转移:	M_0	无远处转移	
	M_1	有远处转移	
		M1a:肺转移	FIGO:Ⅲ
		M1b:其他脏器转移	FIGO:Ⅳ

*　参见:http://www.uicc.org/resources/tnm。

三、卵　巢　疾　病

(一)卵巢非肿瘤性及功能性囊肿

卵巢良性囊肿在临床上多见,其分类亦较复杂多样。常见的非肿瘤性囊肿包括以下几种。

1. 上皮包涵囊肿(epithelial inclusion cysts)

上皮包涵囊肿是最常见的卵巢囊肿性病变。患者以老年女性为多。一般为多发性的小囊肿,直径数毫米至数厘米不等(图5-12A),囊液清淡。内衬单层的立方或扁平上皮细胞(图5-12B)。囊肿通常被认为是由于卵巢表面的上皮组织向内凹陷而形成。卵巢表面的上皮组织实际上为被覆于卵巢的间皮细胞所构成,它还曾被以为是生发上皮组织,故囊肿也被称为**生发上皮包涵囊肿**(**germinal inclusion cysts**)。

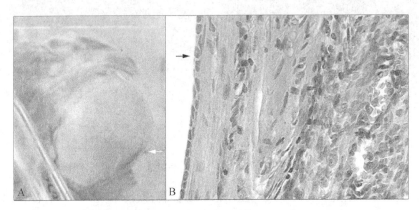

图5-12　卵巢上皮包涵囊肿

2. 滤泡囊肿(follicular cysts)

卵巢的滤泡在月经的子宫内膜增生期逐渐增大,排卵后转变为黄体。但有时也会呈囊性改变,形成滤泡囊肿(又称卵泡囊肿),直径2 cm左右。组织学观察:囊肿内壁由颗粒细胞层构成。内壁的细胞层一般厚于上皮包涵囊肿。但较大囊肿病变的内壁细胞常发生萎缩,此时与上皮包涵囊肿的鉴别可能比较困难。如果出现囊肿内出血,可形成滤泡血肿。囊肿壁的细胞也可发生黄素化,其胞质富含脂滴,称为滤泡囊肿黄素化或黄素囊肿。多发性滤泡囊肿与肥胖、停止排卵以及女性多毛症有关,临床常表现为月经过少,称为**多囊性卵巢综合征**(**polycystic ovarian syndrome,PCOS**)或 Stein Leventhal 综合征。

3. 黄体囊肿(luteal cysts)

卵巢黄体在向白体转化的过程中亦可发生囊性变,形成黄体囊肿。病变一般呈椭圆形,略有不规则,直径4~5 cm,内含淡黄色液体。如有囊内出血,可称为黄体血肿。囊肿内壁厚度不一,呈黄白色。组织学观察:囊壁细胞的内侧为颗粒细胞层,颗粒细胞多有黄素化。外侧则为胞质富含脂滴的黄体细胞,细胞间有丰富的毛细血管,此特点与黄素囊肿不同。囊肿壁亦可发生纤维化伴胶原蛋白沉积,形成白体囊肿。

4. 子宫内膜囊肿(endometriotic cysts)

参见子宫体和子宫内膜疾病:子宫内膜异位症。

5. 单纯性囊肿(simple cysts)

一般为单房性囊肿,囊内含澄清液体,囊壁纤维组织增生伴胶原蛋白沉积,内衬细胞已消失,故囊肿来源难以确定。

6. 巨块性水肿(massive ovarian edema)

因卵巢扭转引起。卵巢水肿显著,体积增大,有时可达 35 cm。多呈白色,有光泽。

(二)卵巢肿瘤

卵巢肿瘤的病理分类一般按照其组织来源(表皮-间质细胞、生殖细胞、性索-间质细胞)进行分类(表 5-7)。约80%的表皮来源的肿瘤属于良性,患者年龄以20~45 岁为多;交界性肿瘤的发病年龄较晚些;恶性肿瘤多发生于老年女性,常见于45~65 岁的患者。生殖细胞肿瘤则多见于儿童及青年人。

表 5-7　卵巢原发生肿瘤分类

表皮-间质肿瘤:
- 浆液性肿瘤(良性囊腺瘤、交界性肿瘤、恶性腺癌)
- 黏液性肿瘤,包括子宫颈管型和肠型黏液性肿瘤(良性囊腺瘤、交界性肿瘤、恶性腺癌)
- 子宫内膜样肿瘤(endometrioid tumors)(良性囊腺瘤、交界性肿瘤、恶性腺癌)
- 透明细胞肿瘤(clear cell tumors)(良性、交界性肿瘤、恶性腺癌)
- 移行细胞肿瘤(Brenner 瘤、交界性 Brenner 瘤、恶性 Brenner 瘤、移行细胞癌)
- 上皮-间质肿瘤(腺肉瘤、恶性混合性 Müllerian 瘤)

生殖细胞肿瘤:
- 畸胎瘤(成熟畸胎瘤、未成熟畸胎瘤、单胚层畸胎瘤)
- 无性细胞瘤
- 卵黄囊瘤(又称内胚窦瘤)
- 胚胎性癌(embryonal carcinoma)
- 混合性生殖细胞肿瘤

性索-间质肿瘤:
- 颗粒细胞瘤
- 纤维瘤(fibroma)
- 纤维卵泡膜瘤(fibrothecoma)
- 卵泡膜细胞瘤(thecoma)
- Sertoli 细胞瘤(Sertoli cell tumor)
- Leydig 细胞瘤(Leydig cell tumor)
- 环管状性索肿瘤(sex cord tumor with annular tubules)
- 两性母细胞瘤(gynandroblastoma)
- 类固醇细胞瘤(steroid cell tumor)

1. 浆液性肿瘤(serous tumors)

浆液性囊腺瘤由单房或多房的囊腔构成,是卵巢最常见的肿瘤。患者多有 BRCA1 基因的胚系突变。肿瘤的囊腔内含澄清液体,内壁多光滑,一般无增厚或乳头状突起(图 5-13A)。组织学观察:囊腔内壁由单层立方或低柱状上皮性肿瘤细胞组成。细胞排列平整,偶有乳头状突起,但无间质浸润(图 5-13B)。肿瘤细胞形态一致,核仁小,无明显异型性,核分裂不常见,未见有病理性核分裂。交界性肿瘤的上皮细胞层次明显增加,可达 2~3 层。有时可见散在小簇状细胞群。瘤细胞出现异型,但尚无明显的间质浸润,或者浸润灶小,不超过 10 mm^2。浆液性囊腺癌的囊壁突起明显(图 5-13C)。瘤细胞增生显著,超过 3 层。肿瘤细胞异型性明显,核分裂常见(图 5-13D)。瘤细胞排列不规则,乳头状分支多见。间质有明显的癌细胞浸润和破坏。

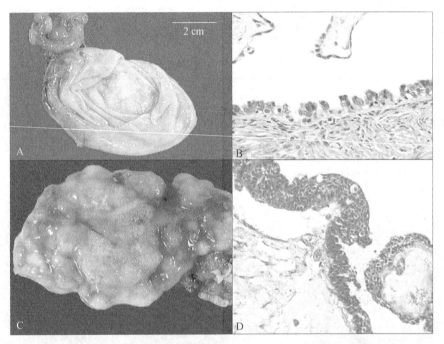

图 5-13　卵巢浆液性囊腺瘤(A、B)和浆液性囊腺癌(C、D)

2. 黏液性肿瘤(mucinous tumors)

黏液性囊腺瘤一般为多房结构。囊腔内含黏稠液体(图 5-14A)。肿瘤内可检出 KRAS 基因突变。良性黏液性囊腺瘤的囊腔内壁为单层的高柱状上皮细胞,无乳头状突起。瘤细胞的胞质富含黏液,细胞核在底部(图 5-14B),有时瘤细胞呈子宫颈管上皮或小肠上皮细胞的形态特征。交界性肿瘤的囊壁可见有乳头状突起,瘤细胞层次可增加至 2~3 层。核有异型,无间质浸润。囊腺癌的瘤细胞异型性显著,细胞层次超过3层,乳头状结构多见且有复杂的分支(图5-14C),有时肿瘤实质呈巢状。可见有间质浸润。

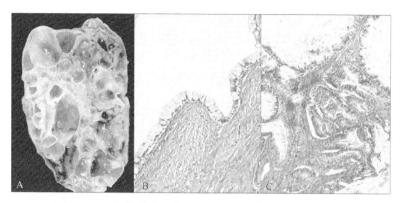

图5-14 卵巢黏液性囊腺瘤(A、B)和黏液性囊腺癌(C)

3. 颗粒细胞瘤(granulosa tumors)

颗粒细胞瘤为低度恶性肿瘤。大多因富含脂质而呈黄色(图5-15A)。体积较大,常为实性和囊性的混合。组织学观察:瘤细胞大小均一,体积较小,呈椭圆形或圆形,胞质少,核呈咖啡豆样,有核沟。瘤细胞排列弥漫,或呈岛状、小梁状(图5-15B)。有时可见瘤细胞围绕成一腔隙,中央为嗜酸性的液体状物质或固缩的细胞核,称为"Call-Exner 小体"。免疫组织化学显示瘤细胞表达 α-抑制素(alpha-inhibin)。染色体检查可见 12 号 3 倍或 4 倍染色体。

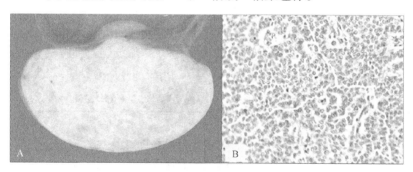

图5-15 卵巢颗粒细胞瘤

4. 畸胎瘤(teratoma)

畸胎瘤含有 2 个或 3 个胚层的组织成分,好发于青年。**成熟畸胎瘤(mature teratoma)**大多呈囊状结构,又称为**皮样囊肿(dermoid cyst)**。囊腔内常充满黄色脂质样物(图5-16A),囊壁有时见有毛发或齿状、骨片状的成分。组织学观察:肿瘤由 3 个胚层的分化成熟组织构成,如皮肤鳞状上皮及其附属腺体、脂肪、软骨、骨组织、气管、甲状腺和脑组织等(图5-16B)。无细胞异型,无局部组织的破坏浸润。少数成熟畸胎瘤可发生恶变,多为鳞状细胞癌。**未成熟畸胎瘤(immature teratoma)**多呈实体状,有时伴有小囊腔。肿瘤组织内可见分化不成熟的成分,如神经母细胞样的细胞、原始神经管样的菊形团细胞、不成熟的软骨或骨组织等。根据不成熟的组织成分含量多少,肿瘤可分为1级(高分化)、2级(中分化)和3级(低分化)。分化成熟度低的未成熟畸胎瘤异型性显著,预后也较差。

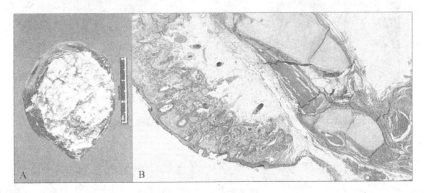

图5-16 卵巢畸胎瘤

5. 无性细胞瘤(dysgerminoma)

卵巢无性细胞瘤是由未分化的原始生殖细胞构成的恶性肿瘤。相当于常发生在睾丸的**精原细胞瘤(seminoma)**。患者年龄多在10~30岁。肿瘤质实,呈灰红色,鱼肉状。组织学观察:肿瘤实质呈巢状或梁状(图5-17A),有时伴有滋养细胞成分,间质有淋巴细胞及巨噬细胞增生。瘤细胞体积较大,胞质透亮,内含糖原,细胞核一般居中,可见核仁,常见有核分裂。免疫组织化学显示瘤细胞的细胞膜表达胎盘碱性磷酸酶(plancental alkaline phosphatase,PLAP)。预后和肿瘤的分期(表5-8)有关。

表5-8 卵巢原发性肿瘤TNM分期(WHO／FIGO,2003)*

局部浸润:	T_0	无原发性癌	
	T_1	肿瘤局限于卵巢	FIGO:Ⅰ
	T_2	肿瘤扩散至盆腔脏器	FIGO:Ⅱ
	T_3	肿瘤扩散至腹腔脏器	FIGO:Ⅲ
淋巴道转移:	N_0	无局部淋巴结转移	
	N_1	有局部淋巴结转移	FIGO:Ⅲ
血道转移:	M_0	无远处转移	
	M_1	有远处转移	FIGO:Ⅳ

* 参见:http://www.uicc.org/resources/tnm。

6. 卵黄囊瘤(yolk sack tumor)

卵黄囊瘤是婴幼儿生殖细胞肿瘤中最常见的类型。因其组织形态和小鼠胎盘的内胚窦结构相似,又称为**内胚窦瘤(endodermal sinus tumor)**。肿瘤恶性程度高,体积较大,常有坏死及出血,边界不清。组织学观察:肿瘤细胞排列成乳头状或小囊状,形成疏松的网状结构。间质见有透明样变的球状或基膜样结构。瘤细胞为立方形或低柱状,可见不同程度核异型,胞质常为透亮,DR-PAS 染色阳性。有时瘤细胞环绕纤维血管轴心呈栅栏状排列,称为 Schiller-Duval 小体(图 5-17B)。免疫组织化学检查显示瘤细胞 AFP(甲胎蛋白)阳性。

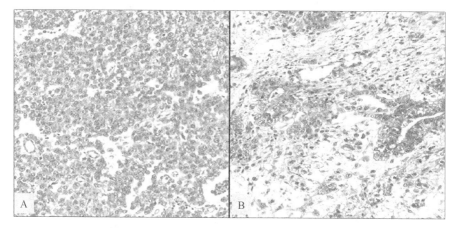

图 5-17　卵巢无性细胞瘤(A)和卵黄囊瘤(B)

四、乳 腺 疾 病

(一)乳腺非肿瘤性疾病(non-neoplastic breast diseases)

1. 腺病(adenosis)

腺病是良性的乳腺小叶腺体增生,有时伴有间质纤维化,称为**硬化性腺病(sclerosing adenosis)**。有些病变中可见到扭曲增生的腺体,病变中央出现透明样变性的胶原瘢痕样结构,称为**放射状瘢痕(radial scar)**或**复杂性硬化病变(complex sclerosing lesion)**。这些增生的腺体都是由内侧的腺上皮细胞和外侧的肌上皮细胞所构成。肌上皮细胞可通过免疫组织化学方法予以显示平滑肌肌动蛋白(smooth mucle actin)阳性。多数情况下,腺病只在镜下才观察得到,但如病变较大,则可触摸到结节。

2. 单纯性纤维囊性变(simple fibrocystic change)

病变多累及双侧乳腺,呈多个结节状囊性病灶,大小不一,边界不清

（图 5 - 18A）。组织学观察：病变间质有炎症反应和纤维组织增生，有时伴有透明样变性。囊腔结构的内侧为扁平或立方上皮细胞（图 5 - 18B），上皮细胞可出现大汗腺化生，但无层次增多，亦无腔内明显的突起灶（图 5 - 18C），这点不同于**增生性纤维囊性变（proliferative fibrocystic change）**，后者常伴有上皮层次增多，形成乳头状突起，属于癌前病变。

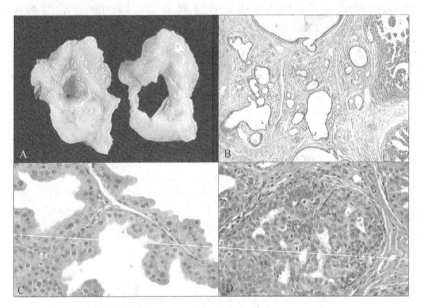

图 5 - 18　乳腺单纯性纤维囊性变（A、B、C）和寻常型导管增生（D）

3. 寻常型导管增生（usual ductal hyperplasia，UDH）

这是乳腺导管的良性增生。组织学观察：增生的管腔内可见到至少 2 种或 2 种以上的细胞形态，包括腺上皮细胞、肌上皮细胞以及化生的大汗腺细胞等。细胞大小不一，细胞核形态多样，但无异型。增生的细胞在管腔内不规则聚集，可见"边窗"现象，即细胞集块的周边有不规则的裂隙（图 5 - 18D）。除了**雌激素受体（estrogen receptor，ER）**和**孕激素受体（progesterone receptor，PR）**外，增生的上皮细胞还常表达高分子细胞角蛋白 CK34βE12 和黏附蛋白 E - 钙黏着蛋白（cadherin）。

（二）乳腺肿瘤（breast tumors）

1. 导管肿瘤（ductal neoplasms）

（1）**不典型导管增生（atypical ductal hyperplasia，ADH）**　病变表现为增生的上皮细胞出现异型，但细胞的形态大小一致，分布均匀。增生的导管多呈筛状，可见不规则分布的空腔,但一般无"边窗"结构,管腔内常有微小的钙化灶。增生的上皮细胞通常不表达 CK34βE12。这些特征不同于寻常型导管增生。不典型导管增生中的增生细胞很少表达 ERBB2(即 her2:人类表皮生长因子受体2),此点可用于和原位癌(见下节)做鉴别。

(2)**原位导管癌(ductal carcinoma *in situ*,DCIS)**　增生的导管上皮细胞呈现明显的肿瘤异型性,累及上皮的全层,但尚无基膜破坏和局部浸润(图5-19A),又称**导管内癌(intraductal carcinoma)**。**在低级别的原位导管癌(low grade DCIS)**,增生的导管多呈微乳头状、筛状或巢状,瘤细胞形态一致,细胞核圆形,大小均一,但核浆比明显增大,核仁不明显,核分裂少,肿瘤累及乳腺导管的不同区域,通常各肿瘤的累计直径超过 2 mm。**高级别的原位导管癌(high grade DCIS)**一般直径大于 5 mm,瘤细胞异型性显著,细胞核大小不一,染色质明显增多,核仁显现,核分裂常见。增生的导管内多有坏死灶,常伴钙化。有些病变大体可见扩张的导管内含灰黄色坏死物,挤压时有粉刺样溢出,称为**粉刺癌(comedocarcinoma)**。部分病例累及乳头和乳晕,在表皮出现大而胞质透明的异型细胞,称为**派杰病(Paget disease)**。免疫组织化学检查显示肿瘤细胞表达 E-钙黏着蛋白,但不表达 CK34βE12。多数病变中可检出 her2 基因扩增和 HER2 蛋白的过度表达。

(3)**微小浸润癌(microinvasive carcinoma)**　是指导管癌的大部分无明显的局部浸润,但可见有周边的小簇的瘤细胞已突破基膜,一般单个浸润灶不超过 2 mm,或者有 2~3 个浸润灶,其中任何一个浸润灶的最大直径不超过 1 mm。

(4)**浸润性导管癌(invasive ductal carcinoma)**　肿瘤性增生的导管上皮细胞突破基膜,向间质广泛浸润。大体肿瘤多呈灰白色,质中,无包膜,边界不清,与周围组织粘连(图5-19B),肿瘤中常有坏死和出血。组织学观察:瘤细胞排列成腺管状、梁状或巢状结构,向间质呈浸润性生长(图5-19C)。瘤细胞大小不一,形态极不一致,核分裂及病理性核分裂常见。肿瘤细胞巢的周边缺乏肌上皮细胞。根据腺管结构是否完整、核异型度和核分裂指数,可将肿瘤按 **SBR 分级系统(Scarff-Bloom-Richardson grading system)**分为 1~3 级。1 级肿瘤腺管结构明显,核轻度异型,核分裂数 1 个/高倍视野;3 级肿瘤腺管结构几乎消失,核异型显著,核分裂数超过 3 个/高倍视野;2 级则介于两者之间。免疫组织化学检查可检测出瘤细胞多为 ER、PR 和 her2(图5-19D)阳性。**荧光原位杂交(flurescence *in situ* hybridization,FISH)**显示多数瘤细胞的细胞核内有 her2 基因的扩增信号。有些病例则是 ER、PR 和 her2 全部阴性,称为**三阴性乳腺癌(triple-negative breast cancer)**,靶向治疗效果不佳,预后很差。

肿瘤向周围组织局部浸润,可侵犯肌组织、胸壁和皮肤,也可扩散至对侧乳腺。淋巴道转移是常见的转移方式(图5-19E),多数肿瘤位于乳腺外上象限,故腋下淋

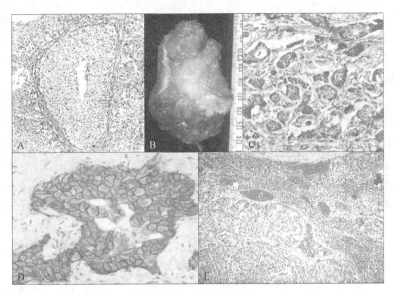

图 5-19   乳腺原位导管癌（A）和浸润性导管癌（B、C、D）

巴结最易受累。癌组织也可经血道转移至肺、骨和肝脏等。乳腺肿瘤的 TNM 分期
参见表 5-9。

表 5-9   乳腺原发性肿瘤 TNM 分期（WHO,2003）*

局部浸润:	T_0	无原发性癌
	T_{is}	原位癌
	T_1	肿瘤直径 <2 cm
	T_2	肿瘤直径 >2 cm 但不超过 5 cm
	T_3	肿瘤直径 >5 cm
	T_4	肿瘤侵及胸壁或皮肤,无论肿瘤大小
淋巴道转移:	N_0	无局部淋巴结转移
	N_1(包括 N_{1mi}**)	腋下淋巴结转移,淋巴结尚可活动
	N_2	腋下淋巴结转移,淋巴结粘连固定
	N_3	锁骨上淋巴结转移
血道转移:	M_0	无远处转移
	M_1	有远处转移

＊ 参见: http://www.uicc.org/resources/tnm。

＊＊ N_{1mi}是指组织学检查见直径 >0.2 mm,但直径 <2 mm 的淋巴结内转移灶,称为微转移（micrometastasis）。

2. 小叶肿瘤（lobular neoplasms）

（1）原位小叶癌（labular carcinoma *in situ*,LCIS）   病变一般呈多灶性分布,

有时累及双侧乳腺。肿块多较小,难以触及。组织学观察:乳腺小叶末梢导管和腺体扩张,常呈三叶草形,管腔内充满异型性肿瘤细胞(图5-20A),瘤细胞较导管癌的瘤细胞小,大小和形态相对较为一致,可见少量核分裂像。腺体的基膜完整,在增生的细胞团周围见到肌上皮细胞可排除浸润性癌的可能。癌组织内坏死极少。间质有轻度炎症反应。免疫组织化学显示瘤细胞表达CK34βE12,但不表达E-钙黏着蛋白。

(2)**浸润性小叶癌(invasive lobular carcinoma)**　肿瘤在乳腺内呈多灶性弥漫性分布,与周围组织无明显的边界(图5-20B)。组织学观察:癌细胞较小,形态多一致,常呈单行串珠状排列,即所谓"印第安线"样分布(图5-20C)。有时瘤细胞呈环状排列在乳腺导管的周围。肿瘤细胞表达CK34βE12,通常不表达E-钙黏着蛋白,此特点可用于和低分化的浸润性导管癌做鉴别。肿瘤常转移至卵巢、子宫或远处脏器如脑、骨髓等。

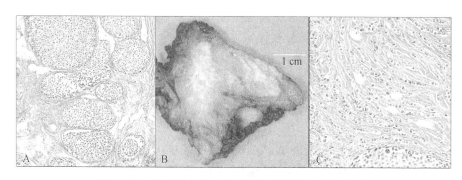

图5-20　乳腺原位小叶癌(A)和浸润性小叶癌(B、C)

3. 纤维上皮性肿瘤(fibroepithelial neoplasms)

(1)**纤维腺瘤(fibroadenoma)**　乳腺常见的良性肿瘤,极少恶变。患者年龄多在20~30岁。肿瘤可单发或多发,呈圆形或椭圆形,直径1~2 cm,边界清晰,切面灰白色,质中,可见细小的裂隙(图5-21A)。组织学观察:肿瘤由增生的腺体上皮细胞和乳腺小叶特殊的纤维间质细胞构成,这些纤维间质细胞与乳腺上皮细胞一样含雌激素受体,可在雌激素作用下发生过度增生。增生的腺体可扩张,也可因受周围纤维间质挤压而使管腔呈裂隙状(图5-21B),增生的腺管为双层细胞,由上皮细胞和肌上皮细胞构成。

(2)**叶状肿瘤(phyllodes tumors,PTs)**　也是一种上皮组织和间叶组织双向分化的肿瘤。根据其组织学和生物学特征,可有良性、交界性及恶性叶状肿瘤。病变好发于中年女性,瘤体直径4~5 cm,大体边界清晰,呈分叶状(图5-21C),切面一般为灰色,可见到旋涡状纹理结构,中间多有月牙状的裂隙,有时伴有出血和坏

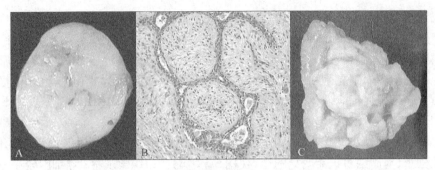

图 5-21　乳腺纤维腺瘤(A、B)和叶状肿瘤(C)

死。组织学观察：叶状肿瘤形似纤维腺瘤,但相对于后者,其间质细胞更丰富,大量增生的间质细胞形成叶状突起。肿瘤通常为良性,与周围组织分界清楚,细胞异型性缺乏,核分裂极罕见;交界性肿瘤有明显的推挤状边界,间质细胞密集度增高,可见少数核分裂像;恶性肿瘤的间质细胞明显过度增生,呈现明确的肉瘤性质,细胞排列紊乱,细胞核重度异型,核分裂像常见(超过 10 个/每 10 个高倍视野),可见到肿瘤组织向周围浸润性生长,有时出现肺和骨的远处转移。

五、前列腺疾病

(一)前列腺结节性增生

前列腺结节性增生(prostic nodular hyperplasia)常见于 60 岁以上男性。前列腺的腺上皮细胞和间质细胞均含有雄激素受体,随着机体睾酮的逐渐下降,前列腺的间质细胞受激素水平的反馈刺激,在 2 型 5α-还原酶的作用下,将来自血液的睾酮还原为二氢睾酮。二氢睾酮有很强的生长因子功能,它与前列腺细胞的雄激素受体的结合力是睾酮的 10 倍,可刺激前列腺上皮细胞和间质细胞显著增生。

大体观察：增生的前列腺呈结节状,体积明显增大,重量可达 300 g。切面呈灰白色,质地较硬,可见大小不一的蜂窝状裂隙。尿道有时受到严重挤压。组织学观察：增生的腺体由两层细胞构成(图 5-22A),内侧为柱状上皮细胞,外侧为扁平的基底层细胞,基膜完整。增生的上皮细胞常向腔内突起,形成乳头状结构(图 5-22B),管腔内见有淀粉样小体,有时伴有钙化。腺体周围间质细胞及纤维细胞亦有明显增生。

(二)前列腺癌

前列腺癌(prostatic cancer)是老年男性中较为多见的恶性肿瘤。肿瘤通常位于增生的前列腺周边区,尤其是后叶,由此可经**细针穿刺(fine needle aspiration,**

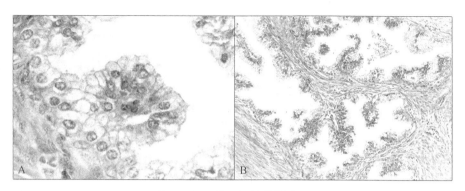

图 5-22　前列腺结节状增生

FNA)作活检病理诊断。早期肿瘤直径不超过 5mm,难以观察或触摸得到,进展期肿瘤大体呈结节状,质实,颜色灰白或灰黄,出血和坏死罕见。

　　组织学观察:癌组织为分化程度不一的腺癌(图 5-23)。肿瘤细胞异型性显著,核大深染,呈泡状,染色质增粗,核仁明显,可见病理性核分裂像。免疫组织化学显示瘤细胞表达**前列腺特异性抗原(prostate specific antigen,PSA)**,可作为肿瘤鉴别诊断的分子生物学标记。早期肿瘤的病变局限,增生腺体的基底层细胞(CK34βE12 阳性)仍然可见。进展期肿瘤破坏腺体周围的间质,基底层细胞消失,病变表现为扩张性生长和浸润,常侵及前列腺包膜、淋巴管、血管、神经乃至前列腺周围的脂肪组织或者其他器官。根据肿瘤实质的腺管分化程度,可将其进行组织学分级,常用的分级系统为 Gleason 分级系统(表 5-10)。分化较好的腺癌多有规则的腺管结构,而对于分化差的肿瘤,其腺管结构复杂甚至消失,肿瘤细胞大多排列成片状、巢状或条索状。

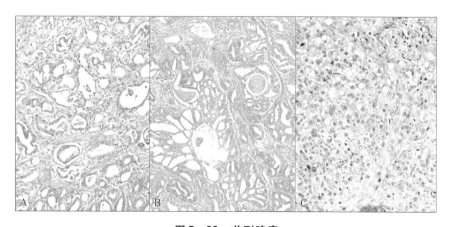

图 5-23　前列腺癌

表 5 - 10　前列腺癌的 Gleason 分级 (WHO, 2008) *

Gleason 1	腺管结构规则,排列紧凑,肿瘤呈结节状,无周围组织浸润
Gleason 2	腺管结构略不规则,排列较疏松,腺管间有纤细的纤维间隔,肿瘤周边可见微小的浸润灶
Gleason 3 (图 5 - 23A)	腺管结构大小不一,多数较小,排列散在,腺管间距离增大 (腺管间可放入第 3 个腺管),肿瘤侵及周围正常组织
Gleason 4 (图 5 - 23B)	腺管结构极不规则,多呈筛状,常有腺管融合,部分腺管结构消失
Gleason 5 (图 5 - 23C)	腺管结构几乎完全消失,只在少数瘤细胞巢内见有管腔样结构,坏死多见

* 具体计分的表示:将肿瘤组织内分值最高的两种形态予以累计。例如,肿瘤组织内 70% 的成分为 Gleason, 4, 20% 为 Gleason 3, 10% 为 Gleason 5,则计分结果为"4 + 5"。

　　癌组织可局部扩散至精囊、膀胱等周围脏器,也可经淋巴道转移至闭孔淋巴结和髂淋巴结,或经血道转移至骨、肺和肝脏等,其中尤以椎骨转移最为常见。有时癌组织可经骶前静脉丛和椎管静脉直接转移至脑。前列腺癌的 TNM 分期见表 5 - 11。

表 5 - 11　前列腺癌 TNM 分期 (WHO, 2004) *

局部浸润:	T_0	无原发性癌
	T_1	肿瘤极小,无法触及
	T_2	肿瘤可触及,但尚局限于前列腺
	T_3	肿瘤已扩散至前列腺包膜外或侵及精囊
	T_4	肿瘤侵及精囊以外的其他周围脏器
淋巴道转移:	N_0	无局部淋巴结转移
	N_1	有局部淋巴结转移
血道转移:	M_0	无远处转移
	M_1	有远处转移

* 参见:http://www.uicc.org/resources/tnm。

　　前列腺上皮内瘤变 (prostatic intraepithelial neoplasm, PIN) 被认为是前列腺癌的癌前病变。表现为腺管内的上皮细胞出现异型,核仁明显,细胞成簇并且有小的腔内突起,但尚未形成肿瘤样增生,其外侧的基底层细胞和基膜仍然完整。分子生物学研究显示病变具有与前列腺癌相似的基因突变。

　　致谢:本章节的部分图像资料系 J. AUDOUIN 教授、D. HUGOL 教授和 E. Comperat 医师 (Service de Cytologie et d'Anatomie Pathologique, Hôtel-Dieu de Paris, France) 所赠。在此予以感谢。

（张　帆）

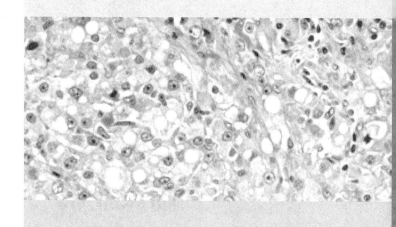

第二篇

临床医学导论

第六章　生殖系统疾病常见的临床症状

第一节　男科常见症状及体征的鉴别要点

一、男　性　不　育

夫妻婚后正常性生活,未避孕1年未孕,排除女方因素所导致的不育为男性不育。据统计,男性不育患病率约为10%。若从未使任何女性在任何时候怀孕,为原发不育。若曾使女方怀孕,但1年内正常性生活,未避孕而未使正常女性受孕者,称为继发不育。临床根据男性不育的原因,若经精液离心检查男方为无精子症,或严重少弱畸精子症,可诊断为绝对不育;反之为相对不育。近年随着辅助生殖技术的迅速发展,尤其是卵胞质内单精子注射技术的出现,许多绝对不育患者,也可生育子代。若因免疫学因素而导致的男性不育,称为免疫性不育。或根据不育的发病原因可分为睾丸性、睾丸前或睾丸后不育。男方无精子症,根据发生原因,可分为梗阻性无精子症和原发性生精功能衰竭或睾丸性无精子症。

二、男性性功能障碍

男性性功能障碍,可分为勃起功能障碍、射精功能障碍和性欲障碍等。

勃起功能障碍(ED)是指阴茎不能达到和维持足以进行满意性交的勃起(至少6个月以上),可分为心理性ED和器质性ED。常见器质性ED类型:因阴茎血管(如动脉或静脉)或海绵体异常导致的血管性ED;因外伤或手术损伤勃起相关神经导致神经性ED;因雄激素、泌乳素或促性腺激素分泌异常而导致内分泌性ED;临床也常见因糖尿病而导致的糖尿病性ED以及服用药物而影响男性性功能的药物性 ED。据统计,40 岁以上男性性功能障碍的发生率为 52%,影响 ED 的常见危险因子如：高血压、高血脂、抑郁和焦虑、下尿路排尿障碍和过度吸烟等。

射精障碍的发生率比 ED 更高,如射精过快,称为早泄。一般认为,若性生活时阴茎未插入阴道或插入阴道 2 分钟内即发生射精为早泄。若婚后夫妻分居一段时间后,首次性交时的快速射精,不属于病理性早泄,为男性正常生理现象。若勃起正常,插入阴道后有性刺激,但无性高潮、无射精感觉为不射精症等。有性高潮和性快感,但无精液射出为逆性射精,往往因膀胱颈口异常而导致。性欲异常或性取向异常可表现为性欲淡漠、性欲亢进或同性恋、恋物癖等。此外,勃起障碍、射精障碍和性欲异常可合并出现。

三、排尿异常

男科疾病患者常可出现排尿异常,包括尿频、尿急、尿痛、排尿困难、尿不尽感或尿线变细。若排尿异常等症状出现在 50 岁以上患者,应首先考虑良性前列腺增生(benign prostatic hyperplasia, BPH)可能。必要时进行国际前列腺症状评分(I-PSS),目前认为 I-PSS 评分为诊断 BPH 下尿路症状的最佳手段。若排尿症状与疼痛症状同时发生于中青年男性,首先考虑**慢性前列腺炎(chronic prostatitis, CP)**。若排尿异常合并尿液白细胞增多,应考虑合并尿路感染。若患者有不洁性交史,尿道口滴脓或红肿,应排除性传播疾病,尤其是淋菌性尿道炎。若合并尿血、腰腹部或下腹部疼痛,应考虑泌尿系结石的可能。若为无疼性尿血合并排尿异常,应注意排除泌尿系肿瘤。近年泌尿系结核的发病率有所升高,临床诊断时应提高警惕。

四、疼痛症状

男科患者常有骨盆区域疼痛,可见于会阴、阴茎、肛周部、尿道、耻骨部和腰骶部等部位。由于慢性疼痛久治不愈,患者生活质量下降,并可能有性功能障碍、焦虑、抑郁、失眠、记忆力下降等。以上特点的疼痛多为 CP 所致,但由于其缺乏客观诊断依据,临床诊断时应与膀胱过度活动症、前列腺增生症、间质性膀胱炎、肛门直肠疾病、睾丸附睾和精索疾病、性传播疾病、腰椎疾病等进行鉴别诊断,尤其是当 CP 与上述疾病合并存在时,应规范诊治以明确诊断。

五、阴囊肿胀或阴囊团块

阴囊肿胀或阴囊团块与腹股沟斜疝、精索静脉曲张和鞘膜积液相关,也与睾丸下降不良有关。任何腹股沟疝伴睾丸体积减小和精液质量异常,都可能与不育相关。大量睾丸鞘膜积液可能会影响生育能力,但该观点尚存争议。必须注意,有时睾丸鞘膜积液由睾丸肿瘤引起。

六、精液异常

男科疾病患者可出现精液异常,如血精、精液量过少、不射精或逆性射精等。血精是指精液中混有血液,根据含有血液的不同可表现为肉眼血精、有血凝块或者精液检查时显微镜下发现精液中红细胞过多。血精在男科临床中常见,但很少对病人健康造成严重威胁。临床最常见的血精为发作性,大多来自精囊腺而非前列腺,扩张的精囊突然排空引起出血。40 岁以下血精的常见原因主要为炎症,如前列腺炎、精囊炎、尿道炎和附睾睾丸炎;因精囊和前列腺良性病变而导致的血精,如精囊扩张、结石或钙化;因尿道病变而引起的血精,如:尿道肉芽肿、乳头状瘤、前列腺尿道静脉充血、尿道血管瘤;因肿瘤而导致的血精,如精囊腺平滑肌瘤、精囊腺腺癌和睾丸肿瘤等。40 岁以上的血精多因肿瘤而导致。

若精液量过少,小于 2 ml,pH 为酸性,精液稀薄,首先考虑是双侧精囊和输精管缺如而引起,射精时仅表现为前列腺液射出,而没有精囊液成分;或因射精管梗阻导致精液过少。该型患者多表现为梗阻性无精子症。

(李 铮 平 萍)

第二节　妇科常见症状及体征的鉴别要点

一、阴 道 出 血

阴道出血是女性生殖器疾病最常见的一种症状,女性生殖道任何部位,包括宫体、宫颈、阴道和外阴均可发生出血。因此除了正常月经外,一般均统称为"阴道出血"。

【病因】

年龄对阴道出血原因的诊断有重要参考价值,常见原因有以下 6 类:① 卵巢内分泌功能失调;② 与妊娠有关的各种疾病;③ 各种生殖器官炎症;④ 各种生殖器官肿瘤;⑤ 外伤或药物;⑥ 与血液系统疾病有关。

【临床症状及鉴别要点】

（一）有周期规律的阴道出血

1. 经量增多

特点是月经量多或经期延长,常与子宫肌瘤、子宫腺肌病或放置宫内节育器有关。

2. 月经间期出血

又称排卵期出血,常历时 3 d 左右,出血量少于月经量,可伴有下腹痛或不适。

3. 月经来潮前或来潮后点滴出血

常与排卵性月经失调性子宫出血、放置宫内节育器等有关。

(二) 无周期规律的阴道出血

1. 接触性出血

于性交后或阴道检查后立即出现鲜红色出血,常与宫颈炎、早期宫颈癌和子宫黏膜下肌瘤等有关。

2. 无任何周期可辨的长期持续阴道出血

常为生殖道恶性肿瘤所致,首先应考虑宫颈癌或子宫内膜癌。

3. 停经后阴道出血

若发生于生育年龄妇女,常见于妊娠相关疾病,如流产、异位妊娠、滋养细胞疾病等;若发生于围绝经期妇女,常与无排卵性功能失调性子宫出血有关,但需警惕生殖道恶性肿瘤的存在。

4. 绝经后阴道出血

一般出血量较少,可持续不尽或反复流血。首先应排除子宫内膜癌,也可以是老年性生殖道炎症所引起的。

5. 阵发性阴道排出血水

警惕输卵管癌的可能。

二、白带异常

白带是指主要由阴道黏膜渗出物、宫颈管、子宫内膜及输卵管腺体分泌物等混合而成的分泌液。白带形成与雌激素的作用有关,一般在月经前后 2~3 d、排卵期增多。正常白带是白色糊状或蛋清样、无异味、量少。若出现生殖道炎症时,白带量明显增多,性状改变并出现异味,称为病理性白带,多伴有外阴瘙痒。

临床症状及鉴别要点如下。

(1) 黄色泡沫状稀薄白带　为滴虫性阴道炎的特征,阴道 pH 偏碱性。

(2) 豆渣样白带　为假丝酵母菌性阴道炎的特征,常可见白色膜状物覆盖于阴道黏膜表面,阴道 pH 偏酸性。

(3) 灰白色匀质白带　为细菌性阴道病的特征,有鱼腥味。

(4) 脓性白带　为细菌感染所致,色黄或黄绿,稠厚伴臭味,可见于急性阴道炎、宫颈炎、子宫内膜炎以及生殖道恶性肿瘤伴感染等。

(5) 血性白带　阴道分泌物中混有血液,可由宫颈炎、宫颈癌、子宫内膜癌、子宫黏膜下肌瘤或输卵管癌、放置宫内节育器等有关。

(6) 水样白带　阴道分泌物为淡乳白色,量多,常伴有臭味,多见于宫颈癌、阴道癌或子宫黏膜下肌瘤伴感染。间歇性浆液性黄水,量或多或少,要警惕输卵管癌。

三、下 腹 痛

下腹痛是妇科患者就诊的常见的症状。多由妇科疾病引起,同时须排除外科相关疾病。

临床症状及鉴别要点如下。

(1) 起病缓急　起病缓慢而逐渐加剧者,多为内生殖器炎症或恶性肿瘤所致;急骤发病者,多为卵巢囊肿蒂扭转或囊肿破裂;阵发性剧痛或伴以前的反复隐痛史者,应考虑输卵管妊娠破裂型或流产型可能。

(2) 部位　下腹正中部疼痛多属子宫性疼痛;一侧下腹痛多属子宫附件病变,右下腹痛还应考虑急性阑尾炎可能;双侧下腹痛多属附件炎性病变;整个下腹痛甚至全腹痛多属囊肿破裂、输卵管妊娠破裂或附件炎累及腹膜的病变。

(3) 与月经周期关系　在月经周期中间出现一侧下腹隐痛,多为排卵性疼痛;在经期出现正中下腹痛,多为原发性痛经或子宫内膜异位症;月经前后期或排卵期常出现的下腹坠胀隐痛,须考虑附件炎或慢性盆腔炎。

(4) 性质　持续性钝痛多为盆腔炎症;顽固性疼痛难以忍受应考虑晚期肿瘤可能;阵发性绞痛多为子宫或输卵管收缩引起的;撕裂性锐痛多为卵巢肿瘤或输卵管妊娠破裂。

(5) 放射部位　疼痛放射至肩部者要考虑大量腹腔内出血的可能;放射至腰骶部多为宫颈、子宫病变;放射至大腿内侧及腹股沟者多为同侧子宫附件病变引起的。

(6) 伴随症状　伴有停经史,多考虑与妊娠相关的疾病;伴有恶心、呕吐多考虑卵巢囊肿蒂扭转;伴有发热、畏寒常为盆腔炎症;伴有休克症状应考虑腹腔内出血;伴有肛门坠胀感是直肠子宫陷凹积液引起;伴有恶病质为晚期肿瘤。

四、下 腹 部 肿 块

下腹部肿块是妇科疾病常见的症状之一。肿块可以来源于子宫、附件、肠道、腹膜后、泌尿系统及腹壁组织等,但源自生殖道者较多。

女性下腹部肿块多数是由妇科医师在行盆腔检查时发现。

1. 肿块的分类

根据发病机制的不同,肿块可分为: ① 功能性:为生理性或暂时性的肿块,如卵巢黄体囊肿、妊娠子宫等；② 炎性：为生殖器炎症的肿块，如输卵管积水、输卵管卵巢囊肿等；③ 肿瘤性：为生殖器肿瘤所致，如子宫肌瘤、卵巢肿瘤等；④ 阻塞性：为生殖道闭锁或排便不畅所致，如宫腔积血、粪块嵌顿等；⑤ 其他：医源性形成的肿块，如血肿或盆腔异物遗留等。

根据肿块质地不同，可分为：① 囊性：一般为良性肿瘤，如卵巢囊肿、输卵管积水，但也要排除充盈的膀胱的可能；② 实性：一般要考虑恶性肿瘤，但也要考虑妊娠子宫、子宫肌瘤和卵巢纤维瘤的可能。

不同年龄女性下腹部肿块的常见原因见表6－1。

表6－1　不同年龄女性下腹部肿块的常见原因

	子　宫	卵　巢	输卵管
青春期前	宫颈葡萄状肉瘤	生殖细胞肿瘤(80%是恶性)	
青春期	畸形，宫腔积血	非赘生性囊肿，生殖细胞肿瘤	
性成熟期	子宫肌瘤	非赘生性囊肿，炎性肿块，生殖细胞肿瘤，上皮性肿瘤	异位妊娠，炎性肿块
围绝经期	子宫内膜癌，宫颈癌，子宫肉瘤	各种卵巢肿瘤(50%是恶性)	癌肿，炎性肿块

2. 鉴别要点

（1）增大的子宫　可能与妊娠子宫、葡萄胎、子宫绒毛膜癌、子宫肌瘤、子宫腺肌病、子宫内膜癌和子宫肉瘤有关。

（2）附件肿块　正常情况下输卵管和卵巢是难以扪及的，生理性的卵巢囊肿直径一般小于5 cm，囊性，会自行消失。病理性的附件肿块一般不会自行消失。可能与输异位妊娠、卵巢赘生性肿瘤、附件炎症和卵巢非赘生性肿瘤、生殖细胞肿瘤等有关。

（3）肠道肿块　可能与粪块嵌顿、阑尾肿块、肠系膜肿块和结肠癌等有关。

（施　君　狄　文）

第七章　病史、体检与影像学检查

第一节　男科病史及检查

一、男科病史

对男科患者诊断时,详细了解患者的主要症状、发病时间、发病诱因、发病经过、既往病史和家族史尤其重要。在就诊过程中,医师应努力营造获得患者信任的氛围,充分获得患者的信任。

对不育患者诊断时应了解生育相关的各方面病史,要详细记录不育所经历的时间、过去生育的详细情况、以往所采用的节育方法、夫妻双方性生活的频率以及时间。夫妻双方是否清楚或了解排卵期,因为发生在月经周期中间的排卵期是女性受孕的最佳时机。研究表明精子在宫颈黏液中能够存活48 h或更长时间,如果性生活发生在排卵之前5 d之内,则女性较易受孕。由于卵母细胞的寿命较短,排卵之后进行性生活则不易使女方受孕。

对男性性功能障碍患者进行诊断时,应充分了解患者的阴茎勃起功能与射精功能。了解性交过程中双方有无性刺激,了解患者是否真正了解性刺激的含义。询问患者有否自发勃起或夜间勃起、晨间勃起,了解其勃起的程度、持续时间。了解阴茎勃起后能否插入阴道,射精是在插入阴道前或插入过程中,或阴茎反复抽动但不能产生快感或不射精,射精时有否快感和不适感。可采用**国际勃起功能障碍指数(international index of erectile function, IIEF)**评价勃起功能。

对患会阴部疼痛或尿道症状者,怀疑其有前列腺炎时,应详细询问会阴或骨盆部疼痛性质、特点、部位和排尿异常等症状;了解治疗的经过和复发情况;评价患者心理状态和患病后对生活质量的影响程度;并了解既往史、个人史和性生活情况。

由于诊断慢性前列腺炎的客观指标相对缺乏并存在诸多争议,临床推荐应用 NIH - CPSI 进行症状评估。NIH - CPSI 主要包括 3 部分内容,有 9 个问题(0 ~ 43 分)。第一部分评估疼痛部位、频率和严重程度,由问题 1 ~ 4 组成(0 ~ 21 分);第二部分为排尿症状,评估排尿不尽感和尿意的严重程度,由问题 5 ~ 6 组成(0 ~ 10 分);第三部分评估对生活质量的影响,由问题 7 ~ 9 组成(0 ~ 12 分)。因 NIH - CPSI 评估前列腺炎的敏感性和特异性,目前已被翻译成多种语言,广泛使用于各国泌尿男科临床,以评估 CP/CPPS 患者的症状、治疗和随访结果。

患者的发育史亦应当仔细询问,单侧隐睾可能轻度影响男性生育力,而双侧隐睾则显著影响男性生精功能。实验研究和临床观察表明,对于隐睾症患者如果在青春期之前行睾丸固定术,则不会影响该侧睾丸内的精子生成。如果患者青春期出现时间推迟或缺失,则提示有内分泌疾病或者雄激素受体异常。男子乳房女性化的病史则提示高泌乳素血症或雌激素升高。

医生应当仔细询问患者有无泌尿道感染或性传播疾病的病史。尽管前列腺炎和脓性精液症与不育症的发生并无确凿的病因联系,但是患有上述疾病的患者仍应引起医生的注意。腮腺炎如发生在青春期前的孩子,并不会对睾丸产生影响。但是,如果腮腺炎或者其他类型的病毒性睾丸炎发生在青春期之后,则可能会进一步损害睾丸功能,11 ~ 12 岁之后发病的人群中有 10% ~ 30% 的患者会发展为腮腺炎性睾丸炎,其中 20% ~ 60% 是双侧睾丸受累。影响睾丸功能,造成生精功能障碍。

患者有不射精或射精量较少的病史提示有逆行性射精、性腺功能减退、射精管堵塞,输精管和精囊先天性发育不良或缺失的可能。在糖尿病患者以及多发性硬化症患者中可以出现射精功能障碍或勃起功能障碍。肾衰竭的患者中不育的情况较为常见。超过 60% 的睾丸癌和淋巴瘤的患者会有精液量过少的现象。

化学治疗及放射治疗可进一步损伤睾丸的功能,在放疗或化疗后需要经过 4 ~ 5 年时间,精子的生成才能够得以恢复。化疗后早期精子生成的减少,是由于药物对快速分化的生殖细胞的细胞毒性所导致,不同药物可以影响精子生成的不同阶段。如果生殖干细胞受到了不可逆性损伤,最终将导致无精子症。因此详细了解化疗方案(包括特殊药物的使用、剂量、治疗持续的时间等),将有助于医生对预后的判断。

患者发热之后,精子的生成将减弱 1 ~ 3 个月。如果患者在 3 个月内曾有过精液分析异常或全身疾病的病史,则应当在 3 ~ 6 个月之后再进行精液分析检查,从而最终确定患者的基础生育能力。有双侧附睾炎病史的无精子症患者,提示有附睾梗阻可能。

注意环境污染对男科疾病尤其是对男性不育的影响。暴露于环境中的有毒物质,如杀虫剂也应当引起人们的注意,这些物质有可能对男性性腺产生毒性作用。睾丸的温度正常情况下应低于体温,环境中高热将会损害精子的质量以及精子的生成。同样,在浴盆中频繁洗澡或使用过热的洗澡水将会使精子的活动度下降。因此对于精液分析结果不佳的患者,应当建议停止洗桑拿浴或热盆浴。吸烟对精子生成的影响还不清楚。对 21 项关于吸烟对精子质量影响的研究进行综合分析后发现:吸烟可引起精子密度下降 13% ~ 17%,虽然有 14 项研究并未发现有这样的效应,但吸烟仍认为是男性不育症的风险因子。

对男科患者应详细了解其家族史。具有两性畸形家族史的患者,应怀疑存在有雄激素受体异常。许多基因影响男性生育,包括位于 X 染色体上的雄激素受体基因,因此家族史中尤应注意患者舅舅的表型。最后,医生应当注意对夫妻双方中女性生育能力的评估。

二、体 格 检 查

对男科患者应全面进行体格检查,确定与男科病相关的异常与畸形。对患者的体质状况以及男性特征应加以注意,第二性征的异常可能提示患者是否有先天性内分泌疾病,如 Klinefelter 综合征患者。肌肉无力、腹部脂肪堆积或脱发等提示有雄激素缺乏症可能。男性乳房发育提示雄激素与雌激素不平衡或者催乳素分泌过多。内脏反位提示有 Kartagener 综合征的可能,与精子纤毛不动和精子不动有关。

生殖器检查应特别重视。检查阴茎以确定有无尿道下裂和严重的阴茎弯曲,注意有无阴茎硬结症的存在。这些疾病均可以影响性交或勃起后疼痛,干扰精子在阴道深部聚集,以接近子宫颈。阴囊内容物的检查则应当在温暖的房间中进行,使患者的提睾肌能够充分地松弛。双侧睾丸应当仔细地触诊以确定双侧的睾丸大小是否一致,并排除存在睾丸外包块的可能。由于睾丸的容量绝大多数(至少80%)是由产生并输送精子的管道以及生殖细胞成分所组成,所以上述成分的减少表现为睾丸容积的减少或睾丸萎缩。

睾丸大小可以测量,使用测径器、睾丸测量模型、超声波检查均可达到测量要求。健康的白种人以及非洲裔美洲黑种人中,成年男性睾丸一般大于 3 cm × 4 cm,容积大于 20 ml,而亚洲男性的睾丸容积相对较小,一般约 12 ml 以上。睾丸的体积减小,无论是双侧还是单侧,都与精子生成障碍相关。仔细触诊附睾可以明确附睾的头、体、尾。如果触及硬结或囊性附睾扩张部分则提示有附睾阻塞的可能。精液囊肿以及附睾囊肿经常可以见到,但其并不能提示附睾阻塞的可能。触诊输精管可以明确其存在与否,并能够确诊其异常的部位。

检查精索能够确定有无精索静脉曲张。轻度精索静脉曲张(Ⅰ级)只有在做克氏(Valsalva)动作时才会出现;中度精索静脉曲张(Ⅱ级)在站立位时可以触到,但肉眼不可见;重度精索静脉曲张(Ⅲ级)透过阴囊皮肤可以看到曲张的静脉,并且在患者站立位时能够触及。双侧精索不对称,作克氏动作之后不对称,提示有精索静脉曲张可能。如果患者提睾肌反射较强,或患者睾丸位置较高,适度牵拉睾丸进行克氏试验,可以更好地检查精索。患者取仰卧位时仍然可见到精索增粗或双侧精索不对称提示精索脂肪瘤的可能,或腹膜后肾脏肿瘤引起下腔静脉堵塞,当取侧卧位时精索静脉曲张程度有所减轻。同样地,双侧精索增粗的患者,如果采取仰卧位时症状有所缓解,提示双侧精索静脉曲张。

对男科患者就诊时,建议应当进行直肠指检来评估前列腺情况,同时注意前列腺上方的精囊是否有囊状扩张。指检时有明显的前列腺触痛,提示前列腺炎症可能。但是,直肠指检不能完全发现前列腺和精囊的异常,还需进行经直肠超声检查。

全面的体格检查尤其是直肠指诊对前列腺炎、良性前列腺增生或前列腺癌患者的评价/诊断非常重要。直肠指诊有助于鉴别疼痛的原因是否来自会阴、直肠、神经病变或前列腺其他疾病,而且需要同时通过前列腺按摩获得前列腺按摩液(EPS)。可了解前列腺的大小、质地、有无结节,并可了解肛门括约肌的张力。

三、实验室检查

(一)精液分析

在对不育夫妇进行诊断时,必须进行至少一次精液分析,即使性交后试验正常也应如此。精液分析包括分析精子和精浆的特征与参数,所使用的方法和标准应根据《WHO 人类精液实验室检验与处理手册》(第 5 版,2010)。精液样本可能传播人类免疫缺陷病毒(HIV)及其他传染病,因此在处理精液样本时应采取适当的保护措施。

(二)前列腺分泌液(EPS)常规检查

EPS 常规检查通常采用湿涂片法和血细胞计数板法镜检,后者精确度更好。正常的 EPS 中白细胞 <10 个/HP,卵磷脂小体均匀分布于整个视野,pH 6.3 ~ 6.5,红细胞和上皮细胞不存在或偶见。当白细胞 >10 个/HP,卵磷脂小体数量减少,有诊断意义。胞质内含有吞噬的卵磷脂小体或细胞碎片等成分的巨噬细胞,也是前列腺炎的特有表现。当前列腺有细菌、霉菌及滴虫等病原体感染时,可在 EPS 中检测出这些病原体。此外,为了明确区分 EPS 中白细胞等成分,可对 EPS 采用革兰染色等方法进行鉴别。如前列腺按摩后收集不到 EPS,不宜多次重复按摩,可让患者留

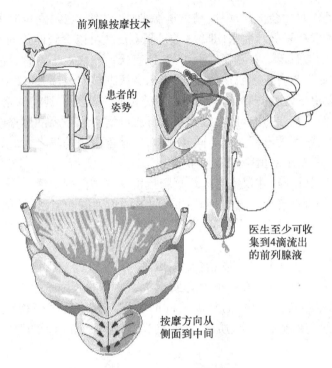

前列腺按摩技术

患者的
姿势

医生至少可收
集到4滴流出
的前列腺液

按摩方向从
侧面到中间

图7-1 EPS常规检查

取前列腺按摩后尿液进行分析(图7-1)。

(三)尿常规分析及尿沉渣检查

尿常规分析及尿沉渣检查是排除尿路感染、诊断前列腺炎的辅助方法。

(四)细菌学检查

对不同的男科疾病进行细菌学检测时,可应进行中段尿的染色镜检、细菌培养与药敏试验以及血培养与药敏试验。对慢性前列腺炎(Ⅱ型和Ⅲ型),推荐"两杯法"或"四杯法"病原体定位试验。

四、辅 助 检 查

(一)B超检查

B超检查对于男科疾病的价值日益受到重视,对良性前列腺增生或阴囊疾病的诊断不容忽视。尽管前列腺炎患者B超检查可以发现前列腺回声不均,前列腺结石或钙化、前列腺周围静脉丛扩张等表现,但目前仍然缺乏 B 超诊断前列腺炎的特异性表现,也无法利用 B 超检查对前列腺炎进行分型。但 B 超检查可以较准确地了解患者肾脏、膀胱以及残余尿等情况,对于除外尿路器质性病变有一定帮助。经直肠 B 超检查对于鉴别前列腺、精囊和射精管病变以及诊断和引流前列腺脓肿有价值。

(二)尿动力学

1. 尿流率

尿流率检查可以大致了解患者排尿状况,有助于对良性前列腺增生、前列腺炎与排尿障碍相关疾病进行鉴别。

2. 侵入性尿动力学检查

研究表明,前列腺炎患者侵入性尿动力学检查可以发现膀胱出口梗阻、尿道功能性梗阻、膀胱逼尿肌收缩减退或逼尿肌无反射、逼尿肌不稳定等膀胱尿道功能障碍。在临床怀疑有上述排尿功能障碍,或尿流率及残余尿有明显异常时,可选择侵入性尿动力学检查以明确诊断。

(三)膀胱尿道镜

膀胱尿道镜为有创性检查。某些情况下,如患者有血尿,尿液分析明显异常,其他检查提示有膀胱尿道病变时可选择膀胱尿道镜检查以明确诊断。

(四)CT 和磁共振成像(MRI)检查

对诊断或鉴别前列腺、精囊、射精管等盆腔器官病变有应用价值。

(李 铮 王洪华)

第二节 妇科病史及检查

一、妇科病史

妇科病历的书写是妇科医师临床工作的基础,病历书写的质量对疾病的诊治有重要的意义。妇科病历是记录妇科疾病的发生、发展、治疗经过及其转归的医疗文件,可分为门诊病历、住院病历和入院记录,分别有不同的书写要求,但书写原则是统一的,即病历书写要内容真实、格式规范、描述精练、用词恰当、书写全面、字迹清晰、签署书写者姓名及日期,其中住院病历要求在患者入院后 24 h 内完成,使用钢笔认真书写。病历的书写应按照以下要求进行。

（一）病史采集

病史采集是医师通过对患者或有关人员的系统询问而获得病史资料的过程，病史采集的完整性和准确性是病历书写的基础，获得完整真实的病史需要一些沟通技方法和技巧。

首先，医师应建立融洽的医患关系，尊重患者，真诚、耐心地听取患者的陈述，必要时以启发或询问的方式调整或集中患者诉说的内容，切记不要任意打断患者的叙述。其次，可先从理解性的交谈开始询问，避免暗示性提问和重复性提问，避免使用医学术语与患者交谈。第三，询问患者的性生活时应注意措辞和语言技巧，充分考虑到患者的隐私权，但当性生活与病情密切相关时应向患者讲明利害关系，取得理解。对于危重患者不能提供病史时可向家属询问，初步了解病情同时应立即积极抢救，以免延误治疗时机。

对非急症患者进行病史采集时应做的准备工作包括：环境安静舒适，医师应穿着工作衣，佩戴工作卡，态度和蔼并自我介绍、向患者及其家属讲明病史采集的重要性，言语礼貌得体，举止友善，核实患者叙述中有疑问的情况。

对于特殊患者的病历采集应掌握一定的技巧，对有焦虑与抑郁倾向的患者以鼓励为主，在回答患者提出的问题时注意回答要力求准确，切忌含糊敷衍，必要时应与精神科医师取得联系。对于语言很多、不易讲清病史的患者可以通过提问的方式将问诊局限于主要症状，不要粗暴打断。对于可疑妇科恶性疾病的患者，医师提问及回答问题时应注意分寸，不可使患者产生恐惧和回避心理，并可通过家属补充了解病情。对于老年患者，医师应注意减缓提问语速，语言力求简单化，可向陪伴老人的家属询问。对于听力障碍的患者可以通过手势及书面的方式提问。

（二）病史内容

1. 一般项目

一般项目包括患者姓名、性别、年龄、民族（国籍）、婚姻、出生地、地址、职业、入院日期及记录时间，病史陈诉者，可靠程度。若陈诉者不是患者本人，应注明其与患者的关系。

2. 主诉

主诉是患者最主要的痛苦或最明显的症状或体征，是本次就诊的最主要原因，是对主要症状或体征出现及其发展经过的时限性描述。要求不超过 20 个汉字，简明扼要，对于两项以上的主诉按照出现的先后顺序进行描述。主诉书写时应注意使用患者的语言，不要使用医学术语。

3. 现病史

现病史是围绕主诉对患者患病全过程的详细描述,是病史的关键部分。应使患者在很少启发下讲述完整病史,按照下列顺序进行了解。

(1) 发病情况与发病时间　每种疾病的起病均有各自的特点,有一定的规律可循,对疾病病因的诊断和鉴别诊断具有重要的意义。应询问疾病的发生是急性发作还是缓慢起病,是否与疲劳和激动、紧张、焦虑等情绪波动等因素有关,如为停经后急性下腹部撕裂样疼痛伴阴道流血则可能为输卵管妊娠,月经间期慢性下腹部疼痛可能为排卵痛。发病时间是指发病至就诊或入院的时间,多个症状应分别记录,并追溯到出现首发症状的时间,时间应尽可能精确。

(2) 主要症状特点　主要症状出现的部位、性质、持续时间和程度,发展与演变、缓解或加剧的可能原因及与本次发病有关的病因。如在诊断为葡萄胎后 1 年以上再次出现的不规则阴道出血伴有 hCG 升高者,在除外妊娠后可诊断为绒癌,而在诊断为葡萄胎后半年之内再次出现的不规则阴道出血伴有 hCG 升高者,在除外妊娠后可诊断为侵蚀性葡萄胎。如阴道分泌物为稀薄泡沫状伴有异味可考虑为滴虫性阴道炎,如阴道分泌物为豆渣样伴阴道奇痒则考虑为外阴阴道假丝酵母菌病。

(3) 伴随症状　在主要症状基础上同时出现的其他症状常常是鉴别依据,应突出伴随症状与主要症状之间的关系及其演变。如急性下腹部疼痛伴发热,常见于炎症,可能为急性盆腔炎、子宫内膜炎、输卵管卵巢炎或脓肿;如为右下腹痛也应考虑有阑尾炎的可能性;如为停经后急性下腹部撕裂样疼痛伴肛门坠胀感,则首先考虑为输卵管妊娠破裂型伴腹腔内出血。

(4) 诊治经过　发病后何时何医院接受的诊断治疗措施及结果,使用药物名称、剂量、时间和疗效。

(5) 一般情况　患者患病后的精神、体力状态,食欲及食量有无改变、体重变化、睡眠与大小便情况。考虑与妊娠有关疾病时应详细询问饮食食欲情况,考虑为恶性疾病时重点询问有无消耗性体重减轻。

(6) 与疾病有鉴别意义的阴性症状　应记录按照一般规律在某一疾病应该出现但却没有出现的伴随症状,可能对于疾病的鉴别诊断提供依据。如在考虑为右侧异位妊娠时,若无不洁饮食史及转移性右下腹疼痛史,可排除阑尾炎可能性,做出异位妊娠(右侧)的初步诊断。

(7) 与本次发病有关的过去发病情况及其治疗经过　如为滋养细胞疾病时应询问之前的生育史,尤其是异常流产史,是否经过化疗及复查情况。

4. 既往史

包括患者既往的健康状况和过去曾经患过的疾病(包括传染病)、外伤手术、预防接种、过敏、重要药物应用系统回顾。应询问任何一次疾病的详细情况,特别是糖尿病、哮喘、高血压和心脑血管疾病。

5. 月经史

包括初潮年龄、月经周期、经期天数、经血的量和色、经期伴随症状、有无痛经及白带、末次月经日期、绝经年龄。如 $12\dfrac{5\sim7}{30}48$ 表示 12 岁初潮,月经周期为 30 d 经期 5~7 d,48 岁绝经。经量可以用使用卫生巾的数量表示,经期有无伴随症状如焦虑、烦躁、易怒、头痛、乳房胀痛、下腹部疼痛、肢体水肿、体重增加及行为改变,如思想不集中、工作效率低和意外事故倾向。当月经不规律时应询问再前次月经,绝经后患者应询问绝经年龄,绝经后有无使用激素替代药物,是否有阴道出血及阴道分泌物情况等。

6. 婚育史

婚姻状况、结婚年龄、配偶健康状况、夫妻关系。生育情况包括足月产、早产、流产及现有子女数,如 1-0-1-1 表示足月产 1 次、无早产、流产 1 次、现有子女 1 人。记录有无异常生育情况,如死产、手术产、产褥感染,并记录计划生育状况及性生活情况。

7. 个人史

包括社会经历(出生地、居住地和居留时间尤其是疫源地和地方病流行区、受教育情况、经济生活和业余爱好)、职业及工作条件(包括工种、劳动环境、对工业毒物的接触情况及时间)、习惯和嗜好(起居与卫生习惯、饮食的规律与质量、烟酒嗜好与摄入量、其他的异嗜物、麻醉药品、毒品等)。

8. 家族史

家族成员(双亲、兄弟姐妹及子女)的健康与疾病情况,询问是否曾患同样疾病,有无与遗传有关的疾病及传染病。如有家族遗传性疾病应询问双方直系亲属 3 代,并绘出家系图。

二、体 格 检 查

体格检查包括全身检查、腹部检查和盆腔检查,通常在病史采集结束后按顺序进行。检查时应注意检查环境的舒适自然,预先告之患者及其家属检查的内容和必要性,以得到患者的配合,男性医生进行检查时需要女性医护人员在场。检查结果应准确记录无遗漏。检查顺序及内容如下。

(一)全身检查

记录体温、脉搏、呼吸、血压,必要时测量身高和体重。检查一般状况(发育、营养、面容与表情、体态、神志、能否与医师配合)、皮肤黏膜、浅表淋巴结、头部及其器官、颈部、乳房、心、肺、脊柱及四肢情况。

（二）腹部检查

通过视诊、触诊、叩诊、听诊4种方法进行全面检查。进行腹部检查时，患者应放松取仰卧位，双腿轻度屈曲以使腹肌松弛。视诊时应观察有无异常腹型或肤色，听诊应在视诊之后、触诊之前进行，因为触诊可能改变肠蠕动情况，腹部触诊开始时应动作轻柔，再逐渐用力，腹部压痛区应在最后进行触诊，以免造成全腹部的抵抗感。

腹部检查的具体内容包括视诊观察腹部形状（是否对称及大小、膨隆、凹陷情况）、呼吸运动、腹纹、皮疹、色素、瘢痕、脐、疝、静脉曲张与血流方向、胃肠型与蠕动波，有腹水和腹部包块时应测量腹围；触诊包括检查腹壁紧张度、压痛及反跳痛、腹部包块（大小、位置、形态、压痛、搏动、移动度）、肝脏、脾脏、胆囊、肾脏大小、质地、边缘及有无压痛等，叩诊检查肝浊音界、肝区叩击痛、移动性浊音、膀胱叩诊。听诊检查肠鸣音情况（正常、增强、减弱或消失）。合并妊娠时应测量宫底高度、检查胎位、胎心、胎儿大小等。

（三）盆腔检查

范围包括外阴、阴道、宫颈、宫体及两侧附件。

1. 检查前及检查时的注意事项

1）消除患者顾虑：讲明盆腔检查的必要性、取得患者的认同。对检查过程中可能遇到的不适提前告之。

2）检查环境：温度适宜、环境安静。

3）检查所需器具应洁净无菌，垫纸应为一次性使用，避免发生交叉感染。

4）陪伴人员：根据具体情况决定患者陪伴人员是否在场。男医师进行检查时应有女性医护人员在场。

5）无性生活患者禁做阴道窥器或双合诊检查，应行直肠-腹部检查，如病情需要进行阴道窥器或双合诊检查时，应事先征得患者及其家属的同意。

6）检查前患者应排空膀胱。大便充盈者应在排便或灌肠后进行。

7）患者取膀胱截石位，双手平放于身体两侧。检查时医师应动作轻柔。

8）应避免经期检查。阴道出血患者检查时应进行消毒处理后使用无菌器械和手套。

9）需对可疑宫外孕、可疑盆腔恶性肿块的患者进行盆腔检查时，动作应轻柔避免包块破裂，必要时应在有输血输液及手术条件下进行检查。

10）患者高度紧张或腹壁肥厚时，腹肌不能充分松弛常使盆腔检查不能获得满意的结果，此时应停止检查，选择超声等辅助检查帮助诊断。如需要进行确诊性盆腔检查时,应在麻醉下进行。

2. 检查内容

(1) 外阴部检查 观察外阴发育、阴毛分布、外阴部皮肤有无皮炎、溃疡、赘生物、颜色改变、瘢痕。轻轻上推阴蒂包皮可暴露阴蒂头,阴蒂位于两侧小阴唇顶端下,长度不超过 2.5 cm。双侧大小阴唇的大小常一致。尿道口周围黏膜颜色、有无赘生物,前庭大腺是否肿大可触及,处女膜是否完整。为确定有无盆底支持组织缺陷,可嘱患者屏气向下用力,观察有无阴道前后壁膨出、尿道膨出、直肠膨出、子宫脱垂。

(2) 阴道检查 选择适宜的阴道窥器,检查时转动窥器暴露整个阴道。观察阴道壁黏膜颜色、皱襞,有无糜烂、囊肿、先天畸形。阴道分泌物的量、色、有无异味。阴道穹隆是否饱满。宫颈大小、颜色、形状、有无糜烂、囊肿、息肉。此时可进行宫颈细胞学检查的标本收集。检查内生殖器的方法如下。

1) 双合诊:置于阴道内的手指与置于下腹部的另一手配合,了解盆腔内器官结构的位置、大小、形状、质地及活动度、有无压痛及肿块。子宫体呈倒置梨形,约2/3 的妇女子宫呈前倾前屈位,前倾前屈位是指宫体朝向耻骨、宫体与宫颈两者纵轴之间的角度朝向前方。附件检查包括卵巢和输卵管,正常情况下输卵管不能触及,正常卵巢在消瘦的女性常可以触及,大小约为 4 cm×3 cm×1 cm,可活动,触之有酸胀感。肥胖女性常不能触及附件结构,绝经后的妇女也通常触及不到。检查时如发现有异常的压痛、附件增大或肿块应进一步通过超声等检查明确诊断。

2) 三合诊:作为双合诊的补充检查,可以了解骨盆后部的情况、后倾子宫的情况、有无骨盆后方的病变,怀疑盆腔恶性病变时可以了解病变范围,协助判断分期。

3) 直肠-腹部诊:适用于无性生活、阴道闭锁、不宜进行双合诊的患者。

3. 记录

按照以下格式记录检查结果。

外阴:发育情况、婚产式及异常所见。

阴道:是否通畅,有无畸形,黏膜情况,分泌物的量、色、味、性状。

宫颈:大小、颜色、形状、质地、有无糜烂、囊肿、息肉。有无接触性出血、举痛及摇摆痛,有无节育环尾丝脱出及其长度。

子宫:位置、大小、形状、质地及活动度,有无压痛及包块。

附件:分左右分别记录有无肿块、增厚、压痛,并记录肿块的大小、位置、质地、移动度,是否光滑,有无压痛,与盆腔其他器官的关系。

（四）实验室与特殊检查

应记录与诊断相关的实验室及器械检查结果，包括患者入院后 24 h 内应完成的三大常规及其他检查。入院之前所做的检查应注明检查地点和日期。特殊检查是在患者住院期间进行的 X 线及其他有关检查，如心电图、超声检查和特殊的实验室检查等。

三、病历小结与讨论

（一）病历小结

即对妇科病史、体格检查、实验室及特殊检查的主要结果进行简要的归纳整理。目的是通过医师的思考，将疾病的发生发展过程做出清晰简要的综合，并提出临床初步诊断和鉴别诊断，使其他医师对疾病病情有初步的了解。重点是围绕诊断和鉴别诊断将重要的阳性和阴性体征作为诊断依据。书写内容应客观，重点突出，简明扼要。

（二）讨论

对病历小结中提出的初步诊断和鉴别诊断进行系统的讨论，提出支持该初步诊断的依据（病史中有诊断意义的症状、体格检查中的阳性及阴性体征、实验室及特殊检查结果等）。如考虑有多项诊断时，应按照出现的可能性进行讨论。如同时有两种以上的疾病时，应按照疾病的主次进行讨论。

讨论应结合理论知识和临床所见，并提出下一步的诊疗计划。

（狄　文　高　华）

第三节　影像学检查方法

一、男性生殖系统影像学检查方法

（一）CT 检查

CT 检查主要用于前列腺疾病的检测。可清楚显示前列腺的形态、大小以及毗邻解剖关系，在前列腺疾病的诊断上，除可对前列腺增生、前列腺癌等疾病作出定性诊断，还可对增生的前列腺大小进行定量测定，对前列腺癌进行分期，并能了解前列腺摘除术后有无并发症。但因前列腺病变的密度与正常腺体甚为接近,CT检查有时无法显示局限于腺体内的小病灶,只有当病灶足够大并引起明显形态异常时才有可能发现。此外,CT检查评价前列腺癌局部浸润的准确性也较低。

　　睾丸等生殖器官对射线敏感。因此,CT检查在睾丸疾病的应用范围仅限于发现未降睾丸及确定睾丸肿瘤的转移情况,不作为常规检查手段。

　　男性盆腔CT检查可在检查前2～3 h口服稀释碘对比剂充盈肠管以避免混淆,膀胱应保持充盈状态。扫描范围自髂骨上缘至耻骨下缘,以平扫为主,需要进行肿瘤分期以及鉴别盆腔、腹膜后淋巴结肿大时可采用增强扫描。

(二) MRI检查

　　MRI因其具有优越的组织分辨率、无X线辐射危害、可重复性强等优点,成为男性生殖系统的有效影像学检查手段。近年来,随着软硬件技术的发展,MRI不仅能进行多种序列的常规平扫和动态增强扫描,还可采用弥散成像、灌注成像、MR波谱等多种功能成像手段,使MRI在男性生殖系统疾病的诊断优势进一步得到发挥。

　　MRI不仅能清晰显示正常前列腺的结构分区,对男性生殖系统疾病,如常见的前列腺增生、前列腺癌的定性诊断和分期方面,有极高的敏感性及准确率,尚可用于前列腺癌的疗效评估。因其无放射性损害的优势,同样也适用于精囊腺、睾丸疾病的诊断和分期。目前MRI检查对于检出前列腺中央腺体内的小癌灶尚存在局限性,需要常规扫描辅以各种功能成像手段加以鉴别。

(三) 超声检查

　　超声检查前列腺一般可采用经腹壁和经直肠两种方法,两种方法各有其优缺点。经腹壁超声检查一般采用凸阵探头(图7-2),频率在3.5～5.0 MHz,但需保持膀胱适当充盈状态,可显示前列腺的大小、形态及内部有无钙化等,而且可判断与毗邻组织器官,尤其是膀胱之间的关系,患者受检时一般无不适主诉。经直肠超声检查一般采用直肠腔内专用探头(图7-3),频率在5.0～7.5 MHz,患者一般需做肠道准备,因为是侵入性检查,故患者一般会感到不适,但因经直肠超声检查可更清晰显示前列腺的大小、形态及内部结构、内外腺的比例、有无结节或占位性病灶等情况,故如条件允许情况下,一般建议采用此方法检查。超声检查虽可判断前列腺有无增生、结节、钙化等疾病,但对前列腺癌的诊断不是十分敏感。但超声检查的优势在于可在其定位下对前列腺进行穿刺,获取病理结果,目前此为诊断前列腺癌的金标准。

　　超声检查精囊腺一般也是采用上述两种方法,因为精囊腺体积较小,尤其是发育不良的患者,经腹壁检查一般很难显示,故更建议采用经直肠超声检查。

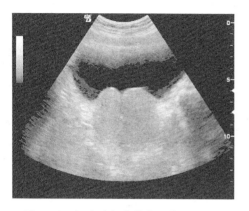

图7-2　经腹壁超声检查：前列腺增生

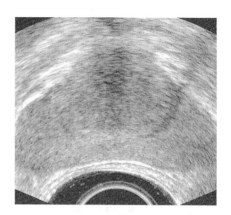

图7-3　经直肠超声检查：前列腺增生

　　超声检查睾丸、附睾、精索等阴囊疾病时一般采用线阵探头（图7-4），频率在10~12 MHz，如遇到阴囊肿大明显的患者，也可选用凸阵探头进行检查，患者一般不需做特殊的检查前准备。对于阴囊结构的检查，超声检查具有明显的优势，不但能清晰显示阴囊的内部结构情况，还可以探查睾丸、附睾、精索的内部血流情况（图7-5），对于某些特殊的疾病更具有不可替代的优势，例如睾丸扭转、附睾炎、精索静脉曲张等。

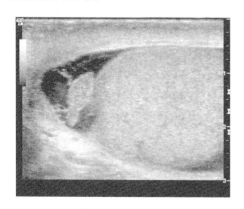

图7-4　睾丸及睾丸附件的超声表现

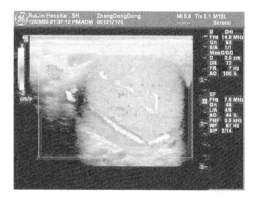

图7-5　睾丸内可探及彩色血流信号

二、女性生殖系统影像学检查方法

（一）X线检查

1. 骨盆 X 线平片

骨盆平片目前临床应用较少，价值有限，临床主要用于：了解骨盆形态及有无骨质病变,做产前骨性产道的评估;观察金属避孕环的位置;发现女性生殖系统疾病的异常钙化,如结核、卵巢肿瘤和子宫肌瘤的钙化等。

需特别强调的是,因 X 线检查(包括下述子宫输卵管造影、盆腔动脉造影等)和 CT 检查存在辐射危害,故对孕妇禁用,育龄期妇女慎用。

2. 子宫输卵管造影检查

子宫输卵管造影检查是经宫颈口插管注入碘化油或水溶性碘对比剂以显示子宫和输卵管内腔的一种检查方法。主要用于观察输卵管是否通畅、子宫和卵巢有无先天性畸形以及宫腔内有无病变等。临床上主要用于寻找不孕症的原因,也用于各种绝育措施后观察输卵管情况。

3. 盆腔动脉造影检查

经皮穿刺股动脉插管,将导管头端送至腹主动脉分叉处,髂总或髂内动脉内注射对比剂,可显示包括子宫动脉在内的盆腔内动脉各分支。置于肾动脉起始稍下方注射对比剂可显示卵巢动脉。因其属于有创性检查手段,目前诊断性的盆腔动脉造影已被 CT 血管成像(CTA)和 MR 血管成像(MRA)所取代,临床主要用于女性生殖系统良恶性肿瘤的介入治疗,如注入血管收缩药物止血、注入化疗药物和(或)栓塞剂治疗肿瘤等。

(二) CT 检查

女性生殖系统的 CT 检查仅作为超声检查的补充,主要用于发现隐匿的病变;对临床已知肿块进行定位,确定起源和性质,如囊性、实性、脂肪性、血性和脓肿等,但也有一定限度;明确病灶与周围脏器结构的毗邻关系;对恶性肿瘤还可判断其浸润和转移情况,有无盆腔淋巴结转移,邻近组织是否受侵,并对其进行分期;还可在 CT 定位下做穿刺活检和引流;对肿瘤进行放疗计划制定,协助观察病变对治疗(放疗、化疗和抗生素)的反应和疗效。

女性盆腔 CT 检查所需的检查前准备以及检查技术与男性盆腔检查相似。

(三) MRI 检查

MRI 检查在女性生殖系统疾病诊断中的地位和重要性近年来不断上升。与 CT 检查相比,MRI 检查除了同样能实现 CT 的检查目的,还具备更佳的软组织对比度,无论对正常结构的显示还是肿瘤来源和范围的判断均优于 CT 检查和超声检查,且无放射性损伤,对人体的生殖功能无副作用,是一项非常安全有效的检查手段。

MRI 检查能够识别子宫各层解剖结构,对于肿瘤侵犯范围和深度的判断更为准确,故分期的准确度也高于超声检查和 CT 检查。对于盆腔肿块的来源和性质的判断也要优于超声和 CT 检查。MRI 检查还能显示子宫和卵巢的各种先天性发育异常,尚可用于肿瘤的疗效评估以及有否复发的判断。

MRI 检查不需任何特殊准备,只需膀胱保持充盈状态。带有金属避孕环者不适合做此项检查。

(四) 超声检查

子宫及卵巢的超声检查一般可采用经腹壁及经阴道(或直肠)两种方法,其各有优缺点。经腹壁检查一般选用凸阵探头(图 7-6),频率在 3.5~5.0 MHz,患者需保持膀胱适度充盈,可观察子宫及卵巢的形态、大小、位置及内部结构等情况。妊娠子宫、胎儿畸形筛查一般都选用经腹壁超声检查。对于妊娠患者,超声更突显其优势,此时超声检查可作为唯一选用的影像学检查技术对某些疾病做出诊断。经阴道(或经直肠)超声检查一般选用专用的腔内端扫探头(图 7-7),频率在 5.0~7.5 MHz,受检患者应避免在月经期检查,有阴道炎或阴道畸形的患者也不适宜检查。未婚者或不适合阴道超声检查患者经直肠超声检查时需进行肠道准备。此种检查较经腹部检查更能清晰显示子宫内部结构,对于一些小病灶的检出更加敏感。其缺点在于对于超出趾骨联合的大病灶往往由于探查深度的限制不能显示。所以对于特殊妇科疾病的患者,一般可采用经腹壁和经阴道(或经直肠)两种方法的联合检查,避免漏诊,提高检出率。

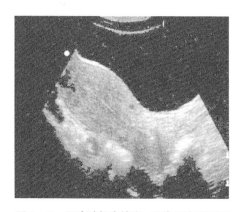

图 7-6 经腹壁超声检查:正常子宫纵切面

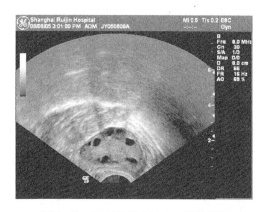

图 7-7 经阴道超声检查:正常卵巢

三、乳腺影像学检查方法

乳腺影像学检查方法包括 X 线摄影、超声和 MRI 等,各有其优势和局限性。X线摄影是目前乳腺病变筛查的首选检查方法。X 线摄影和超声检查两者结合在临床应用广泛,被认为是黄金组合。MRI 检查可获得更丰富的形态和功能方面的信息,已成为 X 线摄影及超声检查的重要补充方法。CT 检查应用较少,不做为常规检查方法。

(一) 乳腺 X 线摄影

1. 常规乳腺 X 线摄影

常规乳腺 X 线摄影是目前乳腺检查的首选方法。与普通 X 线摄影原理不同的是其以金属钼和铑作为 X 射线管的阳极靶面,所发出的射线属软射线,具有波长较长、穿透力较弱及衰减系数较高的特点,适宜于软组织摄影。由于乳腺大部分结构均属软组织范畴,故其适用于乳腺检查,具有经济、实用、简便等优点,同时对乳腺恶性病变的征象有良好显示。

乳腺 X 线摄影常规需拍摄双侧乳腺,以利于对照观察。采用乳腺适度压迫和多角度投照,主要目的是使乳腺的每个部位得到充分显示,避免因腺体组织重叠而造成伪像,并可使病灶的细节显示更清晰。乳腺的常规投照体位包括头足位(CC)和内外斜位(MLO),必要时辅以内外侧位(ML)以及局部点压放大摄影。

随着数字化成像技术的发展,目前乳腺 X 线摄影多推荐采用数字化 X 线摄影(DR),其主要优点在于:① 较以往降低 X 线剂量约50%或更多,同样可获得高质量图像;② 可利用多种后处理技术获得更丰富的诊断信息;③ 能更清晰地显示乳管结构、微小钙化与皮肤异常等;④ 数字信息的存储有利于医生对复查及随访的患者进行直接的、量化的比较。

2. 乳腺导管造影检查

乳腺导管造影检查是在乳腺导管乳头开口处注入对比剂使乳腺导管显影的 X 线检查方法。多适用于非妊娠期或哺乳期出现乳头溢液的患者,目的在于了解有无乳管扩张及其原因。

具体操作方法:首先,行乳头清洁与消毒,挤压乳头以明确溢液乳管。其次,缓慢插入合适的钝头注射针,注意避免用力过猛造成人为假道或穿破乳管,进针多不超过 1 cm。随后,缓慢注射对比剂 0.5 ~ 1 ml,注意当患者疼痛时,应立即停止注射,因为疼痛多因有对比剂进入间质产生刺激引起。最后,再行相应体位摄片。

(二) 乳腺 MRI 检查

随着 MRI 脂肪抑制技术和快速成像序列的不断更新,乳腺 MRI 检查的临床价值也不断提高。MRI 的优势在于:① 成像范围大,能良好显示病变形态及其周围结构的解剖关系、病变范围及其对深层组织的侵犯情况;② 对于乳腺 X 线摄影无法显示的病变,包括致密乳腺遮盖或乳腺深部和近腋区的病变、原发灶甚小但早期就有胸壁浸润者,MRI均可显示;③ 可用于肿块内实质性、液性、黏液性、血性、脓性等成分的鉴定以助鉴别诊断;④ 无放射性损伤,适用于随访复查,可用于高危人群的筛查、疗效评估以及术后有否复发的判定;⑤ 对于新发乳腺癌患者,可用于对侧乳腺小癌灶的早期检出;⑥ 可进行三维成像,利用多种序列、技术和后处理方法获得丰富的形态和功能信息。但MRI不能检出微小钙化灶。

乳腺MRI扫描多采用乳腺专用线圈,同时进行双侧乳腺成像,患者取俯卧位,将双侧乳腺自然悬垂于专用线圈的双孔内。应包含脂肪抑制序列和多期动态增强扫描,有条件的设备可选用弥散加权成像作为补充。后处理应包含基于多期动态增强扫描获得的减影图像及三维重建、时间-信号强度曲线及相应定量指标,基于弥散加权成像获得的模拟数字转换(ADC)值测定等。

(三)超声检查

乳腺的超声检查已经作为临床乳腺疾病的重要检查手段之一。乳腺超声检查不仅方便,而且随着超声仪器的不断更新发展,超声对于乳腺疾病的诊断也有了新的提高。乳腺属于浅表器官,一般选用线阵探头,频率在 10~12 MHz。患者检查前无须特殊准备,仅需充分暴露双侧乳腺及其引流区域。超声可观察乳腺的厚度,乳腺内有无肿块,肿块的大小、形态、边界及与周围组织的关系(图 7-8);还可以判断肿块的性质,包括囊性、实性,良性、恶性等。多普勒超声的应用可显示肿块内部的血流情况及频谱的各项测值(图 7-9),对于鉴别肿块的良恶性有一定帮助。超声造影可以看到肿块内部的微血管灌注情况(图 7-10)。乳腺弹性成像技术的应用可对乳腺内肿块的硬度进行评估(图 7-11),从而作为间接判定良恶性的依据。但超声对于腺体内微钙化的识别仍有困难,因此超声需结合其他影像学检查对乳腺疾病进行综合评估。

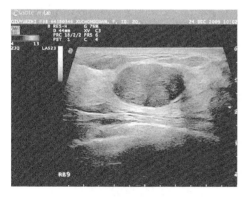

图 7-8　乳腺纤维腺瘤的超声表现

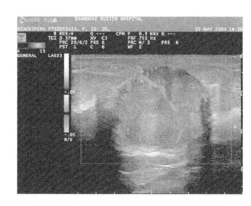

图 7-9　肿块内部可见有粗大的血管

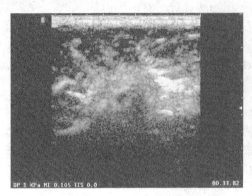

图 7 - 10　超声造影可见肿块内部的充盈缺损

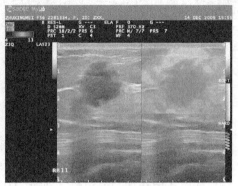

图 7 - 11　弹性成像表现肿块的硬度高

（柴维敏　詹维伟）

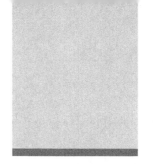

第八章　避孕与节育

人口与计划生育是我国可持续发展的关键。在相当长一段时间内我国仍将面临人口过多的严峻问题,计划生育仍将是中国今后相当长一个时期的基本国策。避孕节育是计划生育工作的重要组成部分。

当前中国有 2 亿对夫妇已采用不同的避孕措施,节育技术使用率已达90% 左右,中国计划生育的成就在全球令人瞩目。但中国群体避孕措施使用构成比偏差依然困扰着生殖健康总体水平的提高。所谓群体避孕措施构成比偏差,主要是指在中国,绝育术及宫内节育器两者始终占避孕措施构成比的 90% 左右。因此,研究与开发新的更为理想的避孕方法以及如何实行知情选择、提供计划生育优质服务是当前研究重点。目前公认的比较理想的及容易被人们接受的有以下 4 种节育技术,应当重点加以研制开发,即:① 长效避孕方法,包括长效激素避孕制剂及免疫避孕;② 妇女自主采用的避孕方法,包括紧急避孕及女用避孕套;③ 男用避孕方法;④ 避孕及预防性病和艾滋病的双重保护措施。

理想的避孕方法应该是既安全有效,而又简便、实用经济,且对性生活及性生理又无不良影响。

一、激素类药物避孕

1956 年,Pincus 等首先合成类固醇激素避孕药物并用于临床,7 年后我国开始应用。目前激素类药物大多由雌激素和孕激素配伍而成。它们模仿妊娠期的激素变化,以阻碍排卵,通过以下途径起作用。

1. 抑制排卵

抑制下丘脑释放 GnRH,垂体分泌 FSH 和 LH 减少,同时直接影响垂体对 GnRH 的反应,不出现排卵前 LH 峰,不发生排卵。

2. 阻碍受精

改变宫颈黏液的性状,不利于精子穿过,杀死精子或影响精子功能。

3. 阻碍着床

改变子宫内膜形态和功能,从而阻止着床。

(一)短效避孕药

大多由雌激素和孕激素配伍组成,用法基本相同,即自月经周期第 5 天开始,每晚 1 片,连服 22 d,若漏服可于第 2 天晨补服 1 片。多于停药后 2 ~ 3 d 有撤药性出血,如月经来潮,则于月经第 5 天开始下一周期药物,如停药 7 d 无月经来潮,仍可于第 8 天进入第 2 周期用药。若第 2 月仍无月经来潮,应查找原因。强效孕激素制剂用法为月经周期第 1 天开始服,每晚 1 片,连续 21 d,然后停药 7 d,第 29 日开始服用下一周期药物。

妈富隆是近年来使用较多的一种口服避孕药,含有 0.15 mg 去氧孕烯和 0.03 mg 炔雌醇,其中去氧孕烯是一种高选择性的孕激素,其活性代谢产物依托孕烯是一种强效排卵抑制剂,能有效抑制卵泡的生长和排卵。妈富隆还能增加宫颈黏液的黏稠度,阻止精子的穿透。由于妈富隆雌激素含量低,服用期间恶心、呕吐、乳房胀痛等不良反应明显减少,对体重也几乎没有影响。此外,因为它的雄激素活性极低,能显著改善痤疮和多毛等症状。

(二)长效避孕药

多由长效雌激素和人工合成的孕激素配伍,胃肠道吸收长效雌激素炔雌醚后,储存于脂肪组织内缓慢释放起长效避孕作用。孕激素促使子宫内膜转化为分泌期改变引起撤退性出血。外源性类固醇激素作用于下丘脑-垂体-卵巢轴通过抑制性反馈,有抑制排卵作用。避孕有效率达 96% ~ 98%,服药一次可避孕一个月。

长效避孕药避孕效果与服药方法有关。最好采用在月经来潮第 5 天服第 1 片,第 10 日服第 2 片,以后按第 1 次服药日期每月服 1 片。

(三)长效避孕针

有单纯孕激素类和雌、孕激素混合类,有效率达 98%。单纯孕激素类虽不含雌激素,可用于哺乳期避孕及其他有使用雌激素药物禁忌证避孕,但易发生月经紊乱。

肌注 1 次可避孕 1 个月。首次于月经周期第 5 天和第 12 天各肌注 1 支,第 2 个月后在每次月经周期第 10 ~ 12 天肌注 1 支。

（四）速效避孕药

这类药物为类固醇化合物,除双炔失碳酯外均为孕激素类制剂或雌、孕激素复合制剂。服用时间不受经期限制,使用于短期探亲妇女。

（五）缓释避孕药

这类药物是将避孕药(主要是孕激素)与具备缓慢释放性能的高分子化合物制成多种剂型,在体内持续恒定进行微量释放,起长效避孕作用。

1. 皮下埋植剂

是一种可埋植于上臂的含有孕激素的管子,能避孕 5 年,有效率为 99% 。不含雌激素,随时可取出,恢复生育功能快,不影响乳汁质量。

2. 阴道避孕环

是具有弹性的空芯软硅橡胶环,空芯内含甲地孕酮 200 mg 或 250 mg,能避孕 1 年。

3. 药环

是一种释放孕激素的塑料宫内装置(IUD),它不含有铜丝。孕激素作用于局部,避孕效果极佳,它可以减少经血,避免副作用,可有效避孕 5 年,失败率为 0.1% 。

二、工具避孕

（一）宫内节育器(IUD)

宫内节育器是一种相对安全、有效、简便、经济、可逆和易于接受的避孕工具。

1. 避孕原理

避孕原理如下：① 干扰着床；② 影响受精卵发育；③ 宫腔内自然环境改变；④ 孕激素使子宫内膜腺体萎缩和间质蜕膜化,干扰受精卵着床,改变宫颈黏液的形状,妨碍精子通过,还可抑制精子氧的摄取及对葡萄糖的利用。

2. 分类

（1）惰性宫内节育器　由惰性材料如金属、硅胶、塑料或者尼龙等制成。国内主要为不锈钢圆环。

（2）活性宫内节育器　其内含有活性物质如金属、激素、药物及磁性物质等,可提高避孕效果,减少副反应。

3. 放置宫内节育器

（1）适应证　凡育龄妇女无禁忌证,要求放置宫内节育器者。

（2）禁忌证

1）妊娠或妊娠可疑者。

2）人工流产、分娩或剖宫产后有妊娠物质残留或感染可能者。

3）生殖道急性炎症。

4）生殖器官肿瘤、子宫畸形。

5）宫颈过松、重度陈旧性宫颈裂伤或者子宫脱垂。

6）严重的全身性疾患。

（3）放置时间

1）月经干净 3~7 d 无性交者。

2）人工流产后立即放置。

3）产后 42 d 恶露已净，会阴伤口已愈合，子宫恢复正常。

4）剖宫产后半年。

5）含孕激素的节育器月经第 3 日放置。

（4）宫内节育器的副反应

1）出血。

2）腰腹坠胀感。

（5）宫内节育器的并发症

1）子宫穿孔、节育器异位。

2）感染。

3）节育器嵌顿或者断裂。

4）节育器脱落。

5）带器妊娠。

（二）阴茎套

阴茎套又称男用避孕套，是目前唯一完全由男性负责的避孕方法。阴茎套是一种润滑的乳胶制品，套在勃起的阴茎上，排精时精液储留于小囊内。阴茎套的作用原理，是通过阻止精子进入阴道，精子不能进入宫腔，避免精子和卵子相遇，而达到避孕的目的。阴茎套容易得到，便于携带并能有效预防性传播疾病。

（三）女用避孕套

女用避孕套又称阴道套，是由乳胶等制成的宽松、柔软的带状物，比阴茎套大些，开口处有一个直径 7 cm 的外环覆盖着外阴，防止阴茎滑脱到避孕套外。女用避孕套也具有防止性传播疾病的作用。

三 、 紧 急 避 孕

紧急避孕是指无防护性性生活后或者避孕失败后几小时或几天内,妇女为防止非意愿性妊娠的发生而采用的避孕方法。

（1）适应证

1）避孕失败,包括避孕套破裂、滑脱；未能做到体外排精,错误计算安全期,漏服避孕药,宫内节育器脱落。

2）在性生活中未使用任何避孕方法。

3）遭到性暴力。

（2）禁忌证 已确定怀孕的妇女

（3）方法

1）宫内节育器：在性生活后 5 d（120 h）之内放入,有效率可达99%以上。适合希望长期避孕且没有放置宫内节育器禁忌证者。

2）紧急避孕药：有激素类或非激素类两类,在性生活后 3 d（72 h）内服用,有效率可达98%,适用于仅需临时避孕者。

四 、 绝 育

绝育是年纪比较大的男女最常采用的避孕方法。它是一种安全、永久性节育措施,通过手术方法阻止精卵到达受精部位。包括女性的输卵管结扎术和男性的输精管结扎术。

五 、避孕失败的补救措施

（一）妊娠早期人工流产

（1）药物性流产 药物性流产是用非手术措施终止早孕的一种方法。痛苦小、安全。简便、高效、副反应少、效果肯定的药物是米非司酮配伍米索前列醇,完全流产率可达95%～98%。

（2）器械性人工流产 器械性人工流产是指妊娠 14 周内采用人工终止妊娠的手术。是避孕失败后的补救方法。妊娠月份越小,方法越简便、安全,出血越少。人工流产按照受孕时间的长短,可分为负压吸引术(孕6～10周)和钳刮术(孕11～14周)。

（二）妊娠中期人工流产

中期妊娠与早期妊娠相比,有很多不同,且引产比较困难,故除特殊情况外,尽量避免中期人工流产。

六、计划生育方法的选择

避孕节育知情选择,医务工作者应根据每对夫妇的具体情况,指导育龄妇女选择最合适的避孕方法,以达到节育的目的。

(1) 新婚夫妇　新婚夫妇较年轻,避孕要求短期,可选择男用避孕套或者女用外用避孕药,一般暂不选用宫内节育器,不宜用口服避孕药。

(2) 已有子女的夫妇　应坚持长期避孕,宫内节育器是首选方法,另外长效避孕药及适于新婚夫妇的各种方法也适用,一般暂不行绝育术。

(3) 有两个或多个子女的夫妇　最好采取绝育术。

(4) 哺乳期妇女避孕方法　可选用宫内节育器、避孕套。不宜使用类固醇激素类避孕药。

(5) 围绝经期妇女避孕方法　宫内节育器,避孕套或外用避孕药。45岁后禁用口服避孕药。

（季　芳　狄　文）

第九章 不孕不育与辅助生殖技术

生殖健康中的一个要素是男女双方有正常的生育能力,并拥有决定是否生育、何时生育以及生育间隔长短的权利。因此,不孕/不育的预防诊断与治疗是维护与促进生殖健康的重要内容。

第一节 不 孕 不 育

不孕(sterility)通常是指无受孕能力;**不育(infertility)**则是指能够受孕,但不能生育(如习惯性流产等),人们则将不孕与不育统称为不育。

一、男 性 不 育

世界卫生组织(World Health Organization,WHO)规定,夫妇同居1年以上,有正常性生活,未采用任何避孕措施,由于男方因素造成女方不孕者,称为男性不育。按照不育症诊疗规范进行精液分析为首选诊断不育方法。因为精液分析结果仍然是做出适当治疗的前提,尤其需要完整的标准化的实验室检查。

大约25%的夫妇结婚后1年内不能怀孕,这其中有15%会寻求治疗,但也有少于5%的患者不再寻求治疗。不孕不育因男女双方因素而导致,男方因素约占50%。不明原因的男子不育可能由多种因素造成,如长期应激反应、环境因素、内分泌紊乱、基因缺陷等。影响不育预后的因素有:不育的持续时间,原发还是继发不育,精液分析的结果和女方的年龄与生育能力。当未采取避孕而不能生育的时间超过4年,则每月的怀孕率仅约1.5%。在人工生殖技术(ART)治疗不育的过程中,女性年龄是影响成功率的最主要因素。

对于男子不育症的评估与处理,应遵循不育夫妇双方共同参与诊断和治疗的原则。对病因诊断明确,针对病因进行治疗。对病因、病理、发病机制,经检查未明者,可采用经验性治疗。常用手术治疗方法如:可能提高睾丸精子发生的手术如精索静脉高位结扎术和睾丸下降固定术,解除输精管道梗阻的手术,解除其他致使精液不能正常进入女性生殖道因素的手术,如逆行射精及尿道下裂手术等。其他全身疾病而致男性不育的手术,如垂体瘤手术和甲状腺手术等。对上述治疗无效的不孕不育夫妇,可考虑实施人类辅助生殖技术。首先详细询问病史,特别注意影响生育能力的疾病,随后体格检查与实验室检查。综合病史与检查结果,分析男子不育的病因。按世界卫生组织的要求进行精液分析、内分泌性腺功能测定、B超检查和精子功能测定为目前常用的检查方法。

对男子不育的评估目标为:① 有无可逆性致病原因,如精索静脉曲张、感染性因素和内分泌异常等;② 有不可逆性原因,但可采用 ART 的方法应用丈夫精子进行治疗;③ 不可逆原因,无法采用辅助生殖技术,建议患者夫妇采用**供精人工授精**（artificial insemination by donor semen, AID）或领养孩子;④ 潜在的严重病变;⑤ 遗传学原因和(或)染色体异常。

对因治疗为处理男子不育症的原则。但目前的诊断技术,仍无法确定许多患者不育的原因,所以经验性的治疗和 ART 对特发性不育症仍非常重要。如**宫腔内人工授精**（intravaginal insemination, IUI）和**卵胞浆内单精子注射**（intracytoplasmic sperm injection, ICSI）目前广泛用于治疗男子不育症。医师应当成为诊疗方案的建议者,根据病情对不育夫妇提出诊疗建议,分别采取 IUI、ICSI、AID 或领养孩子。

（李 铮 李 朋）

二、女 性 不 孕

凡同居 1 年以上,有正常性生活,没有采取避孕措施而未能怀孕者,称为不孕症。从未受孕者称为原发性不孕;曾有过生育或流产,又连续 2 年以上不孕者,称为继发性不孕。据有关资料统计,一对正常的育龄夫妇,在具有正常夫妻生活而不采取任何避孕措施的情况下,12 个月内受孕率达85%以上。

不孕是指女方不能受孕,这是受精过程发生障碍或早期胚胎未能着床便已流失造成的;而不育是指女方能够妊娠,但因种种原因发生流产、早产或死产,妊娠不能维持到活产。影响女性孕育的因素和疾患很多,按其部位及发生原因大致可分为以下方面。

（一）病因

1. 阴道因素

因阴道闭锁或阴道中隔等先天因素引起性交障碍或困难,从而影响精子进入女方生殖道。再者,由于霉菌、滴虫、淋球菌等感染造成阴道炎症改变了阴道生化环境,降低精子活动力和生存能力,从而影响受孕机会。

2. 宫颈因素

宫颈狭窄、息肉、肿瘤、粘连等均可影响精子通过;宫颈黏液中存在抗精子抗体,不利于精子穿透宫颈管或完全使精子失去活动能力;其中值得引起注意的是未婚先孕人工流产后所致的宫颈粘连,尤其是反复人流时更容易造成这一严重合并症。宫颈管的先天性异常多伴有月经异常或痛经,女孩子在初潮后就会去医院检查。而淋球菌等所致宫颈炎则是通过性生活感染的,常导致宫颈管闭锁或狭窄。

3. 子宫因素

先天性无子宫、幼稚型子宫及无宫腔的实性子宫等发育不良或畸形都会影响女子的生育能力。子宫后位或严重后屈、子宫内膜炎症、宫腔粘连都是造成不孕的原因。子宫内膜异位症患者、子宫肌瘤均是女性不孕不育的主要原因之一。

4. 输卵管因素

输卵管过长或狭窄,输卵管炎症引起管腔闭塞、积水或粘连,均会妨碍精子、卵子或受精卵的运行。输卵管疾病可占女性不孕的25%。

5. 卵巢因素

卵巢内卵泡发育不全、不能排卵并形成黄体、卵巢早衰、多囊性卵巢、卵巢肿瘤等影响卵泡发育或卵子排出的因素都会造成不孕。

6. 多囊卵巢综合征

以不排卵为特点,它不是一个单独的疾病,而是一系列临床症状及体征的总称,多表现为月经紊乱(月经稀少或闭经);不孕;双侧卵巢增大、包膜增厚、多囊性变;多毛,肥胖,性欲增强。由于内分泌及月经紊乱而造成不孕。

7. 内分泌因素

当下丘脑发育成熟不全或下丘脑周期中枢成熟延迟,使下丘脑-垂体-卵巢轴三者之间的调节不完善,于是表现为无排卵月经,闭经或黄体功能失调,这些都是不孕症的可能原因。另外,甲状腺功能亢进或低下,肾上腺皮质功能亢进或低下也能影响卵巢功能并阻碍排卵。

8. 先天性因素

严重的先天性生殖系统发育不全,这类病人常伴有原发性闭经。性染色体异常,例如特纳综合征、真假两性畸形。染色体异常造成的习惯性流产等。

9. 全身性因素

包括营养障碍、代谢性疾病、慢性消耗性疾病和单纯性肥胖等;服用生棉籽油、有毒化学试剂、放射线照射、微波等物理因素。

10. 精神神经因素

包括自主神经系统功能失调,精神病,环境性闭经,神经性厌食,假孕等。

11. 其他

包括免疫性不孕,血型不合(如 Rh 因子或 ABO 溶血造成的习惯性流产或死胎)。

(二) 检查步骤与诊断

不孕往往是男女双方许多因素综合影响的结果,通过对双方全面的检查找出原因,是治疗不孕症的关键。检查需要按计划、有步骤地进行。

1. 男方检查

详见男性不育。

2. 女方检查

(1) 询问病史　结婚年龄,男方年龄,健康状况,性生活情况,婚后采用过何种避孕方法及其时间;月经史;过去史:有无结核病尤其是腹腔结核,是否有其他内分泌疾病(甲状腺,垂体,肾上腺)、精神过度刺激、体重改变等;对继发不孕应了解以往流产或分娩的经过,有无感染等。

(2) 体格检查　全身检查时应注意第二性征发育情况。妇科检查应注意内、外生殖器的发育,有无畸形、炎症或包块等。通过病史及检查对女方有一个初步了解。

(3) 排除全身性疾病的检查　胸片检查可排除肺结核(肺结核可能导致生殖道结核而致不孕);如怀疑有甲状腺功能亢进或低下,应做有关甲状腺功能的检查;如怀疑垂体病变,做蝶鞍 X 线摄片检查、催乳激素测定等;如怀疑肾上腺疾病做尿 17-酮、17-羟类固醇及血皮质醇测定。

(4) 有关女方不孕的特殊检查

1) 卵巢功能检查:了解卵巢有无排卵及黄体功能状态,主要有以下几种方法:① 基础体温测定;② 宫颈黏液涂片检查;③ 阴道细胞学检查;④ 诊断性刮宫或子宫内膜活组织检查;检查子宫内膜是了解有无排卵和黄体功能状态的一种可靠的方法,刮宫的同时还可以了解宫腔大小及有无器质性病变如黏膜下肌瘤,子宫内膜结核等。在月经前或月经来潮 12 h 内取子宫内膜;⑤ 卵巢储备功能检查,包括激素测定、超声检查、卵巢体积、窦卵泡数、抑制素 B(INH B)或者苗勒管抑制因子(AMH)、氯米芬(克罗米芬)实验、垂体兴奋实验。

2) 输卵管通畅试验:男方经检查后未发现异常,女方有排卵,可做此试验。常用的检查方法有输卵管通液术、输卵管通气术及子宫输卵管碘油造影。

3）性交后试验：经上述检查均未发现异常时可行此试验。目的在于了解精子对子宫颈黏液的穿透性能,同时还可以了解宫颈黏液性状,精液质量及性交是否成功等有关情况。试验应选择在预测的排卵期进行（通过基础体温或末次月经来推算),因为在此期间宫颈黏液量多,清亮透明,pH 7 ~ 8.2,可以中和阴道的酸性,最适于精子穿过。试验前 3 d 避免性交,在性交后 2 ~ 8 h 内检查。先取后穹隆液检查有无活动精子,如有精子证明性交成功,然后取宫颈黏液,如宫颈黏液拉丝长,放到玻片干燥后形成典型羊齿结晶,可以认为试验时间选得合适。镜检宫颈黏液,如每高倍视野有 20 个活动精子即为正常。

4）宫颈黏液、精液相合试验：试验时间选在预测的排卵期,在玻璃片上先放一滴新鲜精液,然后取子宫颈黏液一滴放在精液的旁边,距离 2 ~ 3 mm,不要盖玻片加压,以手轻轻摇动玻片,使两滴液体互相接近,在显微镜下观察精子的穿透能力,如精子能穿过黏液并继续向前运行,表示精子活动力及宫颈黏液的性状都正常,黏液中无抗精子抗体。

5）腹腔镜检查：上述各项检查均属正常者,仍未怀孕,可做腹腔镜检查进一步了解盆腔情况。直接观察子宫、输卵管、卵巢有无病变或粘连;并可结合输卵管通液术,在液体内加以染料（如亚甲蓝)于直视下确定输卵管是否通畅。此外,对卵巢表面、盆腔腹膜等处的子宫内膜异位结节可以做电凝破坏,对附件周围的粘连做锐性分离,必要时在病变处取活检。约有 20% 的病人通过腹腔镜可以发现术前没有诊断出来的病变。

6）宫腔镜检查：近年应用宫腔镜检查了解宫腔内情况,可发现宫腔粘连,黏膜下肌瘤、息肉、子宫畸形等,对不孕症的检查有实用价值。

（三）治疗

1. 期待疗法

主要适用于年轻（年龄 <26 岁),不孕时间较短（2 ~ 3 年内),未发现明显不孕原因的夫妻。医生可给予不孕夫妻必要的性生活和怀孕知识技能的指导。

2. 输卵管通液治疗

主要适用于不是结核病因素造成的双侧输卵管近端（输卵管角部及间质部)堵塞的治疗。

3. 影像学（如 X 线）监视下输卵管插管疏通治疗

主要适用于一侧或双侧输卵管近端（角部或间质部)堵塞患者的治疗。

4. 促排卵治疗

主要适用于卵泡发育存在障碍、卵泡发育缓慢、排卵功能不好及部分黄体功能欠佳的患者,拟做 IUI 的月经规律的患者可以进行促排卵治疗以增加成功机会。

5. 手术治疗(包括开腹及腹腔镜手术)

主要适用于: ① 输卵管抽芯近端包埋结扎的患者: 行输卵管吻合术;② 子宫内膜异位症患者: 行子宫内膜异位症病灶和卵巢异位症囊肿剔除;③ 部分子宫肌瘤患者(肌瘤较大、肌瘤向肌壁内生长): 行肌瘤剔除术;④ 部分多囊卵巢综合征患者: 行卵巢打孔或楔形切除术(一般是治疗多囊卵巢综合征的最后手段);⑤ 部分输卵管周围粘连及盆腔粘连的患者: 行粘连松解术。

(赵爱民)

第二节　辅助生殖技术

人类辅助生殖技术(assisted reproductive technology, ART)包括人工授精(artificial insemination, AI)和体外受精与胚胎移植(*in vitro* fertilization and embryo transfer, IVF‐ET)及其衍生技术两大类。ART 的问世,给一些难治性不育症的治疗带来了新的可能。IVF‐ET,俗称为试管婴儿。自 1978 年第 1 例试管婴儿诞生以来,已有超过 200 万婴儿借助 IVF‐ET 诞生(不包括由人工授精产生的孩子)。中国的第 1 例试管婴儿是 1988 年出生的。目前 ART 的成功率还不十分理想,许多技术问题还没有得到解决,ART 对出生婴儿的健康与发育有无影响还需做长期及全面的评估,还可能带来一系列伦理、法律和社会的问题。

一、人　工　授　精

根据精子来源分为丈夫精液人工授精(artificial insemination by husband semen, AIH)和供精人工授精(artificial insemination by donor semen, AID)。根据授精部位分为阴道内人工授精(intravaginal insemination, IVI)、宫颈内人工授精(intracervical insemination, ICI)、宫腔内人工授精(intrauterine insemination, IUI)和输卵管内人工授精(intratubal insemination, ITI)等。

人工授精是指将精液洗涤优化,通过非性交方式将之注入女性生殖道内以达到妊娠目的。目前,多用宫腔内人工授精。

(一) 适应证

1. 丈夫精液人工授精
1) 男性因少精、弱精、液化异常、性功能障碍、生殖器畸形等不育。

2）女性因宫颈黏液分泌异常、生殖道畸形及心理因素导致性交不能等不育。

3）免疫性不育。

4）原因不明的不育。

2. 供精人工授精

1）无精子症、严重的少精症、弱精症和畸精症。

2）输精管绝育术后期望生育而复通术失败者及射精障碍等。

3）男方和（或）家族有不宜生育的严重遗传性疾病。

4）母儿血型不合不能得到存活新生儿。

5）原因不明的不育。

（二）禁忌证

1）女方因输卵管因素造成的精子和卵子结合障碍。

2）女方患有生殖泌尿系统急性感染或性传播疾病。

3）女方患有遗传病、严重躯体疾病、精神心理障碍。

4）有先天缺陷婴儿出生史并证实为女方因素所致。

5）女方接触致畸量的射线、毒物、药品并处于作用期。

6）女方具有酗酒、吸毒等不良嗜好。

（三）技术程序

1）选择适应证并排除禁忌证。

2）人工授精可以在自然周期或药物促排卵周期下进行,但禁止以多胎妊娠为目的应用促排卵药物。

3）通过 B 超或有关激素水平监测卵泡的生长发育。

4）在自然月经周期或药物促排卵周期掌握排卵时间,适时人工授精。

5）人工授精可行阴道内人工授精（IVI）、宫颈内人工授精（ICI）、宫腔内人工授精（IUI）和输卵管内人工授精（ITI）。宫腔内人工授精和输卵管内人工授精精子必须经过洗涤处理后方可注入宫腔。丈夫精液人工授精可使用新鲜精液,供精人工授精则必须采用冷冻精液。

6）人工授精后可用药物支持黄体功能。

7）人工授精后 14～16 d 确立生化妊娠,5 周后 B 超检查确认临床妊娠。

二、体外受精/胚胎移植

体外受精/胚胎移植及其衍生技术目前主要包括体外受精/胚胎移植（IVF -

ET)、配子/合子输卵管内移植或宫腔内移植、**卵胞浆内单精子注射**（**intracytoplasmic sperm injection，ICSI**）、**植入前胚胎遗传学诊断**（**preimplantation genetic diagnosis，PGD**）、卵子赠送、胚胎赠送等。

（一）适应证

1. 体外受精－胚胎移植（IVF－ET）　即是将患者夫妇的卵子与精子取出体外，于培养皿内受精，并发育成胚胎后移植入患者宫腔内，让其种植，达到妊娠目的，又称试管婴儿。

1）女方因输卵管因素造成精子与卵子遇合困难。

2）排卵障碍。

3）子宫内膜异位症。

4）男方少、弱精子症。

5）不明原因不育。

6）女性免疫性不孕。

2. 卵胞浆内单精子显微注射（ICSI）

即是将患者夫妇的卵子与精子取出体外，将单个精子直接注射到卵胞质内使其受精，并发育成胚胎后移植入患者宫腔内，让其种植，达到妊娠目的，亦称第 2 代试管婴儿。

1）严重的少、弱、畸精子症。

2）梗阻性无精子症。

3）生精功能障碍。

4）男性免疫性不育。

5）体外受精－胚胎移植（IVF－ET）受精失败。

6）精子无顶体或顶体功能异常。

3. 植入前胚胎遗传学诊断（PGD）

指从体外受精的胚胎取部分细胞进行基因检测，用以分析胚胎染色体，排除致病基因的胚胎后移植回基因正常的胚胎，从而达到优生优育的目的。

凡是能够被诊断的遗传性疾病都可以适用于植入前胚胎遗传学诊断（PGD）。主要用于 X 连锁遗传病、单基因相关遗传病、染色体病及可能生育以上患儿的高风险人群等。

4. 接受卵子赠送

1）丧失产生卵子的能力。

2）女方是严重的遗传性疾病基因携带者或患者。

3）具有明显的影响卵子数量和质量的因素。

5. 接受胚胎赠送

1）夫妻双方同时丧失产生配子的能力。

2）夫妻双方有严重的遗传性疾病或携带导致遗传性疾病的基因,不能产生功能正常的配子。

3）不能获得发育潜能正常的胚胎。

（二）禁忌证

1）提供配子的任何一方患生殖、泌尿系统急性感染和性传播疾病或具有酗酒、吸毒等不良嗜好。

2）提供配子的任何一方接触致畸量的射线、毒物、药品并处于作用期。

3）接受胚胎赠送/卵子赠送的夫妇女方患生殖、泌尿系统急性感染和性传播疾病,或具有酗酒、吸毒等不良嗜好。

4）女方子宫不具备妊娠功能或严重躯体疾病不能承受妊娠。

（赵爱民　王　瑶　狄　文）

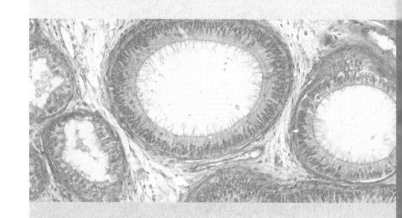

第三篇

自我测评

【自我评估】

一、最佳选择题

1. 生殖系统的主要器官起源于_____。

   A. 外胚层　　　　B. 脏壁中胚层　　　C. 间介中胚层　　　D. 体壁中胚层

   E. 内胚层

2. 来源于尿生殖嵴内侧的结构是_____。

   A. 尿生殖窦　　　B. 中肾嵴　　　　　C. 生殖腺嵴　　　　D. 生肾索

   E. 体节

3. 原始生殖细胞来自_____。

   A. 尿囊　　　　　B. 卵黄囊　　　　　C. 羊膜　　　　　　D. 绒毛膜

   E. 间介中胚层

4. 能分泌抗中肾旁管激素的胚胎细胞是_____。

   A. 睾丸的精原细胞　　　　　　　　B. 卵巢的卵原细胞

   C. 睾丸的支持细胞　　　　　　　　D. 卵巢的卵泡细胞

   E. 睾丸的间质细胞

5. 胎儿出生时,原始卵泡中的卵母细胞是_____。

   A. 停滞于第一次减数分裂网线期的初级卵母细胞

   B. 停滞于第一次减数分裂中期的初级卵母细胞

   C. 停滞于第一次减数分裂后期的初级卵母细胞

   D. 停滞于第一次减数分裂末期的初级卵母细胞

   E. 停滞于第二次减数分裂中期的初级卵母细胞

6. 在雄激素的作用下生长发育的结构是_____。

   A. 前肾管　　　　B. 中肾管　　　　　C. 中肾旁管　　　　D. 肾小管

   E. 集合小管

7. 女性生殖道起源于_____。
   A. 中肾管   B. 中肾旁管   C. 中肾小管   D. 前肾管
   E. 前肾管

8. 性分化期,胚胎有两套生殖管道_____。
   A. 中肾小管和中肾管   B. 中肾管和中肾旁管
   C. 中肾小管和中肾旁管   D. 前肾管和前肾小管
   E. 前肾管和中肾管

9. 睾丸女性化综合征是指_____。
   A. 原因是患者染色体组型为嵌合型,兼有 46,XY 和 46,XX
   B. 主要是睾丸的雄激素分泌不足所致
   C. 患者有睾丸和卵巢,其生殖管道和外生殖器女性化
   D. 患者有睾丸并能分泌雄激素,但中肾管细胞和其他体细胞缺乏雄激素受体
   E. 患者睾丸的支持细胞不分泌抗中肾旁管激素,中肾旁管发育,使生殖管道女性化

10. 血-生精小管屏障是指_____。
    A. 在精原细胞上方的相邻支持细胞间的紧密连接
    B. 睾丸间质中毛细血管的内皮及其基膜
    C. 生精小管的界膜
    D. 间质的结缔组织
    E. 以上都正确

11. 睾丸内分泌雄激素的细胞是_____。
    A. 支持细胞   B. 间质细胞   C. 精原细胞   D. 类肌细胞
    E. 初级精母细胞

12. 一个初级精母细胞经分裂最终可形成_____。
    A. 1 条精子   B. 2 条精子   C. 4 条精子   D. 8 条精子
    E. 128 条精子

13. 前列腺腺实质的组成是_____。
    A. 复管泡状腺   B. 单管腺   C. 分支管状腺   D. 泡状腺
    E. 以上均不对

14. 下列关于附睾的描述正确的是_____。
    A. 附睾由 1 条输出小管和 1 条附睾管构成
    B. 输出小管主要构成附睾头部与体部
    C. 输出小管管腔规则
    D. 附睾管管腔规则
    E. 以上都正确

15. 输精管上皮为_____。
    A. 单层扁平　　　　B. 单层立方　　　　C. 单层柱状　　　　D. 假复层柱状
    E. 复层扁平

16. 下列关于精子结构的描写正确的是_____。
    A. 由头、体、尾 3 部分构成　　　　B. 精子头部有顶体和细胞核
    C. 体部为线粒体鞘和中心粒　　　　D. 尾部分成中段和主段
    E. 以上都正确

17. 精子达到功能上成熟的器官是_____。
    A. 睾丸　　　　　　B. 附睾　　　　　　C. 输精管　　　　　D. 前列腺
    E. 精囊

18. 睾丸间质细胞的胞质中可见丰富的_____。
    A. 滑面内质网　　　B. 溶酶体　　　　　C. 微体　　　　　　D. 微丝
    E. 粗面内质网

19. 直接调节睾丸间质细胞主要是_____。
    A. FSH　　　　　　B. LH　　　　　　　C. 抑制素　　　　　D. 激活素
    E. 以上都正确

20. 月经周期第 24 天,卵巢内不应见到_____。
    A. 原始卵泡　　　　B. 初级卵泡　　　　C. 次级卵泡　　　　D. 成熟卵泡
    E. 闭锁卵泡

21. 卵巢内分泌松弛素的细胞是_____。
    A. 卵泡颗粒细胞　　　　　　　　　B. 卵巢门细胞
    C. 月经黄体的膜黄体细胞　　　　　D. 妊娠黄体的粒黄体细胞
    E. 卵泡内膜细胞

22. 下列关于排卵的描述,错误的是_____。
    A. 排卵是指成熟卵泡破裂,卵母细胞从卵巢内排出的过程
    B. 引起排卵的原因是垂体释放 LH 急剧上升
    C. 卵泡小斑形成,该处透明质酸酶和胶原酶活性增强
    D. 排卵时,成熟卵母细胞及外周的透明带与放射冠随卵泡液一起排出
    E. 排卵后 24 h 内未受精,卵母细胞退化

23. 下列关于黄体的描述错误的是_____。
    A. 粒黄体细胞起源于颗粒层细胞   B. 膜黄体细胞起源于内膜细胞
    C. 粒黄体细胞分泌孕激素   D. 两种细胞共同合成雌激素
    E. 妊娠黄体两周后退化为白体

24. 子宫内膜的增生期是指_____。
    A. 月经周期第 1 ~ 4 天   B. 月经周期第 5 ~ 8 天
    C. 月经周期第 15 ~ 28 天   D. 月经周期第 5 ~ 14 天
    E. 月经周期第 8 ~ 24 天

25. 下列关于子宫内膜的描述正确的是_____。
    A. 上皮为单层柱状上皮,夹有杯状细胞
    B. 固有层内有复管泡状的子宫腺   C. 分为基底层和功能层
    D. 起源于中肾管   E. 以上均正确

26. 月经期子宫内膜功能层的剥脱出血是因为_____。
    A. 雌激素水平骤降   B. 孕激素水平骤降
    C. 雌激素、孕激素水平骤降   D. 雌激素水平急剧增加
    E. 雌激素、孕激素水平急剧增加

27. 输卵管管壁分为_____3 层。
    A. 黏膜、肌层、外膜   B. 黏膜、肌层、浆膜
    C. 黏膜、黏膜下层、纤维膜   D. 内膜、肌层、纤维膜
    E. 内膜、黏膜下层、浆膜

28. 阴道上皮为_____。
    A. 单层扁平   B. 单层柱状   C. 假复层纤毛柱状 D. 复层扁平
    E. 复层柱状

29. 乳腺腺组织为_____。
    A. 单管腺　　　　B. 单泡状腺　　　　C. 分支管状腺　　　　D. 分支泡状腺
    E. 复管泡状腺

30. 次级卵母细胞完成第 2 次减数分裂是在_____。
    A. 次级卵泡时期　　B. 成熟卵泡时期　　C. 排卵时　　　　D. 受精时
    E. 以上都不是

31. 下列不属胚胎学研究中的胎膜是_____。
    A. 卵黄囊　　　　B. 尿囊　　　　C. 绒毛膜　　　　D. 脐带
    E. 蜕膜

32. 下列关于胚泡植入描述错误的是_____。
    A. 植入时间为受精后的第 4 天
    B. 植入的正常部位在子宫体或子宫底
    C. 如胚泡植入在子宫以外的部位称为宫外孕
    D. 如胚泡植入在子宫颈部而形成的胎盘称为前置胎盘
    E. 植入时,胚泡的极端滋养层先黏附于子宫内膜表面

33. 人胚发育过程中,造血干细胞和原始生殖细胞_____。
    A. 起源于卵黄囊的胚外中胚层
    B. 分别起源于卵黄囊的胚外中胚层和羊膜腔的外胚层
    C. 分别起源于卵黄囊的内胚层和羊膜腔的外胚层
    D. 起源于羊膜腔的胚外中胚层
    E. 分别起源于卵黄囊的胚外中胚层和内胚层

34. 来源于中胚层的细胞为_____。
    A. 胸腺上皮细胞　　B. 膀胱上皮细胞　　　C. 输尿管上皮细胞　D. 阴道上皮细胞
    E. 精原细胞

35. 胚盘的中胚层来自_____。
    A. 上胚层　　　　B. 下胚层　　　　C. 外胚层　　　　D. 内胚层
    E. 胚外中胚层

36. 诱导形成神经板的是_____。
    A. 原条　　　　B. 脊索　　　　C. 体节　　　　D. 原凹

E. 原沟

37. 构成胎盘的是_____。
    A. 包蜕膜和丛密绒毛膜   B. 壁蜕膜和丛密绒毛膜
    C. 底蜕膜和丛密绒毛膜   D. 包蜕膜和平滑绒毛膜
    E. 底蜕膜和平滑绒毛膜

38. 致畸高度敏感期为_____。
    A. 孕 1 周   B. 孕 2～4 周   C. 孕 3～8 周   D. 孕 9～16 周
    E. 以上都不对

39. 联胎发生于_____。
    A. 胚盘上出现两个原条的单卵孪生   B. 一个胚泡,两个内细胞群的单卵孪生
    C. 两个胚泡的单卵孪生   D. 双卵孪生
    E. 以上都不对

40. 正常成人睾丸容积是_____。
    A. 5～10 ml   B. 6～8 ml   C. 15～25 ml   D. 25～30 ml

41. 睾丸实质分为_____。
    A. 200～250 个小叶   B. 20～25 个小叶   C. 300～500 个小叶   D. 30～50 个小叶

42. 睾丸在胚胎发育下降入阴囊是_____。
    A. 3 个月   B. 5 个月   C. 6 个月   D. 8 个月

43. 输精管结扎一般在输精管的_____。
    A. 睾丸部   B. 精索部   C. 盆部   D. 腹股沟部

44. 前列腺癌好发于前列腺的_____。
    A. 中央带   B. 外周带   C. 前叶   D. 后叶

45. 男性不育的首选诊断方法是_____。
    A. B 超检查   B. CT 检查   C. MRI 检查   D. 精液分析

46. 精液的采集与分析标准化程序禁欲天数为_____。
    A. >48 h 且 <7 d   B. 2 d   C. 10 d   D. 15 d

47. 阴茎海绵体的主要供血动脉是_____。
  A. 出球动脉   B. 海绵体动脉   C. 阴茎背动脉   D. 髂内动脉

48. 前尿道是指_____。
  A. 前列腺部   B. 海绵体部   C. 膜部   D. 前列腺部和膜部

49. 男性可使精液液化的附属性腺的分泌物是_____。
  A. 精囊腺   B. 前列腺   C. 尿道球腺   D. 睾丸

50. 夫妻婚后同居_____年,未避孕而未孕,排除女方因素所导致的不育为男性不育。
  A. 半年   B. 1 年   C. 2 年   D. 3 年

51. 若排尿异常等症状出现在 50 岁以上患者,应首先考虑的是_____。
  A. 良性前列腺增生 B. 膀胱炎   C. 膀胱癌   D. 前列腺癌

52. 无疼性血尿合并排尿异常,应注意排除_____。
  A. 泌尿系肿瘤 B. 泌尿系结核   C. 慢性前列腺炎 D. 淋菌性尿道炎

53. 临床最常见的血精为功能性,大多来自_____。
  A. 精囊腺   B. 前列腺   C. 附睾   D. 输精管

54. 无触痛的睾丸肿块首先考虑_____。
  A. 睾丸扭转   B. 睾丸肿瘤   C. 睾丸炎   D. 睾丸鞘膜积液

55. 大量睾丸鞘膜积液_____会影响生育能力。
  A. 一定   B. 可能   C. 不会   D. 成年后

56. 男性不育的发生率约为_____。
  A. 10%   B. 5%   C. 15%   D. 8%

57. 器质性 ED 的病因不是_____。
  A. 动脉异常   B. 静脉异常   C. 海绵体异常 D. 抑郁和焦虑

58. 查体时透光试验阳性提示_____。
  A. 睾丸鞘膜积液 B. 斜疝   C. 睾丸扭转   D. 精索静脉曲张

59. 排尿异常合并血尿、腰腹部或下腹部疼痛,应首先考虑_____。
    A. 泌尿系肿瘤　　B. 泌尿系结石　　C. 泌尿系感染　　D. 前列腺增生

60. 性传播疾病中最常见的疾病是_____。
    A. 淋病　　　　　B. 梅毒　　　　　C. 艾滋病　　　　D. 软下疳

61. 淋病是性传播疾病中最常见的疾病,主要通过_____传染。
    A. 接吻　　　　　B. 共用餐具　　　C. 不洁性交　　　D. 共用衣物

62. 淋病双球菌的唯一宿主是_____。
    A. 家畜　　　　　B. 人　　　　　　C. 鸟类　　　　　D. 跳蚤

63. 接触病人的含菌分泌物污染的衣裤、浴巾、床单、被褥、浴盆、便器等物品发生间接感染,这种感染多发生于_____。
    A. 老人　　　　　B. 成年女性　　　C. 成年男性　　　D. 幼女

64. 急性淋菌性尿道炎的潜伏期平均为_____d。
    A. 15～20　　　　B. 3～5　　　　　C. 10～20　　　　D. 20～30

65. 慢性淋病是指症状持续_____。
    A. 1个月　　　　　B. 2个月　　　　C. 3个月　　　　D. 6个月

66. 先天性双侧输精管缺如是由于_____号常染色体上 CF 基因突变引起的。
    A. 13　　　　　　B. 18　　　　　　C. 21　　　　　　D. 7

67. 先天性双侧输精管缺如患者常合并_____系统畸形。
    A. 呼吸　　　　　B. 泌尿　　　　　C. 消化　　　　　D. 神经

68. 淋病以_____带菌率最高。
    A. 女性　　　　　B. 男性　　　　　C. 幼儿　　　　　D. 老人

69. 脓性或血性可从尿道口自行流出,污染内裤,尤以_____最多
    A. 饮酒后　　　　B. 起床后　　　　C. 同房后　　　　D. 睡觉前

70. 早泄男子的_____极短。
    A. 兴奋期　　　　B. 平台期　　　　C. 高潮期　　　　D. 消退期

71. 勃起的低位中枢在于_____。
    A. 腰髓　　　　　　B. 骶髓　　　　　C. 腰骶髓交界处　　D. 胸髓

72. 女性外阴血肿最易发生在_____。
    A. 小阴唇　　　　　B. 大阴唇　　　　C. 会阴部　　　　　D. 阴阜部
    E. 阴蒂部

73. 子宫最狭窄的部分是_____。
    A. 组织学内口　　　B. 解剖学内口　　C. 子宫颈管　　　　D. 子宫峡部
    E. 子宫颈外口

74. 卵巢动脉、静脉经_____进入卵巢门。
    A. 圆韧带　　　　　B. 骨盆漏斗韧带　　C. 主韧带　　　　　D. 子宫阔韧带
    E. 宫骶固有韧带

75. 切除子宫附件时，切断_____易损伤输尿管。
    A. 骨盆漏斗韧带　　B. 骶韧带　　　　C. 主韧带　　　　　D. 阔韧带
    E. 圆韧带

76. 月经后子宫内膜的再生起于_____。
    A. 子宫肌层　　　　B. 致密层　　　　C. 基底层　　　　　D. 海绵层
    E. 功能层

77. 漏斗骨盆是指_____。
    A. 骨盆入口平面狭窄　　　　　　　　B. 耻骨弓狭小
    C. 中骨盆及出口平面狭窄　　　　　　D. 小骨盆矢状径短
    E. 入口后矢状径短

78. 关于生殖器解剖描述，错误的是_____。
    A. 阴道黏膜由复层鳞状上皮所覆盖，无腺体
    B. 子宫颈阴道部亦为鳞状上皮所覆盖
    C. 宫颈管黏膜为高柱状上皮所覆盖，有腺体
    D. 宫颈外口鳞状上皮与柱状上皮交界处为宫颈癌好发部位
    E. 子宫峡部黏膜与宫颈黏膜相同

79. 胎盘合成的激素具有特异性 β 亚基的是_____。

A. 胎盘激素   B. 绒毛膜促性腺激素

C. 雌激素   D. 孕激素

E. 绒毛膜促甲状腺激素

80. 正常脐带含有_____。

    A. 一条动脉,一条静脉   B. 一条动脉,两条静脉

    C. 两条动脉,一条静脉   D. 两条动脉,两条静脉

    E. 以上都不是

81. 受精卵着床不必具备的必备条件是_____。

    A. 透明带消失   B. 合体滋养层细胞形成

    C. 子宫内膜蜕变   D. 囊胚和子宫内膜的发育同步

    E. 有足够量的孕酮

82. 妊娠期与泌乳无关的激素是_____。

    A. 雌激素   B. 孕激素   C. 垂体生乳素   D. 胎盘生乳素

    E. 绒毛膜促甲状腺激素

83. 关于妊娠宫颈的变化描述,错误的是_____。

    A. 宫颈肥大、着色、变软

    B. 表面可出现糜烂面

    C. 全部柱状上皮交界处内移

    D. 宫颈腺体肥大,黏液分泌增多,形成黏液栓

    E. 临近预产期时宫颈变短,轻度扩张

84. 子宫前倾位中的"倾"具体是指_____。

    A. 子宫与阴道的关系   B. 子宫与身体纵轴的关系

    C. 子宫与骨盆纵轴的关系   D. 子宫与骨盆横轴的关系

85. 子宫前倾前屈位中的"屈"具体是_____。

    A. 子宫与阴道的关系   B. 子宫与身体纵轴的关系

    C. 子宫与宫颈的关系   D. 子宫与膀胱的关系

86. 一般正常卵巢的大小为_____。

    A. 3 cm×2 cm×1 cm   B. 4 cm×3 cm×2 cm

    C. 5 cm×3 cm×2 cm   D. 4 cm×3 cm×1 cm

87. 排卵期出血的原因是_____。
    A. 凝血功能异常　　 B. 雌激素下降 　　 C. 孕激素下降 　　 D. 雄激素升高

88. 间歇性阴道排液首先考虑的疾病是_____。
    A. 宫颈癌 　　 B. 子宫内膜癌 　　 C. 卵巢癌 　　 D. 滋养叶细胞疾病

89. 白带有鱼腥样臭味时初步考虑_____。
    A. 滴虫性阴道炎 　　　　　　　 B. 假丝酵母菌性阴道炎
    C. 细菌性阴道炎 　　　　　　　 D. 老年性阴道炎

90. 正常阴道 pH 为_____。
    A. ≤3.5 　　　 B. ≤4.5 　　　 C. ≥7 　　　 D. ≥5.5

91. 检查见黏液、脓性宫颈炎,病原体主要考虑为_____。
    A. 葡萄球菌 　　　　　　　 B. 链球菌
    C. 衣原体和淋病奈瑟菌 　　　 D. 厌氧菌

92. 阴道有大量脓性泡沫状白带,最常见的疾病是_____。
    A. 子宫内膜炎 　　 B. 慢性宫颈炎 　　 C. 滴虫性阴道炎 　　 D. 霉菌性阴道炎

93. 24 岁已婚,白带增多 2 周,伴外阴瘙痒,3 周来因慢性咽炎一直服用螺旋霉素治疗。
    查体外阴潮红,阴道黏膜充血,上附白色膜状物,宫颈轻度糜烂,白带查滴虫(－)。
    下列处理不正确的是_____。
    A. 用制霉菌素治疗
    B. 治疗期间避免性生活
    C. 可用硝酸咪康唑(达克宁)霜擦阴道治疗
    D. 加用头孢霉素治疗

94. 阴道内保持一定的酸度是由于_____细菌分解上皮细胞内的糖原的结果。
    A. 阴道乳酸杆菌 　　 B. 链球菌 　　 C. 肠球菌 　　 D. 酵母菌

95. 34 岁,已婚女性,白带增多,腥臭 1 月,外阴不痒。最可能的诊断是_____。
    A. 霉菌性阴道炎 　　 B. 滴虫性阴道 　　 C. 细菌性阴道病 　　 D. 外阴炎

96. 已婚青年妇女有阴道不规则出血,突发下腹痛,应首先考虑为_____。
    A. 盆腔炎 　　 B. 恶性肿瘤 　　 C. 宫外孕 　　 D. 卵巢囊肿破裂

97. 最易与卵巢肿瘤鉴别的肠道肿块是_____。
    A. 粪块嵌顿　　　B. 阑尾脓肿　　　C. 结肠癌　　　D. 肠系膜肿块

98. 人工授精指将精液洗涤优化,通过非性交方式将之注入女性生殖道内以达到妊娠目的。目前多用_____。
    A. 阴道内人工授精(intravaginal insemination, IVI)
    B. 宫颈内人工授精(intracervical insemination, ICI)
    C. 宫腔内人工授精(intrauterine insemination, IUI)
    D. 输卵管内人工授精

99. 人工授精后_____确立生化妊娠。
    A. 10 d　　　B. 12 d　　　C. 14～16 d　　　D. 18～20 d

100. 以下俗称"第2代试管婴儿"的是_____。
    A. 体外受精-胚胎移植(IVF－ET)
    B. 卵胞浆内单精子显微注射(ICSI)
    C. 植入前胚胎遗传学诊断(PGD)

101. 从体外受精的胚胎取部分细胞进行基因检测,用以分析胚胎染色体,排除致病基因的胚胎后移植回基因正常的胚胎,从而达到优生优育的目的,称之为_____。
    A. 体外受精-胚胎移植(IVF－ET)
    B. 卵胞浆内单精子显微注射(ICSI)
    C. 植入前胚胎遗传学诊断(PGD)

102. 女方因输卵管因素造成精子与卵子遇合困难适应做_____。
    A. 人工授精(AI)
    B. 体外受精-胚胎移植(IVF－ET)
    C. 卵胞浆内单精子显微注射(ICSI)
    D. 植入前胚胎遗传学诊断(PGD)

103. 供精人工授精采用_____精液。
    A. 冷冻　　　B. 新鲜

104. 性交后试验中镜检宫颈黏液,如每高倍视野有_____活动精子即为正常。
    A. 12 个　　　B. 15 个　　　C. 20 个　　　D. 25 个

105. 影响不育预后和试管成功率的最重要因素是_____。
 A. 年龄 　　　 B. 不孕年限 　　 C. 男方精液 　　　 D. 输卵管情况

106. _____可占不孕病因的25%～30%,是不孕的重要原因。
 A. 输卵管疾病 　　　　　 B. 男方少、弱精子症
 C. 子宫内膜异位症 　　　　 D. 不明原因

107. 患者女23岁,结婚半年不孕,双方检查均正常,目前最合适的治疗为_____。
 A. 门诊指导同房 　 B. 人工授精 　　 C. 试管婴儿

108. 睾丸进行性无症状性增大,可能为_____。
 A. 鞘膜积液 　　 B. 斜疝 　　　 C. 睾丸肿瘤 　　　 D. 睾丸炎
 E. 睾丸扭转

二、多项选择题

1. 来自间介中胚层的是_____。
 A. 脊索 　　　　 B. 尿生殖嵴 　　 C. 中肾嵴 　　　 D. 生殖腺嵴
 E. 原条

2. 关于睾丸发生的描述正确的是_____。
 A. 生殖腺嵴的表面上皮向生殖腺嵴内增生,形成初级性索
 B. 初级性索演化成生精小管和睾丸网
 C. 生精小管之间的间充质分化为睾丸的间质和间质细胞
 D. 生精小管内的支持细胞和精原细胞均来源于生殖腺索
 E. 睾丸发生时的位置较高,出生前后沿腹股沟管逐渐下降到阴囊内

3. 胎儿睾丸中的细胞有_____。
 A. 支持细胞 　　　 B. 精原细胞 　　 C. 初级精母细胞 　 D. 间质细胞
 E. 原始生殖细胞

4. 关于卵巢发生的描述错误的是_____。
 A. 原始生殖细胞有 XX 染色体
 B. 生殖腺嵴的表面上皮向内增生,形成初级性索
 C. 次级性索逐渐取代原来的生殖腺索,并分散成为许多细胞团
 D. 每个细胞团的中央为卵原细胞,周围为一层扁平的卵泡细胞
 E. 卵原细胞和卵泡细胞均由次级性索分化而来

5. 女性胚胎的中肾旁管不能发育为_____。
    A. 输卵管 　　　　　B. 子宫 　　　　　C. 卵巢 　　　　　D. 阴道穹隆部
    E. 阴道前庭

6. 关于男性生殖管道的分化的描述,正确的是_____。
    A. 胎儿睾丸产生的雄激素促进中肾管发育
    B. 中肾小管发育为附睾的输出小管
    C. 体内无雌激素,故中肾旁管退化
    D. 附睾管由中肾管分化形成
    E. 输精管和射精管由中肾管分化形成

7. 关于未分化阶段的性腺的描述,正确的是_____。
    A. 人胚第 5 周时,生殖腺嵴形成
    B. 未分化性腺由皮质组成
    C. 中肾管和中肾旁管并排排列
    D. 人胚第 6 周时,男性生殖系统在外观上与女性生殖系统有明显区别
    E. 人胚第 6 周时,男女生殖系统分别向不同的方向发育

8. 关于性别决定,正确的是_____。
    A. Y 染色体短臂上有男性表型发生所必需的 SRY 基因
    B. SRY 翻译的蛋白质称为睾丸决定因子(TDF)
    C. TDF 不能决定睾丸的分化
    D. 缺少 Y 染色体不是形成卵巢的先决条件
    E. 分化的性腺不能决定生殖管道和外生殖器的性别分化

9. 关于胎儿卵巢的发生,错误的是_____。
    A. 初级性索不退化
    B. 卵泡细胞由次级性索分化而来
    C. 卵巢分化比睾丸早
    D. 卵原细胞由原始生殖细胞分化而来
    E. 出生时卵巢内仍存在卵原细胞

10. 睾丸支持细胞的功能为_____。
    A. 对生精细胞有支持、营养作用 　　　　　B. 合成分泌雄激素
    C. 分泌雄激素结合蛋白 　　　　　D. 参与构成血-睾屏障
    E. 与精子达到功能上的成熟有关

11. 精子发生过程中经历了_____。
    A. 精原细胞的有丝分裂　　　　　　B. 初级精母细胞的减数分裂
    C. 次级精母细胞的第一次减数分裂　D. 精子细胞的第二次减数分裂
    E. 精子的自身变态

12. 附睾的功能是_____。
    A. 精子通道　　　　　　　　　　　B. 产生唾液酸
    C. 产生甘油磷酸胆碱　　　　　　　D. 产生雄激素结合蛋白
    E. 精子储存

13. 精浆中含有_____。
    A. 精子　　　　B. 前列腺分泌物　　C. 精囊分泌物　　D. 尿道球腺分泌物
    E. 附睾的分泌物

14. 光镜下的前列腺可见_____。
    A. 腺泡腔内有结石或凝固体　　　　B. 间质中的平滑肌纤维
    C. 所有腺泡上皮都是单层扁平的　　D. 腺腔不规则
    E. 腺泡腔内充满精子

15. 卵泡闭锁发生于_____。
    A. 启动发育的原始卵泡　　　　　　B. 初级卵泡早期
    C. 次级卵泡早期　　　　　　　　　D. 次级卵泡晚期
    E. 成熟卵泡

16. 发育较好的次级卵泡可见_____。
    A. 充满卵泡液的卵泡腔　　　　　　B. 卵丘
    C. 次级卵母细胞　　　　　　　　　D. 颗粒层
    E. 卵泡膜

17. 卵巢中与产生雌激素产生有关的细胞是_____。
    A. 颗粒细胞　　　B. 门细胞　　　　C. 间质细胞　　　D. 内膜细胞
    E. 卵巢上皮细胞

18. 单层柱状上皮分布于_____。
    A. 子宫内膜　　　B. 子宫浆膜　　　C. 输卵管黏膜　　D. 阴道黏膜
    E. 卵巢表面

19. 初级卵泡的卵泡细胞可以是_____。
    A. 单层扁平   B. 单层立方   C. 单层柱状   D. 多层细胞
    E. 多层细胞之间有小腔隙

20. 与黄体功能维持直接有关的是_____。
    A. LH   B. 雌激素
    C. 绒毛膜促性腺激素   D. 孕激素
    E. 松弛素

21. 包绕在脐带内的结构有_____。
    A. 体蒂   B. 1 根脐动脉   C. 2 根脐静脉   D. 尿囊
    E. 卵黄囊

22. 胎盘屏障包括下列结构_____。
    A. 合体滋养层   B. 细胞滋养层及其基膜
    C. 绒毛毛细血管内皮基膜   D. 绒毛毛细血管内皮
    E. 绒毛间隙

23. 内胚层可分化为下列器官的上皮组织_____。
    A. 甲状腺   B. 甲状旁腺   C. 阴道   D. 子宫
    E. 输精管

24. 构成绒毛膜次级绒毛干的有_____。
    A. 合体滋养层   B. 细胞滋养层   C. 结缔组织   D. 胚外中胚层
    E. 小血管

25. 胚泡植入的条件是_____。
    A. 子宫内膜处于分泌期   B. 胚泡的透明带消失
    C. 胚泡准时进入子宫腔   D. 胎盘分泌绒毛膜促性腺激素
    E. 卵巢分泌雌激素和孕激素

26. 影响 ED 的常见危险因子包括_____。
    A. 高血压   B. 高血脂   C. 抑郁和焦虑   D. 下尿路排尿障碍
    E. 过度吸烟

27. 血精的发生原因有_____。

A. 前列腺炎　　　B. 精囊炎　　　C. 尿道炎　　　D. 附睾睾丸炎
E. 尿道血管瘤

三、问答题

1. 请解释下列名称：
　　① 生殖腺嵴；② SRY 基因；③ 原始生殖细胞；④ 次级性索。
2. 比较胚胎时期两套生殖管道的发生及其在男性和女性的分化发育过程。
3. 试述睾丸的发生过程。
4. 试述卵巢的发生过程。
5. 试述受精的时间、部位、过程及其意义。
6. 试述胎盘的结构和功能。
7. 请解释下列名称：
　　① 胚泡；② 二胚层胚盘；③ 着床；④ 蜕膜；⑤ 间介中胚层；⑥ 胎膜。
8. 什么是受精卵着床？着床必须具备哪些条件？
9. 男性生殖器官由哪几部分构成？各有何功能？
10. 试述精子的发生。
11. 试述支持细胞的结构和功能。
12. 请解释下列名称：
　　① 生精细胞；② 血-睾屏障；③ 精子形成（变态）；④ 睾丸间质细胞；⑤ 输出小管。
13. 试述附睾的功能。
14. 简述男性尿道的 3 个狭窄、3 个扩大和 2 个弯曲？
15. 精囊腺分泌物的主要成分和功能？
16. 精索静脉曲张为何多发于左侧？
17. 什么是男性不育？男性不育的评估目标是什么？
18. 影响不育预后的因素有哪些？
19. 少精子症、弱精子症、畸形精子症的概念是什么？
20. WHO 正常精液的标准是什么？
21. 男性的性反应周期分为几期？描述各期生理反应特点。
22. 阴茎勃起分为几个阶段？
23. 请列举导致海绵体收缩和舒张的几种神经递质。
24. 先天性双侧输精管缺如的遗传特点是什么？
25. 简述射精的神经调控中枢。
26. 简述淋菌性尿道炎的临床表现。
27. 什么叫血精？血精的常见病因是什么？
28. 简述梗阻性无精子症的病因和精液特点。

29. 射精障碍有几类?

30. 常见的排尿异常症状有哪些?

31. 简述 ED 的定义及常见影响危险因子。

32. 慢性前列腺炎的临床表现有哪些?

33. 什么是淋病? 淋病的主要传播途径是什么?

34. 女性生殖器官有哪几部分构成?

35. 请解释下列名称:
①阴道穹隆;②子宫峡部;③直肠子宫陷凹;④骨盆漏斗韧带;⑤假骨盆;⑥真骨盆;⑦泌尿生殖膈;⑧会阴。

36. 试述 4 对子宫韧带的解剖及功能特点。

37. 简述女性骨盆的 4 种基本类型。

38. 试述输卵管的结构。

39. 简述女性乳房的位置、形态结构、淋巴与静脉回流及相关的临床意义。

40. 试述次级卵泡的结构和功能及其激素调节。

41. 试述黄体的结构和功能。

42. 试述性成熟期女子月经周期第 23 天时卵巢和子宫内膜的结构和功能,各受到哪些激素的调节?

43. 请解释下列名称:
①原始卵泡;②排卵;③白体;④子宫内膜功能层。

44. 妇科病史采集技巧主要有哪些?

45. 简述对月经史的描述内容。

46. 简述盆腔检查的记录格式。

47. 简述病历讨论的意义与要求。

48. 简述盆腔检查前后的注意事项。

49. 简述外阴检查的主要内容。

50. 妇科病史采集技巧主要有哪些?

51. 根据发病机制的不同女性下腹部肿块可以分为哪几类?

52. 请分析生育年龄女性发生不规则阴道出血的原因。

53. 简述附件肿块的鉴别诊断。

54. 简述临床病理性白带的分类。

55. 请分析女性阴道血性白带的可能疾病。

56. 妇科检查发现子宫增大如孕 3 个月大小,它可能存在的疾病有哪些?

57. 请鉴别分析生育年龄女性急性右下腹痛的可能疾病。

58. 何为不孕症? 何为原发不孕? 何为继发不孕?

59. 了解卵巢有无排卵及黄体功能状态,主要有哪几种方法?

60. 试述不孕症的检查。

【参考答案】

一、最佳选择题答案

1. C　2. C　3. B　4. C　5. A　6. B　7. B　8. B　9. D　10. E　11. B
12. C　13. A　14. D　15. D　16. B　17. B　18. A　19. B　20. D　21. D　22. D
23. E　24. D　25. C　26. C　27. B　28. D　29. E　30. D　31. E　32. A　33. E
34. C　35. A　36. B　37. C　38. C　39. A　40. C　41. A　42. D　43. B　44. D
45. D　46. A　47. B　48. B　49. B　50. B　51. A　52. A　53. A　54. A　55. B
56. A　57. D　58. A　59. B　60. A　61. C　62. B　63. D　64. B　65. B　66. D
67. A　68. B　69. B　70. B　71. A　72. B　73. D　74. D　75. C　76. C　77. C
78. E　79. B　80. C　81. C　82. E　83. C　84. B　85. C　86. A　87. B　88. C
89. C　90. B　91. C　92. C　93. D　94. A　95. C　96. C　97. A　98. C　99. C
100. B　101. C　102. B　103. A　104. C　105. A　106. A　107. A　108. C

二、多项选择题答案

1. BCD　2. ABC　3. ABD　4. E　5. CE　6. ABDE　7. ACE　8. AB　9. ACE
10. ACD　11. AB　12. ABCE　13. BCDE　14. ABD　15. ABCD　16. ABDE　17. AD
18. AC　19. BCD　20. AC　21. ADE　22. ABCD　23. ABC　24. ABD　25. ABCE
26. ABCDE　27. ABCDE

三、问答题答案(略)

【名词索引】

D

E

F

X

Z

参 考 文 献

［ 1 ］成令忠,钟翠平,蔡文琴. 现代组织学[M]. 上海：上海科学技术文献出版社,2003.

［ 2 ］成令忠,王一飞,钟翠平,等. 组织胚胎学——人体发育和功能组织学［M］. 上海：上海科学技术文献出版社,2003.

［ 3 ］高英茂,李和. 组织学与胚胎学[M]. 北京：人民卫生出版社,2010.

［ 4 ］王一飞. 人类生殖生物学[M]. 上海：上海科学技术文献出版社,2005.

［ 5 ］徐晨,周作民. 生殖生物学理论与实践[M]. 上海：上海科学技术文献出版社,2005.

［ 6 ］陈杰,李甘地. 病理学[M].2 版. 北京：人民卫生出版社,2010.

［ 7 ］周瑞锦,刘中华,玄绪军. 泌尿生殖系统遗传病与先天畸形[M]. 郑州：郑州大学出版社,2002.

［ 8 ］周作民. 生殖病理学[M]. 北京：人民卫生出版社,2007.

［ 9 ］丰有吉,沈铿. 妇产科学[M].2 版. 北京：人民卫生出版社,2010.

［10］金征宇. 医学影像学[M].2 版. 北京：人民卫生出版社,2010.

［11］Kumar V, Abbas A K, Fausto N, et al. Robbins and Contran pathologic basis of disease ［M］. 8th ed. Philadelphia：Elsevier Sander, 2010.

［12］Tavassoli F A, Devilee P. Pathology and genetics of tumours of the breast and female genital organs[M]. Lyon：IARCPress, 2003.

［13］Eble J N, Sauter G, Epstein J I, et al. Pathology and genetics of tumours of the urinary system and male genital organs[M]. Lyon：IARCPress, 2004.

［14］Lentz G M, Lobo R A, Gershenson D M, et al. Comprehensive gynecology[M]. Philadelphia：Elsevier Mosby, 2012.

［15］Saslow D, Solomon D, Lawson H W, et al. American cancer society, American society for colposcopy and cervical pathology, and American society for clinical pathology screening guidelines for the prevention and early detection of cervical cancer ［J］. Am J Clin Pathol. 2012,137(4)：516 - 542.

[16] Cardeal L B, Boccardo E, Termini L, et al. HPV16 oncoproteins induce MMPs/RECK - TIMP - 2 imbalance in primary keratinocytes: possible implications in cervical carcinogenesis. PLoS One. 2012,7(3): e33585.

[17] Annunziata C, Buonaguro L, Buonaguro F M, et al. Characterization of the human papillomavirus (HPV) integration sites into genital cancers [J]. Pathol Oncol Res, 2012, Mar 27 (Published online).

[18] Young B, O'Dowd G, Stewart W. Wheater's basic pathology, a text, altas and review of histopathology [M]. 5th ed. Churchill livingstone: Elsevier, 2011.

[19] Oehler M K, Greschik H, Fischer D C, et al. Functional characterization of somatic point mutations of the human estrogen receptor alpha (hERalpha) in adenomyosis uteri [J]. Mol Hum Reprod, 2004,10(12): 853 - 860.

[20] Molinié V. Le score de Gleason en 2008 [J]. Ann Pathol, 2008, 28 (5): 35 - 353.

[21] Susan Standring. Gray's Anatomy (40ed) [M]. Churchill Livingstone, 2010.

[22] Snell R S. Clinical Anatomy for Medical Students [M]. 6th ed. Philadelphia: Lippincott Williams & Wilkins, 2000.

[23] Standring S. Gray's Anatomy: The Anatomical Basis of Clinical Practice [M]. 39th ed. Edinburgh: Elsevier Churchill Livingstone, 2005.

[24] William K. Ovalle , Patrick C. Nahirney. Netter's Essential Histology [M]. Saunders Elsevier, 2008.

[25] Bruce M. Carlson. Human Embryology and Developmental Biology [M]. 4th ed. Mosby Elsevier, 2009.

[26] Luiz C J, Jose C. Basic histology [M]. 10th ed. New York: The McGraw-Hill Companies, 2003.

[27] Kierzenbaum A L. Histology and Cell Biology [M]. 2th ed. New York: Mosby,2007.

[28] Susan Standring. GRAY'S Anatomy [M]. 40th ed. Elsevier,2008.

参考网站: http://en. wikipedia. org/wiki/Endocrine